质子治疗系统的质检和调试

刘世耀　著

科学出版社

北京

内 容 简 介

本书是继 2012 年 8 月出版的论述质子治疗系统基本工作原理的《质子和重离子治疗及其装置》基础理论著作后，又一本专门讲述"质子治疗系统的质检、调试、测量和实施"的实用技术著作，是《质子和重离子治疗及其装置》一书的深入应用和实践发展. 本书概括了 2012 年前后国际上质子治疗的新成就以及最新的质子治疗装置和系统的研制与进展，将重点放在系统、质检、调试和实施四个命题上. 质检和调试是保证系统安全运行的关键，实施是将系统落实到应用的具体方法. 这些命题都具有非常重要的现实意义.

本书可作为从事质子治疗工作的医务、管理、教育与技术人员的参考书和培训教材.

图书在版编目(CIP)数据

质子治疗系统的质检和调试/刘世耀著. —北京：科学出版社，2016.3
ISBN 978-7-03-047413-1

Ⅰ.①质… Ⅱ.①刘… Ⅲ.①质子—放射疗法 Ⅳ.①R815

中国版本图书馆 CIP 数据核字（2016）第 036347 号

责任编辑：刘凤娟 / 责任校对：邹慧卿
责任印制：徐晓晨 / 封面设计：陈 敬

科 学 出 版 社 出版
北京东黄城根北街 16 号
邮政编码：100717
http://www.sciencep.com
北京建宏印刷有限公司印刷
科学出版社总发行 各地新华书店经销

*

2016 年 3 月第 一 版 开本：720×1000 1/16
2021 年 1 月第二次印刷 印张：21 1/4
字数：400 000

定价：199.00 元
（如有印装质量问题，我社负责调换）

序

"质子治疗"是当前医学物理界的前沿热点,是放射治疗方法的一个新的质的飞跃.质子治疗不但提高了肿瘤的控制率,而且明显提高了患者的生活质量.当前国内已在北京、上海和广州等地建造了质子和重离子治疗中心.中国科学院相关研究所等也在自行研制质子治疗装置.我国年增 200 多万名癌症患者,因此在我国开展质子治疗事业,对人民的健康具有极为重要的现实意义.

质子治疗系统是核技术、计算技术、精密机械、图像处理、自动控制和医用影像等高科技相互交叉和整体集成的产物,是医学和核技术相结合的高科技工程.质子治疗是 2000 年后发展起来的新事物.国外著名医学院中还没有开设有关此专业的课程,国外出版界很少出版有关此专业的书,国内更是稀少.因此,当前出版有关这方面的专业书有利于促进我国质子治疗事业的发展.

2012 年 8 月,在中国科学院科学出版基金委员会的资助下,刘世耀著的《质子和重离子治疗及其装置》一书出版后,受到放射肿瘤学专家殷蔚伯教授和放射治疗装备专家顾本广教授等业内人士的好评.国内从事此专门技术的各研究所、学校和公司大量购买此书,并将其作为主要的工作参考书和培训教材.该书出版一年即售完,并且供不应求,发挥了正能量的作用.

当前高科技的特点是日新月异、更新换代、升级很快.在 2012 年前后,质子治疗技术有了很大的发展,这些新内容都没有包含在 2012 年 8 月出版的《质子和重离子治疗及其装置》一书中.为了使当前从事这方面工作的读者能了解国内外在质子治疗系统方面的最新进展,编著《质子治疗系统的质检和调试》是十分必要的.作者在编著本书时,将重点放在系统、质检、调试和实施四个命题上也是适当的,高科技不仅表现在单元部件上,更重要的是表现在系统上,几乎所有高科技项目都着重在系统优化、整体集成、综合提高等措施上,这些都是关于系统的问题.质检和调试是保证系统安全运行的关键,实施是将系统落实到应用的具体方法.这些命题都具有非常重要的现实意义.我认为本书的出版一定会再次对我国的质子治疗事业起到促进作用.

陈佳洱

2014 年 12 月

自　　序

本人撰写的《质子和重离子治疗及其装置》一书,在中国科学院科学出版基金委员会的资助下,于 2012 年 8 月出版.该书出版后,中国著名放射肿瘤学专家殷蔚伯教授评价该书为"值得一读的质子和重离子治疗参考书",中国粒子加速器学会应用委员会原主任、放疗装备专家顾本广教授评价该书为"放疗临床界与工程界的好参考读物"等.当前国内从事此专门技术的有关研究所、大学、医院以及放疗和投资公司等都购买了该书.此后,国内不少单位都要求再版订购,在某些网站出现对该书拍卖以及公开出售该书黑白复印本等现象,都说明该书的出版是适应时代需要.

鉴于质子治疗系统是核技术、计算技术、精密机械、图像处理、自动控制和医用影像等高科技的相互交叉和整体集成的产物,是医学和核技术相结合的高科技工程,日新月异,升级很快.特别是在 2012 年前后,质子治疗技术有了很大的发展,一些新内容都没有包含在《质子和重离子治疗及其装置》一书中.为了使读者能了解当前国内外在质子治疗系统方面的最新进展,特编著本书.

本书首先介绍了 2012 年前后国内外在质子治疗方面的最新进展,然后比较详细地描述了 2014 年后全球商销的各种类型的质子治疗系统,最后详细描述了当前最先进的铅笔束点扫描质子治疗系统的质量验证、调试和剂量测量,以及如何将一个商销的质子治疗系统实施成一个实用质子治疗中心的步骤和内容.

在本书出版过程中,国家自然科学基金委员会原主任、中国物理学会原理事长陈佳洱院士和中国医学科学院肿瘤医院放疗科原主任医师、中国第一个在美国 Loma Linda 大学医学中心质子放射治疗科做访问学者的蔡伟明教授向科学出版基金委员会推荐本书;中国医学科学院中国协和医科大学肿瘤医院放疗科原主任、中华放射学会主任委员、国际辐射防护委员会第三委员会及国际放射肿瘤学会委员、《中华放射肿瘤学杂志》主编殷蔚伯教授,中国科学院上海应用物理研究所所长和党委书记、国家重点基础研究发展计划(973 计划)首席科学家赵振堂研究员在百忙中审评了本书;科学出版社刘凤娟编辑协助申请本书的基金;放射医学 MBA、IBA 亚太地区销售总监 Robin Choo 先生给本书提供了有关资料.对于上述各位专家在本书出版过程中的热情帮助表示衷心的感谢.

　　由于作者水平有限,不妥之处在所难免,欢迎读者批评指正.来信请发送至电子邮箱:liushiyao2012@sina.cn.

刘世耀

2014 年 12 月

目　　录

第1章 绪　言

1.1　引　言

理想的放射治疗(放疗)是杀死患者体内的全部癌细胞,而不伤害其正常细胞.这在现实中是不可能实现的,因此人们将放疗的最终准则定为"实现最大的肿瘤控制概率和最小的正常组织损伤率",并想方设法地接近理想目标.放疗的精确度和疗效主要由下列因素决定:治疗放射粒子的类型、射线和靶区间的定位方法、射线和靶区相互作用的治疗原则、治疗计划(TP)、剂量计算、病灶诊断等.此外,还要涉及一系列治疗难题,如诊断和治疗之间的实时性、照射靶区和肿瘤体积自身变化之间的实时同步性、旋转束流等中心点的精确定位误差、束流中心本身的稳定度等.因此,放疗是一项多学科交叉、十分复杂的高科技工程.如果人们能克服并解决上述一系列难点,真正做到接近理想的"适形治疗",一定会极大地提高肿瘤患者的生存率,并提高患者治疗后的生活质量.

许多因素都会影响放疗的效果,其中放射粒子的类型更为重要.回顾近半个世纪放疗的历史,放疗中的"立体精确定向""调强放疗"等先进技术已达到相当高的水平.要进一步提高放疗的疗效,必须对有关方面的技术作进一步的研究改进,其中"放射粒子的类型"对放疗成效具有重要的意义.

在诸多放疗类型中,常用的 X 射线、电子的物理剂量分布和生物效应都在不同程度上使被照射肿瘤前后的正常细胞受到伤害,剂量的有效利用率也低.虽然中子和负 π 粒子的生物效应很好,但物理剂量分布不好,给正常组织带来很大的损害,所以都不是理想的治疗射线.质子在人体中的能量衰减开始时比较慢,后又快速上升,形成一个峰值后又急速下降到零(通常称此为布拉格峰).布拉格峰的优良剂量分布促使质子治疗有了很大的发展.质子治疗时将峰值部分对准肿瘤病灶处,肿瘤处受到最大的照射剂量,肿瘤前的正常细胞只受到 $1/3 \sim 1/2$ 的峰值剂量,肿瘤后的正常细胞基本上未受伤害.此质子内含的物理特性决定质子治疗比电子、X 射线治疗要好.近几十年来,质子治疗的临床成就也使全世界医学界一致公认它比目前所用的 X 射线、γ 射线与电子射线治疗优越得多.

2012 年 8 月,中国科学院科学出版基金委员会资助出版《质子和重离子治疗及其装置》一书,该书是目前国内第一本较全面和系统地介绍质子和重离子治疗及其装置与系统的基础理论著作,内容丰富,概括了国际上质子和重离子治疗的历史、发展和成就,以及目前较新的质子和重离子治疗装置与系统的研制进展.该书出版后,中国著名放射肿瘤学专家殷蔚伯教授评价该书为"值得一读的质子和重离子治疗参考书",中国粒子加速器学会应用委员会原主任、放疗装备专家顾本广教授评价该书为"放疗临床界与工程界的好参考读物"等. 鉴于质子治疗系统是核技术、计算技术、精密机械、图像处理、自动控制和医用影像等高科技的相互交叉和整体集成的产物,是医学和核技术结合的高科技工程,日新月异,升级很快. 特别是在 2012 年前后,质子治疗技术有了很大的发展,有许多新内容都没有包含在《质子和重离子治疗及其装置》一书中,为了使读者能了解全球在质子治疗系统方面的最新进展,特编著本书.

本书首先介绍 2012 年前后国内外在质子治疗方面的最新进展,然而比较详细地描述 2014 年后全球商销的各种类型的质子治疗系统,最后详细描述当前最先进的铅笔束点扫描质子治疗系统的质量验证、调试、剂量测量,以及如何将一个商销的质子治疗系统实施成一个实用质子治疗中心的步骤和内容.

本书共分五部分

第一部分对当前全球的质子和重离子治疗发展作一个全方位的介绍,使读者对全球的质子和重离子治疗事业及其规模与现状有一个全面的、基本的认识.

第二部分专门介绍中国的质子和重离子治疗事业的发展情况,着重介绍最近几年内(2008～2014 年)在中国所进行的有关粒子治疗的事件,使读者对中国的质子和重离子治疗事业及其规模与现状有一个全面的、基本的认识.

第三部分专门介绍当前全球商销的 21 世纪最新型号的质子治疗系统,分别详细描述最近三年中全球商销的质子治疗系统,即美国 Varian ProBeam 质子治疗系统;日本日立 ProBeat 质子治疗系统;占地很少、价格减半、功能不但先进而且全面,被誉为下一代质子治疗系统的美国 Protom Radiance-330 质子治疗系统;超导加速器和创新工艺制成的紧凑型单治疗室的美国 Mevion-S250 超导质子治疗系统;深受放疗界欢迎的比利时 IBA Proteus-ONE 质子治疗系统. 最后介绍全部用创新加速原理和划时代新工艺研制的质子治疗装置、被誉为今后质子治疗希望之星的美国 CPAC-DWA 型质子治疗系统. 阅读这一部分内容,如同对当前全球的质子治疗系统现状作一次全面考察.

第四部分系统论述质子治疗系统的质量验证、调试和剂量测量,质量验证通常简称为质检或质量保证(quality assurance,QA),QA 在质子治疗项目中具有非常重要的安全意义,是任意一个研制出来的质子治疗系统成功的关键.

第五部分详细介绍如何将一个商销的质子治疗系统实施成一个实用质子治疗中心的步骤和内容.

本书是目前国内第一本全面介绍质子治疗系统及其质检、调试、剂量测量和实施的科技专业书,内容丰富,不仅概括了国际上质子治疗的发展和成就,而且概括了国际上最新的质子和重离子治疗装置与系统的研制进展,可供从事放疗工作的医务、管理、教育和技术人员参考,也可作为从事质子和重离子放疗工作的医务、运行、管理工作的人员的参考书.

1.2 全球质子治疗的发展及其前景

1.2.1 全球质子治疗的初期发展过程

1946 年, R. Wilson 建议用质子治疗癌症后, 人们知道质子和 X 射线都是靠粒子和射线的电离作用将能量传送给癌细胞, 然后将癌细胞杀死. 质子的布拉格峰物理性能将更多的能量传递给癌细胞, 所以有更好的治疗效果. 二者同样都是依靠电离作用将能量传送给正常细胞, 将正常细胞杀死而引起各种副作用的. 质子具有更重的质量和更大的体积, 从而具有有限的体内射程和自然停止消失的物理性能, 不会伤害肿瘤后的正常细胞. 而 X 射线在人体内有无限射程, 伤害肿瘤前后更多的正常细胞. 正如美国 San Diego 的 Scripps 质子治疗中心主任 Carl Rossi 博士所言: "质子治疗做了 X 射线所做的相同放疗工作, 但伤害更少的正常组织, 产生更少的副作用." 上述两个基本原则是质子治疗优越性的基础, 驱使人们走上完善质子治疗的长征道路.

1946 年后四十年中的质子治疗研究工作, 主要是针对物理、技术和工艺等方面解决如何实现质子治疗的问题, 虽然进行了一定类型癌症的实验性临床治疗, 并且在某些领域 (如眼黑色素瘤) 的治疗取得了很好的效果, 但从整体来看, 寄生在各高能物理实验室的质子或重离子治疗都是实验性的. 这些工作没有给当时的 X 射线放疗工作带来任何压力, 一个是今天的, 一个是明天的, 两者和平共处, 平行前进.

进入 1980 年后, 大量关于质子和重离子治疗的临床实验进一步确认了质子的布拉格峰的良好剂量分布和更少的副作用. 这就要求进一步扩大质子治疗在临床方面的规模. 寄人篱下的寄生方法必须改变, 迫切要求建造新的专用质子治疗中心. 由于当时根本不考虑营利, 市场投资不愿来, 只能由政府资助, 社会公益团体集资建造. 在这种社会认知下, 1990 年美国建成全球第一个质子治疗中心——Loma Linda 质子治疗中心, 随后由于美国麻省总医院 (MGH) 用的哈佛大学回旋加速器老化, 他们决定建造美国第二个质子治疗中心——NPTC 专用质子中心.

Loma Linda 质子治疗中心和 NPTC 专用质子中心的成长过程充满着艰难, 在建造初期遇到有关技术、性能和财务上的各种困难. 1990 年 Loma Linda 建成时存在很多问题, 如加速器束流太小、慢引出不稳定、控制系统不灵等. 在建成后的前五年内基本上都是在改进, 直到 1996 年才正常工作, 每年能够治疗 1000 名患者. 迄今为止, Loma Linda 升级改进已经花费了近亿美元. NPTC 在初期, 回旋加速器事故不断, 调试总是不过关. 散射治疗头的研制工作延期完成, 因迟迟不能开业而使 IBA 面临破产的危险. 这一段困难时期使人们对投资建造专用质子治疗中心抱有十分谨慎的态度. 因此, 在建造这两个专用治疗中心的几年中, 很少有人想再建新的.

2000 年后 Loma Linda 和 NPTC 两个质子治疗中心苦尽甘来,不但在治疗上有良好的医学效应和社会效应,还逐步表现出良好的经济效应,从而促使 2000～2010 年的十年中美国质子治疗事业有了很大的发展. 根据美国 MEDraysintell(美国的一个咨询公司,专门从事医用放射工业有关市场分析等情报)的报道,从 1990 年到 2013 年 8 月,美国的质子治疗室由 8 个增加到 121 个,年增加 13%. 2013 年 9 月,全球有 43 个质子治疗中心,121 个治疗室(平均每个中心 2.8 个治疗室),相当于全球常规放疗系统的 0.9%.

1.2.2　2000 年后全球质子治疗的发展情况

在 2000 年以后,质子治疗中心的快速增加严重影响了一批 X 射线放疗工作者的利益,随着 X 射线调强(IMRT)技术的日益完善,其治疗性能已能和质子散射治疗(PSPT)相媲美,从而产生一场关于 IMRT 和质子治疗的争论. 这场争论也大大促使质子调强(IMPT)的点扫描治疗的空前发展. 此前全球只有瑞士 PSI 一家有质子调强的点扫描治疗,其他所有质子治疗都是被动的散射法治疗,而此后每个厂家、每个中心都研制调强点扫描,这才有当前全球开始普及的质子调强点扫描的成绩.

在近百年的肿瘤医学工作中,社会各界对 X 射线治疗都有共识,没有人反对 X 射线治疗. 当前若要人们能像过去那样(如无疑问地全面接受 X 放疗)来接受质子治疗,还需做大量的工作,因此必须更全面地研讨质子治疗和 X 放疗的优缺点,尤其需要在下述几方面的命题上进行分析比较,即对不同人群、不同癌症和不同部位的治疗效果;治疗的副作用;肿瘤的复发概率;治疗后的生活质量;治疗时的费用;治疗后为保持健康所需的费用等.

在 2004～2014 年十年的质子治疗临床实践中,质子治疗有了很大进步,同样 X 放疗也有了很多进步,如 Varian TrueBeam 机的出现等,但并没有很大的黑马出现. 随着质子临床治疗经验的丰富,人们对质子治疗的看法有所变化:有些命题已达成共识,不再有重大争论;有些命题虽已达成基本共识,但或多或少还有争论;有些命题对主流的看法表现出论证不足,需要进一步加强随机性实验等. 而强烈反对质子治疗的人士越来越少. 此外,近十年来的质子治疗中心年增 13% 的事实也极大地增强了人们对质子治疗的信念[1,2].

1.2.3　2013 年全球质子治疗中心的发展现状

在 2012 年和 2013 年这两年中,新建的重离子治疗中心只有日本的 Tosu,变化不大,而新建的质子治疗中心有几十家之多,有了很大的发展. 作者不完整的统计如下[3,4].

1. 2014 年已建和在建的质子治疗中心

2014 年已建和在建的质子治疗中心的地址或名称如下:

美国已建(11个)	UCSF-CNL; Loma Linda (LLUMC); Bloomington(MPRI,2); Boston(NPTC); San Diego(Scripps); Houston(M. D. Anderson); Jacksonville(UFPTI); Philadelphia(UPENN); Warrenville(CDH); Hampton(HUPTI); Oklahoma Procure.
美国在建(20个)	Dallas, Univer. Taxes; Georgia, Univer. Emory; Mayo, Phoenix; Mayo, Rochester; RobertWood Johnson; 田纳西州儿科医院; Knoxville, Tennessee; Texas Center, Dallas; McLaren MPTC, Flint, MN; NewJersey PTC; Knoxville·Tennessee; S. Lee KingPTC. Louis; SCCA Procure, Seattle; Okahoma 州的 Okahoma 中心; Maryland, Baltimore; First Coast Oncology, FL; Long Beach Center, Ohio; Washington Cancer Center; M. D. Anderson, Orlando, FL; South-west Center, Louisiana.
日本已建(9个)	NCC; 筑波大学; 静冈; 若狭湾; 南东北; 名古屋; Chiba; Hyogo; Tosu.
日本在建(6个)	鹿儿岛; 福井; 相泽; 北海道; 冈山(Okayama); 神奈川.
欧洲已建(11个)	Catterbridge(英国); Nice, Orsay(法国); RPTC, HMI(德国); Catania(意大利); 波兰; ITEP(俄罗斯); Dubna(俄罗斯); St. Petersburg(俄罗斯); PSI(瑞士); UPPsala(瑞典); Essen(德国).
欧洲在建(3个)	Slovak CCSR; Slovak, CMHPTC; PTC, Prague.
亚洲已建(2个)	韩国; 万杰.
亚洲在建(7个)	中国台湾长庚医院; 中国台湾基督教医院; 中国台湾台大医院; 中国香港养和医院; 中日友好医院; 中国广州中山医院; 韩国三星.

总计 69

2. 2014 年已建和在建的重离子治疗中心

2014 年已建和在建的重离子治疗中心的名称或地址如下:

日本已建(4个)	Chiba (1994 年); Hyogo(2001 年); Gumma(2010 年); Tosu(2013 年).
日本在建(1个)	神奈川县(Kanagowa).
欧洲已建(2个)	Heidelberg (德国,2010 年); Pavia (意大利,2013 年).
欧洲在建(2个)	LYON (法国,2015 年); Wiener Neustadt (奥地利,2015 年).
亚洲已建(2个)	中国科学院近代物理研究所(简称中科院近物所); 上海重离子所.
亚洲在建(2个)	中国兰州; 中国武威.

总计 13

3. 对 2017~2030 年全球质子治疗中心的预测

(1)美国 RNCOS(美国市场研究公司,是一个设在印度的全球性研究机构,专作美国医疗保健 IT 市场报告分析)的 *US proton therapy outlook 2017* 一文预测,美国在 2017 年将投资 11.7 亿美元建造 27 个质子治疗中心[5].

(2)美国 MEDraysintell(美国的一个咨询公司,专门为医用放射工业有关公司提供市场分析等情报)2013 年 9 月 10 日发表 *New proton therapy world market report edition 2013* 一文,在该文中指出:

(a)2012 年全球共有 110 个质子治疗室.

(b)2013 年 9 月有 43 个质子治疗中心,121 个治疗室（平均每个中心有 2.8 个治疗室）,相当全球常规放疗系统的 0.9%.

(c)1990 年～2013 年 8 月,质子治疗室由 8 个增加到 121 个,年增加 13%.

(d)预测:若年增加 10%,2018 年将有 300 个治疗室,是 2012 年的 3 倍[6,7].

(e)2030 年全球的质子治疗中心的预测:

若年增加 10%,2030 年,总投资约 25 亿美元,拥有 1000 个治疗室;

若年增加 14%,2030 年,总投资约 50 亿美元,拥有 1500 个治疗室.

1.2.4　全球质子治疗的发展前景

美国是全球质子治疗发展最快的国家,也是掌握质子治疗最新技术的国家,分析美国在建的几个质子治疗中心的装置情况,从中可找到答案.

(1)美国 Scripps 质子治疗中心在 2014 年年初开业,该中心安装了 Varian ProBeam 系统,所有治疗室都用调强的动态点扫描,最新的系统又追加了一个"锥形束计算机断层扫描影像仪"(CBCT).以往直线加速器装有三维影像设备,能广泛使用立体放疗手术,而标准质子治疗系统中只有二维立体影像.现在追加上 CBCT,允许体积成像产生三维影像集,使治疗系统也能进行立体放疗手术[8-10].

(2)美国 Mayo Clinic 新建两个选用日立 ProBeat 系统的质子治疗中心,位于 Rochester 的质子治疗中心已在 2015 年夏季治疗第一个患者,位于 Arizona 的质子治疗中心将于 2016 年春季开始治疗患者.两个中心共有 8 个治疗室,全部采用 IMPT 方法,美国 Mayo Clinic 的肿瘤放疗主席 Robert Foote 说:"我们要求在中心开业时就采用最先进的治疗方法,不再用目前常用的散射法.日立的扫描法在 M. D. Anderson 使用得很好,已经获得美国食品和药物管理局(FDA)批准.此外,和日立合作研制一个占地少的较小尺寸的价廉同步加速器、旋转机架和机器人患者定位系统(robotic patient positioning system,RPPS),以减少占地和建筑费用."[11,12]

(3)美国 ProCure 质子治疗中心是一个设计成"钥匙工程"的价格适中、治疗有效的开放式经营管理的质子治疗中心.2009 年 7 月,Oklahoma 建成 ProCure 的第一个质子治疗中心,2012 年在 Somerset 建成 ProCure 的第十个质子治疗中心.

(4)2010 年,IBA 研制成一台实用的单治疗室 Proteus-ONE 质子治疗系统.它使用较小的超导回旋加速器、更紧凑的旋转机架、更短的输运线,具有调强的点扫描和三维锥形束 CT 的图像诊断仪.IBA 花费了 4000 万美元在 Willis-Knighton 的

IBA 的 Proteus-ONE 项目上又推出一种为患者提供舒适的声、光、图环境的治疗中心,使患者在治疗时心情放松和愉快.该中心于 2014 年年初开业[13,14],备受欢迎.

(5)美国 Mevion 医疗公司研制的 Mevion-S250 超小型超导同步回旋质子治疗系统在美国受到极大的欢迎,价格仅 2000 万~3000 万美元,占地少,建造快,第一台装在 Kling 质子治疗中心,2013 年 12 月总调出束全部达标,已获美国 FDA 批准.2014 年年初治疗第一个患者.目前 Mevion 系统只用散射,扫描正在研制中,准备近两年内在美国建 12 台,可见散射法还有生存价值和市场,未必是"质子治疗非扫描不可,散射必将淘汰".

(6)正值质子治疗开始进入繁荣期之际,能看出下一代质子治疗技术是 IM-PT[15-17].根据 Mayo Clinic 的 Foote 博士观察瑞士 PSI 和美国 M. D. Anderson 对 IMPT 多年的使用情况,与 PSPT 相比,发现 IMPT 有下列优点:一是两种方法在对癌症具有相同疗效的情况下,IMPT 对正常组织的伤害更小;二是在用散射法治疗时,在近皮肤侧的肿瘤处往往会产生一些热点(hot spot,指带有更多放射活性的点),并把这些热点送入正常组织,从而伤害正常细胞,而 IMPT 点扫描没有这种现象;三是 IMPT 不用准直器和补偿器,既省钱又节时;四是 IMPT 有更大的达 40cm×30cm 的照射野.

(7)从原则上看,IMPT 治疗后患者的生活质量优于 PSPT,也优于 IMRT.最近有两个实验,至少对治疗前列腺癌是正确的,即 MGH 在最近对前列腺癌治疗的研究中,证实质子治疗后患者的生活质量比常规放疗好;在另外一个单位的研究中,分别采用 PSPT、三维适形治疗(3D CRT)和 IMRT 三种方法治疗前列腺癌,发现质子治疗后患者的生活质量较好.

(8)关于是否有足够的质子治疗的患者源,目前看来一些有名的治疗中心从来不缺少患者.Mayo Clinic 希望在 Rochester 能每年治疗 1240 个患者,在 Phoenix 也能每年治疗 1240 个患者,这些癌症患者包括儿童、少年、青年,涉及的癌症类型有脑癌、横纹肌肉瘤和淋巴瘤,Mayo Clinic 对眼黑色素瘤、脊索瘤、软骨肉瘤的治疗有实际经验,对于肺部、胸部、胃和肠、食道、肝胆、前列腺等某些类型的癌,也能进行治疗.

(9)根据一些报告的预估,在不久的将来,质子治疗最有可能替代常规放疗.但在此之前,需有更多的临床研究显示质子治疗的优点,证明其物有所值.

(10)根据 Carl Rossi 博士的意见,目前影响质子治疗进一步推广的主要因素不是治疗本身的价格,而是建筑和设备的价格,一旦这二者价格下降,则质子治疗的价格会和 IMRT 相近,这时患者无疑会选择质子治疗,则常规放疗会自动退出舞台.

1.3 全球质子和重离子治疗中心的建造数量比值

1.3.1 前言

近五年来,中国各地都想建造或研制质子和重离子治疗中心,按照目前卫生部的政策,凡属 A 类大型医疗装置的配置必须向卫生部申请,经审批后才允许建造.因此,几年来卫生部接到各地大量的申请报告,仅北京、上海和广州三大城市各有 3～5 台粒子治疗中心申请,在申请中又有质子治疗和重离子治疗两种.对此情况,有关人员也有各种看法:有的简单认为只需对某地区制定"粒子治疗装置一种名额数",批质子治疗中心额数,就不批重离子治疗中心额数;有的认为质子治疗中心和重离子治疗中心应同等对待,都给予相同的额数.针对这些看法,卫生部没有安排专人研究如何制定有科学根据的方法,而是任其主观发展,以致当前没有制定出一种科学、妥当的可行方法,因此只能采取一概不批的政策.这种现象已浪费了大量资源和工作量,从而使想建造质子或重离子治疗中心的单位不知如何是好,同样对发展中国的质子和重离子事业带来了极大的人财浪费和不利影响.为此,从研究全球几十年来建造质子和重离子治疗中心的发展规律出发来看,如何正确对待此名额分配方法将作为研究今后中国适宜的质子和重离子治疗中心的建造比值的一个探讨.

1.3.2 质子和重离子治疗的优缺点

分析质子和重离子治疗的物理和生物性能,可得出下述几个要点:

(1)质子和碳离子都具有布拉格峰物理特性,一般原子序数越大,其布拉格峰宽度就越狭窄,后沿下降越快,剂量分布越好,线性能量传递(LET)越大,散射越小.因此从原理上看,碳离子的后沿和横向阴影都稍好于质子,实际上两者类似.

(2)质子的相对生物效应(RBE)基本上与 X 射线和电子线的 RBE 相同,RBE 在 1.1～1.2,只具有间接杀死肿瘤细胞(切断 DNA 单键)的功能,难于对抗阻型、缺氧型肿瘤进行有效治疗.碳离子的 RBE 在 2～5,具有直接杀死肿瘤细胞(切断 DNA 双键)的功能.除 RBE 较高外,碳离子还有一个较小的氧增比值(OER),比质子要好.

(3)重离子的物理特性还具有下述优点:碳离子核的分裂可将 ^{12}C 变成 ^{11}C 或 ^{10}C.^{11}C 或 ^{10}C 放射性同位素在衰变时都能发出正电子,利用正电子断层扫描器(PET)就能直接探测碳离子的行动轨迹和治疗终点位置,使实时诊断和精确治疗成为可能.但此核分裂现象也有缺点,即由此产生的较轻二次粒子有较长的射程,在布拉格峰后形成一个小尾巴,往往对峰值后面的正常(或敏感)细胞带来小伤害,也会增加一点横向散射和阴影,从而给治疗带来不利.在研制治疗计划系统(TPS)时要考虑此尾巴因素.

(4)从生物辐射学研究中得出,癌细胞越小,被照射的离子越重、越大,肿瘤经辐照后总有一些未能被杀死的癌细胞,此类现象称为"冷点",通常称"微观不均匀度".这种冷点会在今后带来复发的可能,称为后效应.碳离子治疗时会有冷点,至今不同医生对这些冷点产生的后效应有不同说法和评估,还没有统一的结论.

(5)对于资金回收和经济效益,治疗次数是一个十分重要的数据.近年来的报道中重离子的治疗次数呈下降趋势.例如,2003 年日本 HIMAC 报道,肝癌只需 1～2次,肺癌 2～4 次,要比质子少得多.但这些都是实验性的数据,正规临床治疗时只多不少.在 2008 年日本群马中心的报告中,仍以碳离子治疗平均 15 次来计划.但相对而言,碳离子治疗平均次数要小于质子治疗平均次数.

(6)综上所述,从物理和生物效应来看,碳重离子比质子要好,治疗次数又少,似乎重离子治疗更好一些;又考虑重离子 RBE 虽好,但 RBE 善变,变化规律难掌握,从而带来更小的安全性,治疗病例也少,临床经验不成熟.

以上各种客观存在也导致人们分成两派:一派认为质子治疗好,应发展质子治疗;另一派认为重离子治疗好,应发展重离子治疗.全球的质子和重离子治疗发展就在这两种思想指导下发展成长,因此,现在我们无法从原理上判断哪个治疗更好.实践是检验真理的标准.因此,近二十年的质子治疗中心和重离子治疗中心的建造数目是当前全球人们对质子和重离子治疗比较后的实践选择结果[18,19].

1.3.3　全球质子和重离子治疗建造规律

根据 1.2.3 节的有关数据,可得出下述几个统计和建造规律.

1.2014 年,质子治疗中心总数与碳离子治疗中心总数的比值

2014 年,质子治疗中心总数与碳离子治疗中心总数的比值见表 1-1.

表 1-1　2014 年质子治疗中心总数与碳离子治疗中心总数的比值

国家或地区	质子治疗中心总数	碳离子治疗中心总数	质子治疗中心总数/碳离子治疗中心总数
美国	31	0	无穷大
日本	15	5	3
欧洲	14	2	7
亚洲	9	3	3
全球	69	10	6～7

因此,全球发展的形势是质子治疗中心数量是碳离子治疗中心数量的 6～7 倍.

2.全球至今的治疗患者数

PTCOG 统计的全球截至 2014 年 12 月的治疗患者数见表 1-2.

表 1-2　PTCOG 统计的全球截至 2014 年 12 月的治疗患者数

	质子	碳离子	氦	π 粒子	其他
已停装置的治疗人数	15763	440	2045	1100	433
现运行装置的治疗人数	102432	15296			
总共治疗人数	118195	15736	2045	1100	433

全球粒子治疗人数为 137179(至 2014 年 12 月,数据引自 PTCOG 原文).

质子治疗人数和碳离子治疗人数的比值＝118195/15736≈7.5,可见至今质子治疗人数是碳离子治疗人数的 7.5 倍.

3. 即使兼有质子的重离子中心,往往质子治疗人数占多数

PTCOG 统计的日本兵库县 2013 年的治疗人数见表 1-3.

表 1-3　PTCOG 统计的日本兵库县 2013 年的治疗人数

质子治疗患者数(从 2001 年开业到 2011 年 12 月)	3198
碳离子治疗患者数(从 2002 年开业到 2011 年 12 月)	1271

凡重离子治疗中心一般都设有质子治疗中心,重离子治疗中心的价格是质子治疗中心的 2.5~3 倍,从尽量少的投资、尽量多的治疗患者数的观点出发,应首先考虑质子治疗.

4. 从质子和重离子治疗的肿瘤适应患者来看需求

这个命题确实很重要,在我们对质子和重离子最适合治疗的肿瘤类型还不十分清楚之前,是难以作出正确统计的. 文献中有关于这方面的说法,可作参考. Amaldi 的欧洲统计数据说明,当前欧洲的百万人口中每年有 4000 名癌症患者,其中有 1/2 患者需进行常规放疗. 意大利肿瘤放疗协会在 2003 年的研究报告中指出,在所有进行常规放疗的患者中,有 12%～15%若用质子治疗会有更佳效果. 此外,约有 3%的用 X 射线治疗的患者是抗放射的肿瘤患者,若用重离子治疗则比质子或 X 射线治疗会有更佳效果. 即 15%常规放疗的患者用质子治疗会有更佳效果,3%常规放疗的患者用重离子治疗会有更佳效果,即需质子治疗的患者约为需重离子治疗的患者的 5 倍. 在目前的安排中,每年质子治疗患者的人数是重离子治疗人数的 5 倍左右比较适当.

从离子治疗中心的价格来看,在实际中,因各种正常或不正常原因,全球建设的质子和重离子治疗中心的治疗系统价格相差很大,迄今为止,全球价格最高的治疗中心是上海重离子治疗所,仅设备的合同就达 3 亿多美元,最低的是美国 Protom 质子治疗系统,约 2500 万美元. 即使具有同样治疗功能的治疗中心,如德国 HeidelbergHIT,比上海重离子治疗所还多一个重离子旋转机架,但其设备总价仅为上海重离子治疗所的 1/2 左右,因此似乎很难比较. 但深入观察,所有治疗中心的正常商销的装置价格还是有规律的,粗略估计,碳离子治疗装置的价格为质子治疗的 2.5~3

倍,而质子治疗次数为碳离子的 2～4 倍. 相同的投资,若建质子治疗中心,则每年能治疗患者的数目比重离子治疗中心的多. 对中国这样的发展中国家,应尽可能少花钱,治疗更多的患者,因此国家应该优先发展质子治疗中心,适当发展重离子治疗中心,这才是正确的选择[20-22].

5. 小结

要制定出一个科学的、合理的、可执行的额数规定,是一件相当复杂的工作,至少还要涉及下列各方面的工作,仅举几例:①政府应组织有关部门,并按地区、人口、技术等因素作一个初步的全国粒子治疗发展规划;②尊重、团结、帮助和平等对待私企,共同发展中国粒子治疗项目;③要尊重中国广大医务界工作者的意见,避免一言堂;④政府主动担负起领导和引导的责任;⑤尽快制定中国粒子治疗事业发展的各种法规;⑥加强人才培养和质量考核.

本书所述五点原则足以证明,迄今全球建造的质子治疗中心的数量远大于重离子治疗中心数量. 全球肿瘤医学家用了几十年的努力和实践,用事实说明建造质子和重离子治疗中心的非等权重方针是唯一正确的建造方针.

当前中国亟需一个"中国发展粒子治疗的规划",其中包含一个科学的、合理的、可执行的额数说法. 这是有关部门早就应该完成的事情,希望能够早日制定一个"中国发展粒子治疗的规划".

1.4　全球质子和重离子治疗中心的最新 PTCOG 数据

2000 年前后相继建成的一批专用质子治疗中心,经过试运行后,目前基本上都进入正常治疗工作状态. 根据 PTCOG 2013 年 12 月底的最新统计,至 2013 年 12 月底,全球总共有 122449 名癌症患者进行过粒子治疗,其中质子治疗患者 105743 名,碳重离子治疗患者 13119 名,氦重离子治疗患者 2054 名,负 π 粒子治疗患者 1100 名,其他粒子治疗患者 433 名.

1.4.1　已停止运行的装置

表 1-4 是 2013 年 3 月 PTCOG 统计的已停止运行的装置.

表 1-4　2013 年 3 月 PTCOG 统计的已停止运行的装置

国家	地点	粒子	首位患者	最后患者	患者数
比利时	Louvain-la-Neuve	p	1991 年	1993 年	21(眼)
加拿大	Vancouver	−pion	1979 年	1994 年	467(眼)
日本	筑波(PMRC1)	p	1983 年	2000 年	700
日本	千叶	p	1979 年	2002 年 4 月	145(眼)

国家	地点	粒子	首位患者	最后患者	患者数
俄罗斯	Dubna	p	1967 年	1996 年	124
瑞典	Uppsala	p	1957 年	1976 年	73
瑞士	PSI(SIN-proton)	—pion	1980 年	1993 年	503
美国	伯克利	p	1954 年	1957 年	30
美国	伯克利	He	1957 年	1992 年	2054
美国	伯克利	ion	1975 年	1992 年	433
美国	Bloomington(MPRI)	p	1993 年	1999 年	34(眼)
美国	哈佛	p	1961 年	2002 年	9116
美国	洛杉矶	—pion	1974 年	1982 年	230
德国	Darmstadt(GSI)	C	1997 年	2009 年	440

注:p 是质子;—pion 是负 π 粒子;He 是氦重离子;ion 是(泛指)重离子;C 是碳重离子.下表同.

1.4.2　运行中的装置

表 1-5 是 2013 年 12 月 PTCOG 统计的运行中的装置.

表 1-5　2013 年 12 月 PTCOG 统计的运行中的装置

国家	地点	粒子	首位患者	总数	日期
加拿大	Vancouver(Triumph)	p（眼）	1995 年	175	2013 年 12 月
捷克	布拉格	p	2012 年	140	2013 年 12 月
中国	万杰(WPTC)	p	2004 年	1078	2013 年 12 月
中国	兰州 IMP-CAS	C	2006 年	213	2013 年 12 月
法国	Nice(CAL)	p（眼）	1991 年	4936	2013 年 12 月
法国	Orsay(CPO)	p	1991 年	6432	2013 年 12 月
英国	Catterbridge	p（眼）	1989 年	2446	2013 年 12 月
德国	Munich(RTPC)	p	2009 年	1811	2013 年 12 月
德国	WPE,Essen	p	2013 年	32	2013 年 12 月
德国	Berlin(HZB)	p(眼)	1998 年	2312	2013 年 12 月
德国	Heidelberg(HIT)	C	2009 年	1368	2013 年 12 月
德国	Heidelberg(HIT)	p	2009 年	503	2013 年 12 月
意大利	Catania(INFN—LNS)	p（眼）	2002 年	350	2013 年 12 月
意大利	Pavia(CNAO)	p	2011 年	75	2013 年 12 月
意大利	Pavia(CNAO)	C	2012 年	105	2013 年 12 月

续表

国家	地点	粒子	首位患者	总数	日期
日本	千叶（HIMAC）	C	1994 年	8073	2013 年 12 月
	Kashiwa（NCC）	p	1998 年	1226	2013 年 3 月
	兵库（HIBMC）	p	2001 年	4223	2013 年 12 月
	兵库（HIBMC）	C	2002 年	1935	2013 年 12 月
	筑波（PMRC.2）	p	2001 年	2967	2013 年 12 月
	WERC 若狭湾	p	2002 年	180	2013 年 12 月
	Koriyama-city	p	2008 年	2306	2013 年 12 月
	静冈	p	2003 年	1590	2013 年 12 月
	群马	C	2010 年	985	2013 年 12 月
	ibusuki（MPTRC）	p	2011 年	919	2013 年 12 月
	福井	p	2013 年	428	2013 年 12 月
	名古屋	p	2013 年	199	2013 年 12 月
	SAGA-HIMA T,Tosu	C	2013 年	62	2013 年 12 月
韩国	Iisan	p	2007 年	1158	2013 年 12 月
波兰	Krakow	p	2011 年	39	2013 年 12 月
俄罗斯	Moscow（ITEP）	p	1969 年	4320	2013 年 12 月
	St. Petersburg	p	1975 年	1386	2012 年 12 月
	Dubuna	p	1999 年	995	2013 年 12 月
南非	iTemba LABS	p	1993 年	521	2013 年 12 月
瑞典	Uppsala 2	p	1989 年	1356	2013 年 12 月
瑞士	PSI 70 MeV	p（眼）	1984 年	5300	2009 年 12 月
	PSI 230 MeV	p	1996 年	1409	2012 年 12 月
美国	UCSF-CNL	p（眼）	1994 年	1621	2013 年 12 月
	Loma Linda（LLUMC）	p	1990 年	17829	2013 年 12 月
	Bloomington（MPRI,2）	p	2004 年	1927	2013 年 12 月
	Boston（NPTC）	p	2001 年	7354	2013 年 12 月
	Houston（M. D. Anderson）	p	2006 年	4746	2013 年 12 月
	Jacksonville（UFPTI）	p	2006 年	5085	2013 年 12 月
	Philadelphia	p	2010 年	2010	2013 年 12 月
	CDH Warrenville	p	2010 年	1329	2013 年 12 月
	Hampton（HUPTI）	p	2010 年	769	2013 年 12 月

国家	地点	粒子	首位患者	总数	日期
美国	Oklahoma(Procure)	p	2009 年	1364	2013 年 12 月
	New Jersey(Procure)	p	2012 年	512	2013 年 12 月
	Seattle(Procure)	p	2013 年	86	2013 年 12 月
	St. Louis	p	2013 年	1	2013 年 12 月
	San Diego	p	2014 年	1	2014 年 2 月

1.4.3   正在建造中的专用质子和重离子治疗中心

表 1-6 是正在建造中的(非正式完整统计)专用质子和重离子治疗中心.

表 1-6   正在建造中的(非正式完整统计)专用质子和重离子治疗中心

国家	中心名称	粒子	年份	基本配置
美国	Scripps,San Diego	p	2014	Varian ProBeam 5 室系统
	Dallas,Univer. Taxes	p	2016	Varian ProBeam 5 室系统
	Georgia,Univer. Emory	p	2016	Varian ProBeam 5 室系统
	Maryland,Univer. Maryland	p	2015	Varian ProBeam 5 室系统
	Mayo,Phoenix,AZ	p	2015	日立 ProBeat 5 室系统
	Mayo,Rochester	p	2015	日立 ProBeat 5 室系统
	田纳西州儿科医院	p	2016	日立 ProBeat 5 室系统
	Knoxville,Tennessee	p	2015	iBA Proteus-Plus
	Texas Center,Dallas	p	2015	iBA Proteus-Plus
	McLaren MPTC	p	2016	Protom Radiance 330
	New Jensey Health Center	p	2016	Protom Radiance 330
	S. Lee King Proton Therapy Center	p	2014	Mevion-S250
	Robert Wood Johnson	p	2014	Mevion-S250
	瑞典癌症中心,Seattle	p	2014	Mevion-S250
	Long Beach	p	2014	Mevion-S250
	UH Seidman,Ohio	p	2014	Mevion-S250
	First Coast	p	2014	Mevion-S250
	Washington Cancer Center	p	2014	Mevion-S250
	M. D. Anderson,Orlando	p	2014	Mevion-S250
	South-west Center	p	2015	CPAC－DWA
	Willis-Knighton,Louisiana	p	2015	iBA Proteus-ONE

续表

国家	中心名称	粒子	年份	基本配置
沙特阿拉伯	Riyadh，Arabia	p	2015	Varian ProBeam 5 室系统
意大利	Meste	p	2016	Varian ProBeam 5 室系统
	ATrep，Trento	p	2014	3 个治疗室
	Trento	p	未定	回旋；3×水平口；1×垂直口
俄罗斯	St. Petersburg	p	2016	Varian ProBeam 2 室系统
法国	CAL，Nice France	p	2015	iBA Proteus-ONE
德国	PTC Dresden	p	2014	1 室
日本	北海道医院	p	2016	日立 ProBeat 5 室系统
	Aizawa，Nagano	p	2014	1 室
	Hakuhokai，Osaka	p	2016	1 室
	Tsuyama，Okayama	p	2016	1 室
	i-Rock，Kanagawa，Yokohama	C	2015	4×（水平），2×（垂直）
英国	Advanced Proton Solution，London	p	2016	Protom Radiance 330
印度	Apollo hospital	p	2015	iBA Proteus-Plus
中国	北京质子医疗中心	p	2016	3 个旋转束，1 个固定束
	上海重离子治疗中心	p，C	2014	同步加速器，4 个水平束
	兰州 HITFiL	C	2014	4×固定
	台湾长庚医院	p	2014	住友回旋；4×旋转束
	广州中山医院健康城	p	2016	待定
	台湾大学医学院	p	2016	待定
	台湾彰化基督医院	p	2015	iBA Protues-ONE
	香港养和医院	p	2015	待定
奥地利	Med-AUSTRON	p，C	2015	同步加速器，2 个水平束，1 个质子旋转束
瑞典	Skandionkliniken	p	2012	超导回旋，回旋口，水平口
韩国	三星癌症中心	p	2015	住友系统

注：3×水平口指有三个水平口，其他"×"含义相同.

1.4.4　新建中心初期的年平均治疗患者数

表 1-7 是根据 POTOG 数据，新建中心初期的年平均治疗患者数.

表 1-7　根据 POTOG 数据,新建中心初期 5～10 年中的年平均治疗患者数

（截至 2008 年数据）

地点	中心名称	开始年份	结束年份	患者数	年平均
美国加利福尼亚州	Loma Linda	1991	1996	1000	200
		1996	1997	1000	1000
日本千叶	NCC	1998	2008	462	46
日本筑波	PMRC	2001	2008	930	133
日本兵库	HIBMC	2001	2008	1230	176

从表 1-7 可以看出,美国的 Loma Linda 在开始的 5 年,平均每年 200 人,而日本的三个国营治疗中心,年平均治疗人数都小于 300.从此统计数字上还可以看出,实际情况和设计时预计年治疗人数是有很大出入的.

参 考 文 献

[1] Brennan E. Proton therapy：The cancer treatment now and of the future. NCCN Member Institutions,2012.

[2] Goitelin M. Proton therapy in clinical practice;past present and future. AAPM Symposium,Baltimore,2009.

[3] 刘世耀. 2010－2013 年全球质子治疗装置的销售榜(上).世界医疗器械,2013,(8)：51-54.

[4] 刘世耀. 2010－2013 年全球质子治疗装置的销售榜(下).世界医疗器械,2013,(9)：48-51.

[5] RNCOS. US proton therapy outlook 2017. PRNewswire—Reportlinker. com announces that a new market research,New York,2013.

[6] Goethals PE (CSIntell)，Zimmerman R(Chrysalium Consulting). Proton therapy world market report edition. 2013.

[7] Report is available in its catalogue GREZ—DOICEAU. Proton Therapy World Market to nearly triple by 2018. PRLog (Press Release),Belgium and France,Sep. 11,2013.

[8] Sisson P. Scripps proton center almost ready Facility delayed from late 2013 to early 2014. The National Association for Proton Therapy,Jan. 28,2014.

[9] Emory Proton Therapy Center begins construction. Woodruff Health Sciences Center,May 2,2013.

[10] Varian Medical Systems. Varian Medical Systems Signs Purchase Agreement with Advanced Particle Therapy LLC to Supply Technology for the Georgia Proton Treatment Center to be Operated by Emory Healthcare. PALO ALTO Calif. Varian Medical Systems,2012.

[11] Suh J. The promise and challenges of proton therapy. Applied Radiation Oncology,2013,2:4.

[12] Bolan C. The promise of proton therapy,applied radiation oncology®. Scripps Proton Therapy Center,San Diego,CA,February,2013.

[13] IBA. Bringing the most advanced radiation therapy to the cancer care market. Annual Results Conference Call, iBA, 2013.

[14] Jorgen Y. Review on cyclotrons for cancer therapy. Proceeding of Cyclotrons, Lanzhou, China, 2010: 398.

[15] Varian Medical Systems. Development of intensity modulated proton therapy (IMPT). 2nd Workshop on Hadron Beam Therapy of Cancer, Erice, Sicily, 2011.

[16] Klein E E. New developments in proton therapy delivery systems. Symposium on the Promises and Perils of Proton Radiotherapy Washington University St. Louis, MO, 2010.

[17] Welsh J. Intensity-modulated proton therapy further reduces normal tissue exposure during definitive therapy for locally advanced distal esophageal tumors: A dosimetric study. International Journal of Radiation Oncology, 2011.

[18] Murakami T. Cancer treatment by charged particles: Carbon ion radio therapy. HIMAC, 2012.

[19] Chu W T. Heavy ion radiotherapy: Yesterday, today and tomorrow. EO Lawrence Berkeley National Laboratory, Berkeley, CA 94720, U. S. A. , 2012, Br J Radiol. , 2013: 86, 1021.

[20] 殷蔚伯, 刘世耀. 全球建造质子和碳重离子治疗中心的非等权重方针. 世界医疗器械, 2014, (3): 67-69.

[21] 刘世耀. 国际上对质子和重离子治疗的最新看法. 世界医疗器械, 2010, (3): 84-88.

[22] 刘世耀. 2000—2010 年国内外质子和重离子治疗的新进展. 世界医疗器械, 2010, (9): 40-44.

第2章 中国质子与重离子治疗事业的发展

2.1 发展的历史和现况

纵观美日专用质子治疗中心的发展历史,是以政府为主导,为克服癌症,提高人民健康而开展的高科技医疗措施.1990年后的美国历届总统都呼吁支持抗癌事业.1985年后,日本政府将质子与重离子治疗作为改善人民健康、克服癌症的国家战略政策,拨出大量专款,决心在全日本普及质子与重离子治疗.欧洲有关国家政府在20世纪90年代前一直用严谨的态度开展这方面工作,在2000年后才由政府出资大力支持发展这项事业.这些国家都是在科学指导和政府支持下发展质子与重离子治疗事业,方向正确,目标清楚,都取得了很大的进步和成就[1].

中国质子与重离子治疗的发展道路与上述发达国家不同.1995年之前人们未注意此事,1996年美国 Loma Linda 质子治疗中心年收入达到几千万美元后,中国少数有远见的商人、投资者认为这项事业是可以赚钱的.他们熟悉股票和金融,但不了解科学,也不了解高科技.当时中国正处于改革开放初期,政府着重开发"短、平、快"项目,无暇去考虑这种长和慢的项目.这项"质子治疗事业"就成为少数"民营改革者"的投资对象.1997年以来的十年中,中国的质子与重离子治疗发展就在这种"自由"的条件下前进.在科学、政策、金融等方面没有做好充分准备的情况下,靠几个"民营改革者"的努力,两个专用质子治疗中心终于被建造起来:一个是万杰质子治疗中心;另一个是位于中日友好医院的北京质子治疗中心.万杰质子治疗中心于2005年建成,但建成后所面临的资金和技术等问题经常影响正常工作,直到完全停业.北京质子治疗中心在2002年通过国家卫生部复杂而严格的审批,2004年在质子治疗装置专用建筑即将建成之际,资金不到位,并且当时又适遇全国"非典"时期,贷款紧张,加上大力支持该项目的中日友好医院何院长退休,使该项目在2004年9月全部停工,直至2008年泰和诚医疗集团有限公司决定投资,才准备恢复建造.但复杂的政府复工审批手续,加上原投资方长安信息产业(集团)破产改组带来的财务手续上的困难,使其至今未能恢复建造.上述局面不但使原计划2005年中国有两个质子治疗中心开业的梦想破灭,还导致今天中国的粒子治疗事业落后于韩国等,在亚洲处于落后地位.2014年前中国的质子治疗事业特别像中国的足球事业,亟须冲出亚洲,完成零的突破(2015年上海质子和重离子医院建成).

2007年后,万杰和长安信息产业(集团)投资建造的两个质子中心的失败作为两个典型例子给这些先行的"民营改革者"一个深刻教训,高科技的粒子治疗不会再像过去伽马刀赚钱那么容易,高额资金起点和高科技人才都是私企的弱项.此后,除少数有国内外金融背景的大医疗公司和大型投资公司有能力继续在国内投资,引进建造高端医疗和健康中心内的质子与重离子治疗中心外,从事高科技的国营科技单位及有政府、国外投资和科技背景的中外合营私企也先后参与进来.它们以发展中国的高科技产业、占领今后国内广大的医疗市场为目标,自行研制开发相关的粒子治疗装置.虽然 2007 年前质子治疗事业受到很大打击,但 2007 年后的形势似乎是令人鼓舞的,春天是否又将来临? 在中国大地上发展粒子治疗事业的美好形势会传递给读者正能量.因此在本书进入正题前,首先介绍“中国质子与重离子治疗发展的历史和现状”.现将十多年来作者参与和了解的 1996 年以来在中国发生的有关粒子治疗的事件概述如下.

2.1.1　1996～2006 年

(1)1996 年,深圳奥沃公司总裁宋世鹏先生首先提出要在中国研制质子治疗装置,为此成立专门组织,聘请中国科学院有关研究所的退休科技专家从事该项目的研究.邀请美国 Loma Linda 专用质子治疗中心的总设计师和研究加速器的中国科学院院士为项目顾问,声势浩大.但奥沃公司在 1999 年因资金问题而破产.

(2) 1998 年前后,以复旦大学附属肿瘤医院和上海国际医学交流中心为首,联合上海二十家医院出国考察,准备引进一台美国 Optivus 公司的质子治疗装置,但最后未获政府批准.

(3) 1998 年,深圳奥沃公司出资请山东万杰集团孙启玉和孙启银兄弟俩去美国考察质子治疗项目,希望万杰出资,由奥沃为万杰建造一台质子治疗装置.兄弟俩回国后大感兴趣,决心建造.1999 年奥沃破产后,孙启银以原奥沃质子项目人员为主,专门成立了北京质子科技公司,首要任务是进行建造质子治疗装置的可行性研究.2000 年完成的可行性报告认为“现阶段应以国外引进为妥”,因此从 2000 年到 2001 年在北京与日本住友株式会社和比利时 IBA 公司谈判几十次.当时 IBA 为美国 PTCA 公司加工的三套质子治疗装置,因 PTCA 公司计划变更而囤在手中,愿低价出售,万杰集团立即抓住此机会,在 2001 年 12 月与 IBA 正式签订合同,这就是万杰质子治疗中心的起因[2].

(4) 2002 年年初,长安信息产业(集团)董事长蔡世杰先生出于感情(其父因癌症去世)和理智双重因素,认为这是一个好项目,又经万杰孙启银强力推荐,认为这是一个千载难逢的好机会,于是在没有进行充分调查分析的情况下,决定与 IBA 签订和万杰相同的合同.原准备建在上海,后改建在北京中日友好医院内.这是北京质子治疗中心的起因.

(5) 2002 年清华大学医学院成立,在原常务副校长的领导下与香港丰溢投资公司合作,丰溢公司负责投资,清华大学提供场地和人员,加上清华大学无形资产,双方达成协议,在原 402 医院建造质子治疗中心.2002～2003 年,相关人员出国考察并与日本三菱公司、日本住友株式会社和比利时 IBA 公司全面谈判.这期间日本 HIMAC 公布碳离子治疗报告后,清华大学方面又要改建碳离子治疗装置,要求增资到近亿美元.后因资金难以再增加,筹建款项用完而结束.

(6) 自 2005 年以来还有很多单位的代表在有关场合表达希望引进质子和(或)碳离子治疗装置,如中国医学科学院中国协和医科大学肿瘤医院、301 医院、武警总医院、广州南方医院、佛山肿瘤医院和珠江医院等,但都没有进入实质性的筹建工作.

2.1.2　2007 年前的发展特点

回顾 2007 年前,国内很多从事肿瘤治疗的有关单位对质子和重离子治疗表现出很大的兴趣,有的从愿望走向行动.美国、中国香港与内地的私营、中外合资的很多金融、投资、借贷公司对此事业的投资,也抱有积极参与、乐观和谨慎的态度.国际上所有的质子治疗设备供应商都盯住未来的中国质子和重离子治疗的广阔市场,有的公司专门成立促进中国市场组,有的成立中国市场战略研究组,分析研究如何占领中国市场.但这十年来的实际情况是雷声大雨点小,其本质是质子和重离子治疗项目的投资大、建造期长、技术复杂、回收资金慢,不是当前商界喜爱的立竿见影的"短、平、快"项目,相反是一个长线投资项目.从世界质子治疗的发展历史看,所有发达国家政府在开始时都用大量财力支持此项目的发展.在中国除"上海西门子项目"之外,政府部门对私企在质子治疗方面的经营的态度一直不够积极,造成了私企投资的质子治疗事业在国内全面败走麦城的悲剧.当时中国卫生部官方热心于新药审批,对粒子治疗项目始终保持沉默,私营企业无力投资,医务界有心无力,从而导致失败.因此,人们深深地感到没有政府的领导和支持,难以在中国发展质子治疗事业.

2.1.3　2007 年至今的引进项目

(1)上海市质子重离子医院.

上海市质子重离子医院(第二冠名:复旦大学附属肿瘤医院质子重离子治疗中心)建在上海市南汇区周浦镇的上海国际医学园西北部的国际医院功能区,占地 12.63 万 m^2,建筑总面积 5.25 万 m^2,总投资达 25 亿元[3].2008 年和德国西门子公司签订合同,建造工期 55 个月.其方案是用一台重离子同步加速器,没有旋转机架,有四个固定束治疗室;能加速碳离子到 85～430MeV/u(表示每个重离子原子核中的每个核心的能量),加速质子到 50～250MeV;加速粒子可有质子、碳(可扩充到氦和氧),同类离子样品切换时间为 10s,不同离子切换时间为 30s;质子加速时间为 0.5s,碳离子加速时间为 1s,慢引出可达 1～10s,最大强度:质子为 $2×10^{10}$ 质子/周期,碳离子为 $1×10^9$ 离子/周期.图 2-1 是上海市质子重离子医院的全貌.

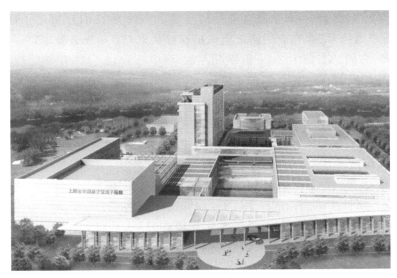

图 2-1　上海市质子重离子医院的全貌

根据中新网上海 2015 年 5 月 8 日报道(记者陈静)：经过十余年努力,中国国内首家同时拥有质子和重离子治疗技术的医疗机构——上海市质子重离子医院(复旦大学附属肿瘤医院质子重离子治疗中心)已于 2015 年 5 月 8 日正式开业.

(2)广州中山大学质子治疗中心.

全名是"中山大学国际健康医疗研究中心中山大学附属医院的质子治疗中心".该中心占地约 150 亩(1 亩≈666.67m²),预计投资总额约 20 亿元,其中泰和诚单项计划投资 6 亿～8 亿元建质子治疗装置.中心将以中山大学肿瘤防治中心多年的临床、科研与管理经验为依托,以国际化、高端化、专业化为导向,为国内外患者提供优质、高端、先进的医疗服务.估计 2016 年才能建成.

(3)北京质子治疗中心.

北京质子治疗中心位于中日友好医院内,由长安信息产业(集团)与香港健昌公司出资,中日友好医院提供场地和医务人员,共同兴建.2005 年 10 月,因资金短缺而停工,人员解散.2008 年年初,中国泰和诚医疗集团和长安信息合作重建此中心,但复杂的政府复工审批手续,加上原投资方长安信息破产改组带来的财务手续上的困难,使其至今未能恢复建造.

(4)淄博万杰医院博拉格质子治疗中心.

这是一家私人医院,是中国第一家引进 IBA 质子治疗设备的质子治疗中心,2002 年年初开始土建,2004 年 12 月 20 日投入临床使用.2008 年停业至今,现万杰正在设法恢复开业,但困难重重,至今未见复工.

(5)涿州市质子重离子肿瘤治疗中心.

2015 年 1 月 30 日私人医生网电讯:涿州建康乔公司和 IBA 公司签订质子治疗

系统购买合同,主要是具有一个固定束治疗室和四个旋转治疗室的 IBA Proteus-Plus 质子治疗系统,带有当前的铅笔束扫描和锥状束 CT 等先进技术,每年最多治疗2000 名患者,合同总金额为 8000 万欧元左右.该中心计划 2016 年年底建成,涿州距北京仅 0.5h 车程,根据 2014 年 9 月涿州市和中国人民解放军总医院(301 医院)与涿州建康乔公司共同签订的技术协议书,由中国人民解放军总医院(301 医院)负责提供医务人员和治疗技术,建康乔公司负责管理,承建者称资金雄厚,这次合同仅是一小步,今后要建造成一个大型质子重离子肿瘤治疗中心.

(6)深圳市质子重离子肿瘤治疗中心.

2014 年 12 月,深圳市医管中心和中国广东核电集团签署了深圳市质子重离子肿瘤治疗中心项目战略合作意向书,筹建深圳市质子重离子肿瘤治疗中心.该治疗中心拟选址在中国医学科学院肿瘤医院深圳医院内,建成后将委托中国医学科学院肿瘤医院管理.

(7)深圳市居里国际肿瘤治疗康复中心.

2014 年 9 月 7 日,深圳前海中天克成投资公司和法国居里研究所签署合作协议,决定成立居里研究所亚洲分院,拟建在深圳前海,总投资 30 亿元,占地 105 亩.

(8)三胞集团投资重离子治疗中心.

2015 年 1 月 14 日,江苏民企三胞集团和日本日立公司签署了粒子线癌症治疗系统的导购意向书,准备引进价格达十多亿元的重离子治疗设备,当这些设备引进后,再选址建造一个新的重离子治疗肿瘤中心.

(9)中国莆田质子治疗中心.

根据《湄洲日报》2014 年 6 月 11 日报道:我市民营企业艾普强(福建)医疗设备有限公司将引进世界上治疗肿瘤的先进的质子治疗系统,并斥资 47 亿元筹建"中国莆田质子治疗中心"。又据悉,"中国莆田质子治疗中心"已筹备建设 3 年,明年年初有望开工建设,预计 4 年之内建成并投入使用.但此后未见有关开工等消息,估计此计划有变,详情未见有新报道,拭目以待.

(10)广东珠江投资公司的质子重离子治疗中心.

早在几年前,广东珠江投资公司成立了一个筹建质子重离子治疗中心的小组,并向卫生部申请审批名额,拟和日本三菱合作建造一个质子重离子治疗中心.他们准备在卫生部批准名额后,才正式启动.

(11)2015 年 10 月消息,合肥市委书记和市长与中国科学院合肥分院领导开会,确定了市政府与中国科学院合肥分院共建"离子医学中心",取消原质子重离子合一的治疗方案,先引进一套质子治疗装置,在掌握质子治疗技术后再考虑(引进)重离子治疗装置;本书作者曾专程访问,深感合肥市委领导十分重视此"涉及人民健康"的项目,中国科学院合肥分院下属诸多研究所,已具有加速器、热聚变、超导、医院物理、核诊断影像和 TPS 等先进设备和高水平人才队伍.

（12）其他

国内有很多单位在不同场所表达要建造质子治疗中心,如天津太山肿瘤医院、江苏省肿瘤医院、徐州市中固医院、清华大学医学院、浙江大学医学院、河南省人民医院等.其中有些已立项,正在审批中;有些只是有想建的想法,但无实际行动.此类中心很多,凡一切未落实的项目,在此不作介绍.

自 2000 年至 2010 年 10 年,声称拟建的有十多处,而真正动工的仅三处,其中民企两家,万杰建成停业,中日友好医院中途停建,上海市质子重离子医院在上海市委支持下,资金雄厚,高价引进一个西门子装置,几十年内难以收回投资,必须靠政府支持生存.十年中有许多宝贵教训还未总结,又有一大批私企,财大气粗,用过去投资金融一本万利的勇气,以有钱就有一切的信念,在本身缺乏技术、医务、管理人才的情况下,一掷千金,单凭资金去建需要众多专业人才的粒子治疗中心,并梦想建成后能像美国 Loma Linda 和 M. D. Anderson 质子治疗中心那样日进万斗,立成富豪.对于当前国内发展粒子治疗中心的情况真不知如何正确看待,但有一点十分明确,投资粒子治疗中心如同打一口一万米深的油井,若投资者打到 9999 米因缺乏资金停工,会前功尽弃,分文无收.这与金融和股市的投资完全不同.若上述列举的投资者都能建成,也会因缺乏人才而难以生存.

2.1.4　2007 年后的质子研制项目

（1）2008 年年初,在中国科学院高能物理研究所方守贤院士建议下,中国科学院领导开始重视建造质子和重离子治疗装置,但没有出资.之后广东省发展和改革委员会(简称广东省发改委)欣赏这个项目,经多次协商,初步决定由广东省发改委出资,中国科学院有关研究所协作,用市场经济方式经营管理.2009 年的国际金融风暴使广东面临工厂停工之困,因此此项目就停止了.

（2）2008 年年底,中国科学院有关领导对开发质子和重离子治疗特别感兴趣,一个以中科院近物所原所长、中国科学院副院长詹文龙为首的团队,与有关方面共同研制碳离子治疗装置;一个以中国科学院上海分院原院长、中国科学院原副院长江绵恒为首的团队也正在联合院内外单位,筹备共同研制质子治疗装置.目前中科院近物所和中国科学院上海应用物理研究所分别承担这两个研制任务,但这两者都是从经济角度安排的.

（3）在多年的讨论与规划中,最后产生如下具体成果:2011 年 3 月,以中国科学院上海分院为首,联合院内外单位,筹备共同研制质子治疗装置;最后决定由上海联和投资公司投资,中国科学院上海应用物理研究所总承,中国科学院高能物理研究所合作,共同开发建造质子治疗装置,推进医用设备国产化和产业化.目前研制工作正在进行中,计划在 2018 年左右建成,样机供上海嘉定端金医院使用.

　　（4）广东恒健核子医疗产业有限公司是广东恒健投资公司的全资控股公司,公司投资几十亿元建设质子和重离子肿瘤治疗技术产业化项目,致力于研创"国际一流,国内领先"的质子治疗装置.广东恒健核子医疗产业有限公司虽是国家控股,但明确此项目是以合资公司为主体的企业投资行为,同时按国际上的成功经验争取政府有关部门(如广东省发改委、广东省人民政府国有资产监督管理委员会、广东省卫生厅、广东省食品药品监督管理局等)政策和资金的最大支持,确立了"企业主导,政府扶持,市场运作"的指导思想,又以最大限度充分调动国际先进技术和管理力量.在公司成立时宣布专业工作是由美国通用电气(中国)医疗集团原总裁陈治先生领军,集国际上此专业的高水平专家,以"产品研发,国际合作,直接落地医院"为公司首要目标和中心任务.公司以现代一流企业的要求,以"自主创新,国际合作,技术攻关,基地建设,人员培训,医学研究"的全面视野,以建造"科技研究院""质子产业基地"和"质子医学中心"三个载体打造集"研究设计,开发制造,测试验证,维修培训和临床应用于一体"的完整产业链.2011 年 10 月 10 日举办了"质子肿瘤治疗系统"专家论证会.2013 年 1 月,广东省发改委的党政首长听取了广东恒健核子医疗产业有限公司负责人的汇报,对项目的成功实现表达了殷切的期盼.这种集政府资源、国际顶级管理、国际技术人才、投资巨商于一起的气势,非同一般.但从该公司成立后的两年来,各方面表现出很多矛盾,美国通用电气(中国)医疗集团原总裁陈治先生领军的国际技术团队中的主要国外技术专家纷纷离去.最近和 IBA 公司签订合同,引进 IBA 公司的回旋加速器和能量选择系统,显然原技术方案不再执行.但恒健核子医疗产业有限公司的主要领导是前广东省发改委的各级领导,他们以"用人民的资金为人民造福"为宗旨,因此人们有理由盼望广东恒健核子医疗产业有限公司能以"认真、踏实、诚信"的作风,以"严谨、严格"的科学规律,早日提供"价廉、质优、性良"的质子治疗装置,取信于民.

2.1.5　2007 年后的重离子研制项目

　　近年来,中科院近物所与兰州军区总医院及甘肃省肿瘤医院等医疗单位合作,临床试验治疗了 103 例浅层肿瘤患者和 6 例(作者注:按常规 6 例太少!)深层肿瘤患者,疗效显著,使我国成为国际上第四个实现重离子临床治癌的国家.中科院近物所将利用这一技术成果,建造一台小型紧凑、经济实用、满足临床要求的重离子治疗装置,其开发的治疗恶性肿瘤的小型重离子装备及其配套系统控制软件已申请了 30 余项国家专利,形成了自主知识产权,与国外同类装备相比具有明显的性价比优势.图 2-2 是兰州重离子治疗装置的模型。由图可见,用一台回旋加速器作为注入器,一台重离子同步加速器分别将束引入四个治疗室(水平,垂直,水平和垂直,以及 45° 的倾斜束).

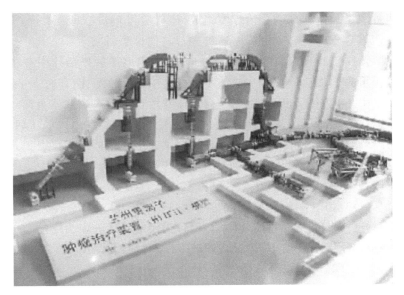

图 2-2　兰州重离子治疗装置的模型

1. 兰州重离子肿瘤治疗中心

2009 年 7 月 19 日,兰州市政府、中科院近物所、甘肃盛达集团合作建设的"兰州重离子肿瘤治疗中心项目"正式签约,我国首个重离子肿瘤治疗中心落户兰州.盛达集团、中科院近物所规划中的重离子治疗中心有一台重离子加速器,投资约 5.5 亿元;加上地面建筑、医疗设备等,工程投资将超过 10 亿元.整个工程分一期(500 张床位)和二期(500 张床位)工程,一期工程建设期为三年半,计划年治疗肿瘤患者 2000 例,预计每个患者花费 20 万元,一年就有 4 亿元的收益.但上述协议于 2012 年 5 月 11 日被盛达集团放弃(即协议作废),2012 年 6 月由兰州城投公司接手.由兰州市政府、中科院近物所、兰州市城投公司三方联手重新组建的"兰州重离子肿瘤治疗中心项目",投资 30.2 亿元,规划用地面积 10 万 m^2,总建筑面积 2.9 万 m^2,设计病床位为一期 500 张、二期 500 张,年治疗肿瘤患者 5000 例,其中重离子治疗中心 2000 例,常规治疗 2000 例,其他治疗 1000 例.该项目建成运营后,将是一所集临床、科研、预防、保健、康复为一体的专业治疗肿瘤的大型专科医院.

2. 武威重离子肿瘤治疗中心

总投资约 16 亿元,占地 3000 亩,由武威市政府、甘肃荣华生化集团、中科院近物所三方联合打造的"武威重离子肿瘤治疗中心暨荣华颐养园"已于 2012 年 5 月 2 日在武威市荣华生化工业园区开工建设,这标志着国家大科学工程——中科院近物所"重离子治癌"从基础研究向民生应用迈出了实质性的一步.

武威重离子肿瘤治疗中心的建设,将使甘肃成为我国第一个推广使用重离子治疗肿瘤技术的省份,武威、兰州两个重离子肿瘤治疗中心所用重离子治癌专用装置均由一台医用重离子加速器和四个治疗室组成,建成后将24h不间断运行,每个中心每年除治疗肿瘤患者1000~2000例外,还可进行其他科学研究.

根据《甘肃日报》2015年12月23日报道:武威重离子肿瘤治疗中心中国首台自主研发的医用重离子加速器成功出束,实现了碳离子束的加速(每核子400MeV)及非线性共振慢引出,达到了设计指标.这台加速器所在的甘肃省武威重离子肿瘤治疗中心也是中国首家重离子医院.武威的重离子肿瘤治疗中心在出束成功后,可以申请CFDA检测,检测达标后就可以开展临床试验,试验指标达标后就可以正式启用并进行肿瘤患者的治疗了.该中心将在2016年正式开业.

又据中国甘肃网2015年8月19日报道:近日,应兰州市城投公司邀请,中国工程院院士、中国抗癌协会副理事长、山东省医学科学院院长、山东省肿瘤医院院长于金明等专家召开兰州重离子项目座谈会.目前,兰州重离子肿瘤治疗中心已完成主体施工,并安装重离子专用装置,开始正式调试工作.目前,兰州重离子项目一期工程正在建设中,已于去年完成了整体可研批复,获得了《用地规划许可证》和《工程规划许可证》,并完成了装置大楼主体施工,开始安装治疗装置.据目前进度,至少要在2017年后才能完工.

3. 有关地方政府建造的重离子治疗中心

2010年前后,中国掀起一场全国性的建造重离子治疗中心的高潮,调动各省市领导、中国香港资金、医学专家签约建造重离子治疗中心,但随后多数是昙花一现,再无消息.有下述典型例子.

1)中国成都重离子治疗研究中心

2005年12月16日,中国香港盖特利医疗投资管理有限公司在成都都江堰市投资1.5亿美元的"中国成都重离子治疗研究中心"建设项目合作协议签订,计划用3~5年的时间完成投资建设并投入运行,成为我国第一个重离子治疗中心。成都市委书记、市人大常委会主任、市政协主席出席签约仪式.

2)河南省开封重离子治疗研究中心

2007年4月25日,中国香港盖特利医疗投资管理有限公司与开封市人民政府就河南省招商引资重点项目——中国河南省重离子治疗研究中心项目正式签约.该项目总投资24亿元,建筑面积16万 m^2,将引进当时世界上最先进的肿瘤治疗设备以及相关配套设备.

3)华中汉阳重离子治疗中心

2012年3月,武汉市汉阳区的江欣苑社区(原为汉阳区江堤街渔业村,辖区总面积17万 m^2,共41栋128个单元,2016户,6587人,社区党支部现有党员218人)党支部拟投资20多亿元建华中地区首个一流的大型重离子治疗中心.中共武汉市汉阳区委书记曹裕江宣布,呈湖北省委、省政府决定,从2012年1月10日开始,集中一年时间,在全省开展"喜迎十八大、争创新业绩"主题实践活动,推动湖北科学发展、跨越式发展肿瘤医院重离子治疗中心项目.

4）其他

除上述已正式签约的中心外,在中国放疗界一些著名人士指导下,全国有很多省市地方政府都想要建造重离子治疗中心,如厦门、广州、福州、北京、成都、重庆,甚至西宁,考虑投资建造重离子治癌项目.

2.1.6　2007 年后的发展特点和难点

2007 年前的开发质子治疗活动好比歌剧中的序曲,几个勇敢的私企首先尝试,获得了投资高科技真实深刻的宝贵教训,虽然赔了金钱,但引入了大军.随后国内的科技主力军和国际联军开始进入此领域.这一切不是红头文件的国家计划任务,仍是以市场经济利润为目标的开发项目.虽然这些任务还不是国家卫生公益任务,如1985 年美国能源部资助建造 Loma Linda 和 1982 年日本政府拨款建造 HIMAC,政府出钱为人民,但这是一个由政府官员出面领导,政府机关扶持,利用国际和国内资本和人才开发高科技项目的任务,与过去私企相比,是一个巨大的飞跃[3].

我国近年来的经济大发展,造就了一批从事地产和金融股票的私企亿万富翁,与此同时,互联网的发展对国家的各行业带来巨大的影响,很多从事实体事业的企业,如生产家用电器的企业,连投资本钱都难以收回,从事实体商业的百货公司、超市由于网上零售的兴起而丧失利润,甚至难以生存而导致破产.过去最易赚钱的金融事业的黄金时期也已过去,国际上整个金融大形势的不景气,加上中国打击贪污犯罪的威力和大力整顿法治的行动,使过去各类投机者不敢再以身试法,大批富商纷纷从原行业转行另谋出路,他们看好中国的医疗和健康事业,认为中国人口多,加上环境污染等因素,各种肿瘤患者也多.他们认为只要中国经济发展,百姓有钱,则必然会舍得花钱看病;又认为每个患者粒子治疗的费用达几十万元,一旦投资成功,确是一个无尽的财源.如此种种的引诱因素促使很多私企宣称投资几十亿元,要建就要建最贵的重离子治疗中心.作者在工作中曾接触过相当多的董事长和总裁,他们根本不了解日本的粒子治疗产业大部分是国家和地方政府出资,不需借金,不需贷款,有些在建成后人员工资和运行维修费也有国家津贴.而中国私企要向国家交税,进口设备要交进口税,怎么能完全以日本的粒子治疗中心为例来建造中国私企的粒子治疗中心呢?此外,要运行一个粒子治疗中心,光有钱不够,必须有一支几十人至百余人的队伍,包括有研究生学历、对放疗有若干年工作经验的核技术、放疗物理、核医学、肿瘤医学和医学管理的专家队伍,这些人才非短期所能培养.中国山东万杰的停业,表面上是缺乏资金,实质上是因缺乏维修技术人才而使装备损坏,不但不能及时正确修复,相反越修越坏,最后不得不高价请 iBA 维修,以致变成经费问题.中日友好医院质子治疗中心的停工,说是资金断裂,实质也是技术和管理问题,想当初在非典高潮来临之前,若不是因技术和管理不善而多次返工和低效工作,质子楼早就能建成,并进入设备安装阶段,不会有后来非典带来的贷不到款而被迫停工的情况.作者所接触过的万杰和长安信息的老板都是非常聪明的,有许多事业成功经验,非平凡之辈.但他们都缺乏理论知识,过分自信,没有进行充分的科学分析,从而导致在质子治疗事业的失败,导致公司破产改组.这些活生生的教训难道不应引以为戒吗?

我国具有在计划经济体制下发展高科技的一套完美经验,但缺乏在市场经济体制下开发高科技医用工程的经验.粒子治疗是最近十年才发展起来的边缘和交叉高科技专业,目前在中国从事此高科技专业的有真才实学的专家屈指可数,高科技综合人才的缺乏是今后的一个主要困难.至于快速教育培养,也有难点,中国有快速培养金融、理财和各类工商管理硕士(MBA)的高水平,有培养各级科技领导的先进经验,但研制质子治疗系统主要是依靠有真才实学的科技人员,而这是当今教育行政化的软肋,我们缺乏培养具有坚实数理基础的高级科技人员的经验.因此,今后如何加强教育培养工作,培养一批高水平的科技工作者,将是一个难题.

国际上著名的 Varian 放疗公司从 1992 年开始研制质子治疗系统,通过十五年的长期努力,才推出第一台 Varian ProBeam 质子治疗系统.在 2007 年举行的 Varian ProBeam Workshop 上,资深的 Varian 专家表达了他们对质子治疗系统难度的深刻认识.他们的研究工作显示出,要研制成安全、稳定、可靠和精确的动态峰值点扫描(dynamic peak™ scanning)的质子治疗系统,必须要求点扫描的铅笔束状束流的位置、截面和流强在长时间工作中,因时间漂移、温度变化、电磁干扰及各类噪声等因素造成的容差在 0.5~1mm.此要求不仅是加速器、旋转机架和患者定位等各种误差的统计总和,而且与参与治疗系统工作的全部硬件和软件,尤其是与 TPS、肿瘤信息系统(OIS)、TCS 等系统软件的优化及整体集成有关.反之,如果整体集成后的质子治疗系统的治疗参数指标容差大于(散射或扫描治疗)允许的底线,则不允许用于治疗(即不允许像其他商销产品那样,作为处理品低价出售).因此研制工作者必须有非常严格的规范、严谨的科学态度和严密的数据,来不得半点虚假、马虎、粗糙,尤其作为项目领导,必须坚持埋头苦干,实事求是,千万不要抱有一次装成、总调一次成功的幻想(至今有加速器总调一次成功的先例,但还没有质子治疗系统一次调试成功的实例).必须迎战今后一切可能发生的困难,并在许多次失败的事件中,最后走向胜利.而这种严谨的学风、刻苦的工作作风和诚实的道德作风等可能要比技术因素更难.

从上述质子治疗工程和学科内含的要求来看,当前的形势,从组织、财力、表象、规模、决心等方面确实是一片大好,从原则上讲,这些项目中的科技内容,只要端正学风,不难迎刃而解.最大的难点是工作人员的业务水平、工作作风和道德素质,而目前这方面与国外有相当大的差距.相信今后的科研规律会再次证明,当我国研发领导和团队在工程、学术、作风、领导艺术、思想作风上完成这个"质"的转变时,也一定就是成功之日.

2.2　发展粒子治疗事业是我国的战略需要

2.2.1　粒子治疗癌症比其他治疗法有更多优点

当前人类癌症虽有千变万化,但都可用美国联合癌症委员会的 TNM 系统来分类.简而言之,根据肿瘤体积大小和侵犯组织深度(用 T0～T4 表示)、肿瘤侵犯淋巴程度(N0、N1 和 N2)、肿瘤远程扩散程度(M0 和 M1)三个参数,归纳成 0～4 共五期.

治疗癌症的方法多种多样,基本归纳为两大类型:一是直接杀死和去除癌细胞,如手术、放疗和化疗,快速、立即见效,但多少有副作用;二是创造癌细胞难以生存的条件,使癌细胞活不下去而死亡,具有间接、缓慢、长期见效、副作用少的特点,如生物治疗、中医治疗等.一般的常见肿瘤的恶化发展时间很快,亟须雪中送炭,因此至今全球肿瘤医疗治疗仍以手术、放疗和化疗三种方法为主.而一切间接杀死癌细胞的方法虽可能有治本的优点,但治疗效应相对缓慢,不能起到救急作用,只允许使用于发展周期缓慢的病症,或在用手术、放疗和化疗后的康复阶段,多数属于辅助疗法.可见只有质子和重离子具有最广泛的癌症治疗对象,除价格贵的缺点外,具有胜过其他方法的相对(非绝对)优点.常规放疗(手术、化疗)有下列缺点:①局部癌中有 18％治不好;②有早期和后期等副作用;③多少丧失某些器官的功能;④影响儿童正常发育;⑤存在更大的复发概率;⑥治疗痛苦;⑦治后要美容.总而言之是非痊愈,惶惶不安怕复发.而粒子治疗的优点是:①能治常规方法治不好的某部分肿瘤;②无(少)副作用,无后遗症;③保持一切正常生理功能;④不影响儿童发育;⑤复发概率很小;⑥治疗无痛苦;⑦保持女性完美体形.总而言之是真痊愈,癌症患者能彻底康复.图 2-3 是各种治疗方法的有效性比较.

期	T	N	M	手术	化疗	X放疗	质子	重离子	生物	中医	基因	气功
第0期	Tis	N0	M0	+		+	+	+				?
第1期	T1-T2	N0	M0	+		+	+	+				?
第2期	T3-T4	N0	M0			+	+	+	+	+		?
第3期	Tis-T4	N0,N1	M0	−		−	+	+	+	+		?
第4期	Tis-T4	N0,N1	M1	−	+	+	+	+	+	+		?
副作用				有	大	大	少	少	中	中	少	
生活质量				差	差		好	好	中	中	好	
装置价格						廉	贵	最贵	中	中		?
治疗价格					贵		贵	贵	中	中		?
治疗时间									慢	慢	?	

图 2-3　各种治疗方法的有效性比较

图中,Tis 表示早期肿瘤,还没有扩散至相邻组织;
T1 表示肿瘤侵及上皮基底层或黏膜下层;T2 表示肿瘤侵及肌层和浆膜下;
T3 表示肿瘤侵及浆膜外;T4 表示肿瘤侵及周围组织

2.2.2　改"好死不如赖活"为"健康地活着"的治疗观

几千年的中国历史造成中国民间的重病治疗观,即"好死不如赖活".这种观点深入民心,恒久不变,似乎成为一种处世的真理.对于癌症患者,由于不论手术、放疗、化疗,在治疗癌症的同时,不可避免地要伤身、脱发、大损元气,很难恢复患癌症前的健康,所以治疗癌症后,只要不死,已算幸运,顾及不了健康,无奈只能完全接受这种"好死不如赖活"的治疗观.其原因在于理想的癌症治疗是杀死全部癌细胞,不伤一个正常细胞.只要伤到好细胞,就要伤身体,医学界称之为副作用.当今的电子、X射线放疗,各种大小化疗都不可避免地在杀死癌细胞的同时也必杀死好细胞,此乃天经地义的治癌副作用,导致患者难以健康地生活,非不愿也,乃不能也.而质子治疗因其特有的物理性能,可以在放疗时不再或很少伤害肿瘤上下、前后、左右的好细胞,可以基本上接近理想的癌症治疗.副作用很小就不再伤身,一旦癌症治愈,还像过去一样健康,也就能"健康地活着".质子治疗能使患者由"好死不如赖活"的治疗观改变为"健康地活着"的治疗观,这是质子治疗深得人心的优越性根源.

2.2.3　强国强民,爱国爱民的行为

(1)癌症涉及全球千万上亿人口的健康,各国政府对此都十分重视.

根据世界卫生组织(WHO)公布的全球形势,预测到2020年,全球人口80亿,年新增癌症患者2000万,年死亡1200万.按中国卫生部数据,目前中国年增280万癌症患者.按全国肿瘤防治办公室数据,年死亡癌症患者140万,占全部死亡人数的20%,并以年1.3%增加.因此癌症已成为人类最大的健康杀手,涉及几千万乃至上亿人的生命,更严重的是近年因环境污染等,癌症患者人数上升率越来越高,2010年上海已达每百人有一人患癌.当前的常规治疗法已无法控制,必须设法采用更先进的治疗方法.目前在众多先进的癌症治疗法中,相对先进而较成熟的是粒子治疗,因此发达国家的政府都大力发展粒子治疗事业,作为强国强民的战略方针.例如,1971年美国国会通过"向癌症全面开战"提案,大力资助建造专用质子治疗中心;1980年左右,日本政府制订"向癌症宣战"国家计划,拨巨款建造重离子治疗研究中心等.

(2)"质子治疗"可以挽救常规放疗不能治愈的癌症患者.

图2-4是2009年德国重离子治疗中心(HIT)使用的一张全球癌症治疗效果图,全球的各种癌症都可归纳为"局部型"和"扩散型"两大类,根据WHO的宏观统计,有下列结果:①局部型肿瘤.占全部肿瘤总数的58%,用手术可治愈22%,用目前的X放疗可治愈12%,用手术加放疗可治愈6%,但余下的18%则不能治愈.②扩散型肿瘤.占全部肿瘤总数的42%,用化疗可治愈5%,但余下的37%不能治愈.因此在用常规放疗的情况下,有18%局部型不能治愈,再加37%不能治愈的扩散型,总共55%无法治愈.反之用粒子放疗后,常规放疗不能治愈的18%局部型肿瘤和37%扩

散型肿瘤中可能有部分能治愈(当然这是预计,有待今后证实).而仅此项增加的治愈的对应癌症,对于美、日两国每年都涉及 30 万患者,对于中国会涉及数百万患者.用粒子放疗后不仅能将常规放疗不能治愈的患者治好,还能大大提高原来用常规放疗治好的患者的生活质量.(根据 2015 年 6 月 30 日在苏州召开的瓦里安医疗系统全国用户大会发表的消息:医学权威期刊《柳叶刀》近期的消息,当前的立体定向无创疗法(SABR)的疗效已超过手术疗法.因此图 2-4 中的有关结论今后可能有变动,已很难代表当前的最新情况,仅供参考——作者注.)

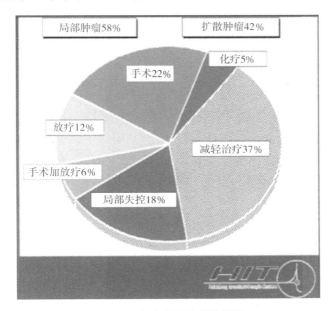

图 2-4　全球癌症治疗效果图

(3)质子治疗是利民利国的好事业.

即使是位高权重或富有的人,也可能会因癌症而死亡.敬爱的周恩来总理、荣立无数战功的彭德怀将军、香港的包玉刚船王都因癌症而去世,至于普通人,因癌症而去世的例子更多.在促进治疗癌症的事业中,质子治疗是典型的利民利国的好事业.

2.2.4　具有最优良的治疗性能

1.适形治疗

在放疗理论中,定义理想的放疗为适形治疗.所谓适形是指放疗时形成的剂量四维体积 $D(x,y,z,t)$ 能够和肿瘤的四维体积 $V(x,y,z,t)$ 完全相同,这里的四维是指随时间变化的三维体积.在 X 放疗时,由于 X 射线本身的物理性能(随深度的指数衰减),即使采用各种专用治疗工具也不可能做到上述适形的要求.而质子和重离子由于自身物理性能(随深度变化的布拉格峰性能)则能够做到基本适形的要求.图2-5表示在用散射治疗时,在可变准直器和后沿补偿器的配合下,用能量调制的束流进行适形治疗.

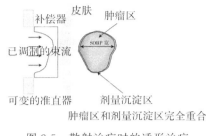

图 2-5　散射治疗时的适形治疗

2.优良剂量分布

适形的治疗必然导致优良的剂量分布.所谓理想的剂量分布是指凡有肿瘤细胞之处就有剂量,此剂量可将癌细胞杀死;凡没有肿瘤细胞之处就没有剂量,也即一切正常细胞处没有剂量,正常细胞不受损害,也就不产生任何副作用.本质上适形的治疗和优良剂量分布仍是一回事,但至今还做不到理想的适形治疗.而剂量分布更直观,一看就明白,因此在实际治疗时用剂量分布方法能更好地评估现实治疗时用的适形治疗的非理想程度.

图 2-6 是三种不同治疗方法的剂量分布情况.(a)是用固定 X 射线的光子治疗时的剂量分布,从图中看出肿瘤(深灰)前后和灵敏器官(浅灰)周围都有剂量.(b)是用旋转 X 射线的光子治疗时的剂量分布,从图中看出肿瘤(深灰)前后和灵敏器官(浅灰)周围都有剂量,但剂量体积和强度都要比固定 X 射线的光子治疗时小得多.(c)是用质子旋转治疗时的剂量分布,从图中看出肿瘤(深灰)前面剂量很小,而其后面,即灵敏器官周围没有剂量.通过三个图的比较,明显看出质子治疗的优良剂量分布;也可以看出,旋转治疗方法要远优于固定治疗方法.因此在建造首家治疗中心时,首选质子旋转束.

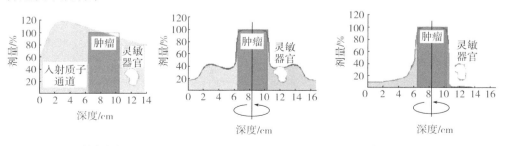

(a)X射线治疗　　　　(b)X射线旋转之后的剂量分布　　　(c)质子辐照旋转之后的剂量分布

图 2-6　三种不同治疗方法的剂量分布情况

在临床治疗中常用彩色表示剂量强度的分布图,较直观、明显.图 2-7 表示优良的质子剂量分布图.左边的图是用 X 射线治疗时的垂直方向剂量分布图,而右边的图是用质子治疗时的垂直剂量分布图.可以很直观地看出,在质子治疗时,剂量都集中在肿瘤上,在肿瘤周围的正常组织没有剂量,不受损害,但用 X 射线治疗时,肿瘤周围的正常组织都有剂量,必然会产生各种副作用.

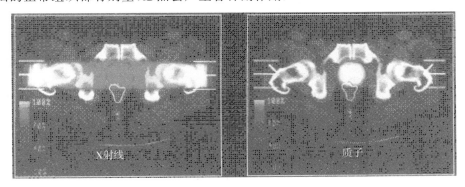

图 2-7　优良的质子剂量分布图

注:此图原是彩图,用不同彩色表示不同参变数或相同变量的大小,现用黑白图印刷,不同颜色只以不同灰度表示,大大降低视觉分辨率,请读者谅解

3. 最大限度减少正常组织损伤,定量地接近理想放疗

人们将放疗的最终准则定为"实现最大的肿瘤控制概率和最小的正常组织损伤率",千方百计地设法尽可能接近理想目标.过去在 X 射线治疗时,该准则只能从定性的角度去争取和理解,但在采用质子治疗后,人们可以定量地,即更精确地贯彻此准则,最大限度地减少正常组织损伤,定量地接近理想放疗,从而获得最佳的治疗效果.图 2-8 是德国慕尼黑 RTPC 质子治疗中心所进行的一项实验,定量地比较X 射线

治疗癌症的关键

	2010年RPTC的正常组织的照射体积和正常组织剂量实测比较					
· 理想的放射治疗是杀死肿瘤中的全部癌细胞,不伤害患者的一个正常细胞		正常组织的照射体积			正常组织剂量	
		X 射线	质子	倍数	X 射线	质子	倍数
	脊索瘤	2413 mL	446	5.4	22.7Gy	7.0	3.2
· 放射治疗的最终准则定为"实现最大的肿瘤控制概率和最小的正常组织损伤率"	神经胶质瘤	3300	443	7.5	5.6	0.1	5.6
	脑膜瘤	2756	419	6.5	36	7.3	5
	脑转移	2356	312	7.5	10.5	0.9	11.7

图 2-8　定量地比较剂量的对比值

和质子在治疗不同癌症时,正常组织上受到照射体积和总剂量的对比值.由图可以看出,用质子治疗脑转移肿瘤时,正常组织所受的照射体积是 X 射线常规治疗的1/7.5,所受的总剂量是其1/11.7.由此明显地看出质子治疗的优点.图 2-8 的工作仅是 RTPC 开业一年后的初步成果,今后必然可得到更好的结果,接近理想的治疗.

2.2.5　尊重人性,确保患者身心健康

随着时代的前进和人类的进步,"普世价值"和"尊重人性"的世界观得到全球越来越多国家的认可,在医疗界也同样贯彻这一方针,即使在医院建筑上也有很大的改进.过去医院走廊狭窄,两边坐着等待的患者,治疗仪的声音使患者感到不悦,现在这些已被鲜花和音乐取代.如何尊重人性,确保患者身心健康和应有的施行方针,这是一个很难全面回答的命题,但对粒子治疗中心,应具有下列条件:①医院建筑富有人性,有花有画有音乐,令人心情平静;②先进诊断仪器(CT/PET,MRI(核磁共振仪)/PET),剂量少,分辨率高,快速、精确又有效;③采用先进治疗方法,如三维、四维适形(3D、4DCRT),IMRT,图像引导治疗(IGRT),动态自适应放疗(DART)等;④采用多重涂、动态、先进点扫描治疗方法;⑤采用先进、稳妥、皮实(robustness)和优化的TPS 进行治疗计划;⑥采用机器人自动的数字图像法进行精确患者定位;⑦逐项逐条进行精确质量保证(quality assurance,QA)、质量控制(quality control,QC),确保准确和平安;⑧保证癌症细胞都杀死,敏感器官无伤害,正常组织少伤害.再有权有钱,整天卧床,开刀打针,总不算福;保持所有生理器官功能正常,还有眼福、口福、旅行娱乐福等才算福.

2.2.6　高新科技交叉集合体21世纪的领军产业

"质子和重离子治疗及其装置"是当前医学物理界的一大前沿热点,是在 20 世纪电子直线加速器肿瘤放疗的基础上,放疗方法的一个新的质的飞跃.虽然人们早在20 世纪 50 年代就已知道,质子和重离子的物理特性在肿瘤治疗上具有极大的特色和优势,但是质子和重离子治疗的定位精度远高于常规放疗要求,对产生质子和重离子的加速器技术指标,肿瘤的定位诊断精度,旋转机架的等中心点精度,计算机的快速数据传输、处理,以及医用影像学等都有很高的要求.因而直到 21 世纪初,才得以在 20 世纪 80 年代后发展起来的加速器应用技术、计算机技术和 CT 影像诊断技术等高科技的基础上逐步得到发展和推广.质子和重离子治疗装置是核技术、计算机技术、精密机械、图像处理、数据通信、自动控制和医用影像、医疗方法、先进管理等高科技相互交叉和整体集成的产物,是一个医学和核技术的高科技工程,具有相当高的复杂性.发展质子治疗产业就能带动上述各种高新技术的发展,它不愧是 21 世纪的领军产业.

2.2.7 "国内投资商"最有价值的投资对象

改革开放后的 20 年历史已证实,金融和房地产的投资成本低、利润高,在我国造就了很多富豪,一般百姓无缘进入.而私企能进入的实业投资,利小险大.图 2-9 是从政治、社会、经济和风险四个角度来分析各投资场所的投资性质.金融和房地产投资利润大,但现趋向饱和,一般私企深感实业投资利小险大,想转入金融又无背景.由此当前国内投资者将投资对象首先着眼于美国、加拿大、澳大利亚等发达国家,其次选一个既利国利民又有一定利润并且风险较小的投资项目,而质子和重离子治疗事业恰能满足这方面要求,据作者所知,不但北京、上海、广州等大城市,在广东、浙江、江苏、云南、福建等各省有不少单位对此项目也有兴趣.

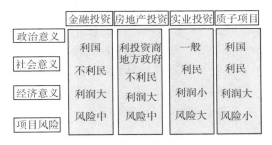

	金融投资	房地产投资	实业投资	质子项目
政治意义	利国	利投资商地方政府	一般	利国
社会意义	不利民	不利民	利民	利民
经济意义	利润大	利润大	利润小	利润大
项目风险	风险中	风险中	风险大	风险小

图 2-9　各投资场所的投资性质

2.3　总结教训和改进意见

总结和分析过去十年私企经营的失败教训,作者对今后中国发展质子治疗的"解决之道"提出下列看法.

(1)政府应组织有关部门,并按地区、人口、技术等因素作一个初步发展规划.

根据目前的有关媒体报道,至今国家投资建造的粒子治疗中心仅上海一处,而中外和私企投资的治疗中心都具有下列特点:在大城市,高端医疗健康城为富人服务,如北京、上海和广州,向卫生部申批的粒子治疗中心都各有 4 个以上,在某些癌症高发地区恰无人想建.这种自由发展很不公平,必须有一个正确发展规划.

(2)尊重、团结、帮助和平等对待私企,共同发展中国粒子治疗项目.

依过去十年的实际情况,虽然政府在名义上允许非国企投资和经营有关民用医疗服务行业,包括粒子治疗项目,但实际上在银行贷款、项目审批、资源分配等方面和国企有较大差别,从而导致金融行业利润大大超过私企实业的非正常态.今后应作改变,切实做到尊重、团结、帮助和平等对待私企,支持非国企投资和经营有关粒子治疗项目,与此同时政府对私企也有监督的作用,并制定中国有关投资、建造、医疗、安全等的法规.

(3)尊重民主,尊重中国广大医务界,避免一言堂.

在过去十年,我国粒子治疗的发展中有一个现象,即谁要建造一个粒子治疗中心,首先要获得卫生部的批准,但卫生部没有充分的文件阐述批准的条件和要求,使申请单位不能评估自己能否满足条件,而把希望寄托在权威领导的看法和审批上.这种"一言堂"带来很多缺点.希望今后有关有决策大权的领导机关尊重中国医务界、癌症患者、从事治疗的各类工作人员的意见,在正确指导和广泛讨论的基础上得出共识.中央领导也要在虚心听取群众意见的基础上制定政策.因此不论院士、著名教授、领导等都无权以个人意见作为国策.

(4)政府应主动负起领导和引导的责任.

政府有关部门,特别是直接领导的有关卫生部门必须勇于领导,敢于领导,更重要的是善于领导.粒子治疗事业涉及全国亿万人民的健康大事,表面上是医疗之事,但实际上是政治大事.如果在今后十年内我国的粒子治疗发展只为不到5%人口的富人提供高档的粒子治疗服务,而95%以上的癌症患者得不到治疗,政府能不管吗?当然除了方针和政策等大事亟须政府领导外,其他有关行政、组织、财政、规划等也有待政府的领导.这里必须强调,政府任何正确的政策最终能更好地发展中国的质子事业,而不是阻碍中国质子事业的发展,判断政策的好坏,是看最后中国的质子治疗事业是发展还是被阻碍或停止.

(5)尽快制定中国粒子治疗事业发展的各种法规.

即使是美、日、德等发达国家,科技水平都比我国发达,它们在发展质子治疗事业的初期,政府有关部门(如美国的能源部,日本的厚生省,德国的卫生部)不但给予大量财务上的无偿资助,还进行大量管理和协调工作.纵观日、美发展质子治疗事业的进程,政府先领导,再资助扶持,后作规划和制定法规,一切有序进行.再看中国以往的质子治疗事业,政府不作指导,不给予资助,仅严把审批关,因此不能做好工作.当前国内形势下,私企似乎有充足的资金用于竞争项目,为了提供一个合理、公正、公平的竞争环境和规范,政府应尽快制定符合国情的粒子治疗的各种法规.

(6)粒子治疗的质量和验证等安全规范.

质子和重离子治疗时,为了保障患者的安全和正常疗效,防止一切事故的发生,必须特别重视治疗的质量验证和控制,严格制定和执行各种质量验证与控制制度及规定,从而防止一切严重事故的发生.单有装置,没有严格规范、制度和验证,不但不能治病,还可能造成事故.这方面既涉及制定规则,也涉及如何执行,有很大工作量,应早做准备,切莫轻视.

(7)粒子治疗系统的管理和其他方面.

质子和重离子治疗系统具有高度复杂性,自动化、信息化、数字化越高,则要求管理者有更高的系统管理水平,技术人员有更高的科技水平,医务人员有更高的医学水平,各级行政人员有更高的管理水平.这些高水平必须通过刻苦学习和开展培养教育来获得.

(8)加强人才培养和质量考核.

质子和重离子治疗要求更高的医务水平,尤其是重离子治疗.好比一把快刀,稍不注意,极易出事,因此在治疗中,专业分工很细,由诊断学专家、医学物理专家、肿瘤专家、放射专家、剂量测量专家、核技术专家和专业护理共同分工负责,才能确保正确治疗.反之,若还像当前常规放疗时由少数医生负责全部工作那样来进行质子治疗,则难免有失,带来危害.因此,人员培养是做好粒子治疗工作的关键.

当前人们热心于粒子治疗,相当程度上都是为了利润,如果我们现在只为钱抓开发,不同时抓道德教育,今后将会有什么后果?对此应有预见,必须正视而设法克服.

参 考 文 献

[1] 刘世耀.中国粒子治疗事业的发展现况.世界医疗器械,2013,(7):68-71.

[2] 刘世耀.发展质子治疗事业的若干战略问题.世界医疗器械,2013,(3):54-57.

[3] 刘世耀.探讨中国发展质子治疗事业的道路.世界医疗器械,2011,(11):74-78.

第 3 章　质子治疗系统的发展趋向

3.1　引　　言

质子治疗是 1946 年提出的,长期处于学术研究、技术准备和医学试验阶段,因条件不具备而处于等待状态.1980 年后,计算机和医用诊断 CT 仪的问世,才给质子治疗创造了发展的条件.1985~2010 年,质子治疗有了很大发展,从寄生科研走向社会专业治疗,被公认为最先进的放疗方法.但从效果来看,全球能享受质子治疗待遇的癌症患者,在美国至今只有 2% 左右,确实微不足道.因此今后的质子治疗必须有更大的发展,满足多数的癌症患者,若需要质子治疗,就有机会进行质子治疗.甚至有人从战略角度认为,若今后能够证明粒子治疗比 X 放疗有压倒性优势,那就用粒子治疗全面取代目前的 X 放疗.综上所述,今后几年到几十年中,质子和其他粒子治疗会有很大的高水平发展,人们当然会关心质子治疗系统的发展趋向.

3.2　质子治疗及其系统的进展

3.2.1　前言

1946 年,美国 R. Wilson 提出的质子治疗已在全球得到发展,质子治疗的优越性基本上为全球医学界主流认可,但仍有少数人因为发表的治疗数据缺少随机性实验和足够的试例而难以完全认可.此外,投资、技术和治疗价格等因素也阻碍质子治疗的进一步发展.

鉴于上述情况,国内放疗界有越来越多的人希望了解质子治疗当前的进展情况.本节先介绍当前医学界主流认可的质子治疗的优缺点,再简介质子治疗系统的最新进展.

3.2.2　质子物理性能是质子治疗优势的基石

实际治疗时常用剂量分布来评估治疗的理想程度.图 3-1 是质子的扩展布拉格峰(spread-out Brag peak,SOBP)的物理性能,SOBP 的平顶部分对应覆盖肿瘤的宽度,可使肿瘤得到均匀的剂量.SOBP 曲线的后沿下降对应肿瘤的后沿,可见在肿瘤后面的正常组织基本不受损害.肿瘤前部的正常组织,原则上要受到一半左右的肿瘤剂量,但用一些治疗措施可降到很小的值.因此质子的 SOBP 的物理性能是质子治疗优势的基石.

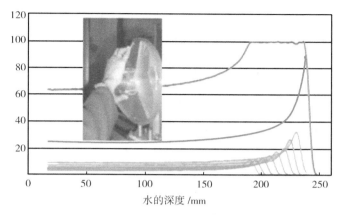

图 3-1　质子的 SOBP 的物理性能

3.2.3　质子治疗和 X 放疗的碰撞

　　质子治疗是在与 X 放疗的比较中成长起来的,只有当对某种癌症治疗时,质子治疗的效果及其性价比优于 X 放疗,人们才会选择质子治疗.这种竞争往往用公开或平静的方式表达出来.

　　1996 年以前,PSPT 具有优于常规 X 放疗的潜在能力,这是发展质子治疗的起因.当时质子治疗在头颈部方面的成就都属试验性的,没有影响 X 放疗工作者的利益.对眼黑色素瘤的优良治疗效果完美地补充了常规 X 放疗的不足,二者和平共处. 1996 年,Loma Linda 年治疗患者达千名,近 70% 是前列腺癌患者.由于 PSPT 治疗效果确优于常规 X 放疗,PSPT 价虽高但有所值.质子治疗虽影响常规 X 放疗工作者的某些利益,但更促进常规 X 放疗工作者开发 X 放疗的新方法. 2000 年前后,急速发展的 X 射线和电子束的调强治疗,其肿瘤区的剂量分布已与临床使用的 PSPT 的剂量分布相媲美,从而引起国际上某些放疗专家提出"质子治疗还有前途吗?"的疑问.随后,瑞士 PSI 的 E. Pedroni 在治疗鼻咽癌时,证实用四个视野的质子点扫描调强法的剂量分布还是优于用九个视野的 X 射线调强治疗的剂量分布. E. Pedroni 为此专门在 *Euro-physics News 2000* 发表了 *Will we need proton therapy in the future?*(《我们在今后还需质子治疗?》)专文结束此争论.实际上这个争论从来没有停止过,并且起到两大作用:一是使人们明白,PSPT 只能优于常规 X 放疗,而不能优于 IMRT,质子治疗要优于 IMRT,必须发展 IMPT.因此随后国际著名质子治疗研究和开发单位都大力开发 IMPT 的铅笔束扫描治疗方法,大大促进质子治疗走上调强的道路.二是对前列腺癌的治疗法,IMPT 的治疗费用要比 IMRT 高一倍以上,而效果基本上相似,没有特殊差别.而美国对前列腺癌质子治疗提供一定的社会保险,IMRT 工作者认为不合理,提出理应废除等法律起诉.至今 IMRT 工作者的意见已被部分采用,但竞争和争论还在继续.

十多年来,更多的质子临床治疗经验已使人们对质子治疗的根本看法有所变化.有些命题已达成共识,不再有重大争论;有些命题虽有基本共识,但或多或少还有争论;有些命题对主流看法表现出论证不足,需要进一步加强随机性实验等.而强烈反对质子治疗的人士越来越少.此外,近10年来的质子治疗中心年增13%的事实也大大增强了人们对质子治疗的信心.

3.2.4　目前全球对质子治疗的评估意见

美国放射肿瘤协会(ASTRO)新出现技术委员会(Emerging Technology Committee)是全球对质子治疗的权威评估机构[1]. 2012年3月在美国权威杂志《放疗和肿瘤》(*Radiotherapy and Oncology*)上发表一篇对2012年前的质子治疗的总结报告.文中一方面指出,虽然质子治疗具有明显的优点,但截至2011年年底,对大多数癌症治疗,其优点还不足以被全面推荐;另一方面也指出,质子治疗是当前放疗中十分重要的新技术、新方法,应进行更多的临床实验,发挥其作用[2].此后几年中,质子治疗又有很多进步,优点更突出,从而在2013年9月ASTRO的第55次年会上发表了"质子治疗是儿科脑肿瘤的有效治疗方法"的新闻报道,向全球正式推荐质子治疗[3].而更多的有关专门机构如美国国家质子治疗协会(NAPT)对质子治疗作了许多系统和全面的报告,现将作者在文献中(非全面)看到的有关报道归纳如下.

(1)治疗副作用少.

(a)美国San Diego的Scripps质子治疗中心主任Carl Rossi博士说:"质子治疗做了X射线所做的相同放疗工作,但伤害更少的正常组织,产生更少的副作用."

(b)Carl Rossi博士还认为,一切X射线能用的治疗方法,质子都能用,由于质子的物理性能优于X射线,所以用质子治疗的效果优于X射线.

(c)当前人们对质子治疗的一些主流看法:①放疗界已公认质子治疗适用于儿童和青少年的癌症患者.美国Mayo Clinic肿瘤放疗委员会主席Robert Foote说:"质子治疗具有减少短期和长期副作用的优点,适用于儿童的肿瘤治疗."[3]②对质子治疗副作用少的优点,已有比较一致的主流看法,但仍有某些不同看法,如不同治疗方法对前列腺癌的效果有待进一步深入研究[4].

(2)生活质量好.

(a)治疗的一切副作用都影响生活质量,为了维持和改善生活质量,患者一生需支付不少的费用,这个命题涉及癌症复发可能性,日常的卫生保健开支,以及听觉和视觉等.

(b)评估方法.用一个儿童患者在治疗后的一生活动来描述,若用X射线治疗,其治疗后的副作用有甲状腺机能减退、生长激素欠缺、神经错乱、听觉和视觉缺陷等.

(c)研究报告指出,一个儿童在用X射线治疗成神经管细胞瘤后的听觉损失危险率是13%,一个患有成神经管细胞瘤的儿童在用IMRT治疗后的复发概率是质子治疗的八倍(0.43％ vs 0.05％).癌症复发的概率也算在保健费内.

(d)美国 Mayo Clinic 的肿瘤放疗主席 Robert Foote 说:"虽用质子治疗的一次性费用高于常规放疗,但可能节省了一生的保健费用."

(3)用点扫描质子治疗时等中心患者处中子本底小.如图 3-2 所示,将中子探测器放在等中心处 5cm 测出 1Gy 的中子剂量仅 250～720μSv,小于 X 放疗和 PSPT.

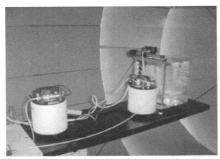

每次治疗1Gy剂量测出
的中子剂量值:
@ 25cm: 250~720 μSv/1Gy
@ 1m:　 15~35 μSv/1Gy
@ 2m:　 6~18 μSv/1Gy

模拟患者的测试水箱和探测器

图 3-2　等中心患者处中子本底测量图

(4)用点扫描的质子治疗时,每次照射(fraction)可照射 2～3 视野,比 PSPT 效率高.

(5)癌症二次复发概率小.如图 3-3 所示,质子照射的二次复发的危险率仅是 X射线照射的十分之一.

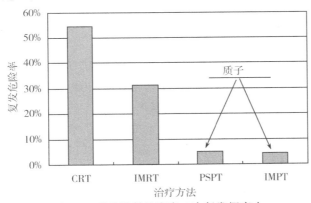

图 3-3　质子照射的癌症二次复发概率小

(6)调强点扫描法具有很好的治疗参数.

(7)质子治疗的四个重大缺点:①费用高,要 1 亿美元(6 亿～8 亿元);②占地大,要上万平方米;③建成时间长,超过三年;④治疗费用高.

美国 San Diego 的 Scripps 质子治疗中心主任 Carl Rossi 博士说得最坦白:质子治疗进一步推广的主要限制因素不仅在于治疗本身的价格,而且在于建筑和设备的价格,一旦这二者价格下降,使质子治疗的价格与 IMRT 相仿,这时患者无疑会选择质子治疗,则常规放疗会自动退出舞台. 从目前形势来看,要使人们公认质子的优势,还得做大量随机性实验工作,还需时间.

3.2.5 正确认识质子治疗系统中各部件的功能

(1)必须了解系统中主要部件的作用及其技术参数和治疗参数间的关系.

现以加速器为例,超导回旋加速器的技术参数确定治疗时的治疗参数. 定性来看,最高能量决定体内最大射程,束流强度决定照射剂量,能谱决定后沿下降速度等. 定量来看,若为了使治眼黑色素瘤在 5~6 次治疗中能照射约 80Gy 的剂量,一般剂量率需从 2Gy/min 提高到 10Gy/min 以上,为此必须将平均流强提高到几十毫微安,一个质子治疗工作人员必须记住设备参数和治疗参数之间的转换关系.

(2)了解治疗参数精度和对应设备参数精度的关系.

仍以加速器为例,若治疗体内射程为 140MeV,要求的体位射程容差为 ±0.25mm,则加速器的能量应为 $140MeV\pm100keV$,即能量稳定度要小于 $\pm100keV$ 才能满足参数要求的 ±0.25mm 射程精确度.

(3)必须从系统和整体功能角度对每个分系统、每个部件提出相关技术参数的指标要求.

仍以加速器为例,若用点扫描治疗,将肿瘤纵向分为 100 层,每层需 100ms 扫描时间,100 层共需 10s,若要求在 20s 内完成全部照射,则要求加速器能量 100ms 变化一次. 目前我们的同步加速器或 iBA 回旋加速器的能量选择系统(ESS)的能量需约 2s 变化一次. 从而看到,要扫描更快速,要求加速器的束流能量转换时间也越快,若做不到快速能量转换,则做不到快速扫描.

(4)必须从满足治疗功能的要求角度,提出执行某个过程的流程和相应设备的技术参数要求. 仍以加速器为例,若用剂量驱动的静态调强点扫描方法治疗,流强 A 在某一层上扫描完毕后,开始进入下一层流强提高到 $2A$ 的扫描时,若层间变换为 1s,则流强的上升率为多少才行? 经计算应快于每秒 A 值,否则会影响流强的均匀度.

(5)同理可得出为了剂量均匀度而对束流的能量、位置、截面、对称性、发散度、能宽等都有相应的技术要求. 对其他重要部件,如旋转机架、治疗头、定位系统等都有类似的各种要求. 可见要评估某个治疗系统必须从系统整体整合角度来分析和综合,是十分复杂的.

(6)从上述一些例子,通过全面归纳评估,我们才能判断出这个治疗系统是否先进,即能否满足下述一些条件:参数更精确,系统更稳定,TPS 更皮实,扫描更快速,方法更先进,图像更清楚,诊断治疗更实时等.

3.2.6 全面提高质子治疗性能的具体技术措施

一个质子治疗系统的先进性首先反映在所用关键设备技术参数的先进性,最终反映在治疗参数的先进性,下面仅举数例说明.

1. 提高加速器参数的精确度和稳定性

在使用调强点扫描的情况下,束流位置、截面和束流强度的精度与长期稳定度十分重要,引起变化的原因有温度、噪声、干扰、感应、材料疲劳等,用系统或随机规律表现出来,必须采用各种方法(包括各种实时反馈方法等)处理.

2. 提高自动控制功能,使控制更快速

在所有主要部件内,都装有多种快速反馈控制回路,具有稳定和提高精度、快速控制等功能.仅加速器,往往装有多种反馈回路,如 Varian 系统有一个自动快速的回旋启动控制回路,保证热备用状态下,10min 内即能照射使用.

3. 图像更清楚,诊断和治疗更实时

治疗计划是治疗成败的关键,在治疗时还必须有及时、实时和清晰的诊断图像.早期用的 CT/MRI/PET 的融合图像,剂量太大,还缺乏实时性.近年来除主诊断用 CT 外,还广泛发展出一种供 IGPT(图像引导的质子治疗)用的 CBCT 图像方法.在旋转机架的扫描治疗头的两边装有两块图像屏,各自对面有一个 X 射线光源.当患者躺在治疗床上,旋转机架转 360°时,就得到肿瘤的体积扫描图,当利用两种不同能量的 X 射线时,就能得到像 MRI 一样清晰的图像.

4. 图像时代的 IGPT 和 DAPT 治疗方法

今后在质子治疗中对于治疗移动肿瘤的方法还需进一步研究,目前的重涂法、阀门法和标记符合法不是很理想,此外诊断和治疗的实时性也要求边诊断边治疗.因此采用图像的 IGPT 和动态自适应质子治疗(DAPT)是解决困难的好办法,即今后将是一个图像治疗的时代,图 3-4 是图像治疗的主要流程,先对患者初始定位,然后用三维或四维的 CBCT 等方法进行图像引导、处理、患者复位,修改治疗计划,必要时重建治疗计划,再进行照射.

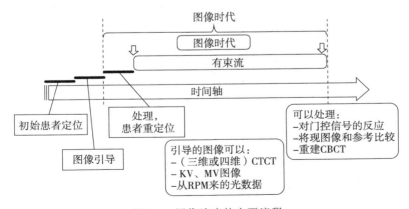

图 3-4　图像治疗的主要流程

3.2.7　用高科技和新原理创新研究设备小型化,系统紧凑化,占地直线化, 安装快速化,机房旧改新,价格普及化

1. 新技术工艺的 Mevion-S250 系统

Mevion-S250 是一台 250MeV、重 20t 的超导同步型回旋加速器,直径小于 1.6m. 图 3-5 是这台超导回旋加速器的照片. 此加速器安装在旋转机架上一起转动. 2012 年 6 月 11 日,Mevion 通过美国 FDA 批准,2013 年 12 月 24 日对在颅骨内有稀少软骨肉瘤的患者进行第一次治疗. 用与常规散射系统相同精度的剂量治疗肿瘤,治疗工作流程流畅. 价廉的装备和初次运行实践的工作流程似乎和当代的图像引导治疗法相类似.

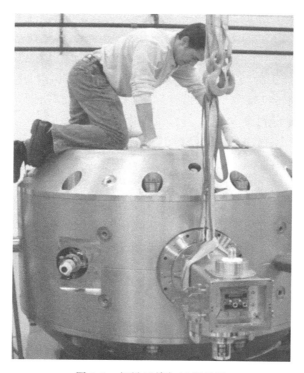

图 3-5　超导回旋加速器外形

2. 紧凑型同步的 Protom Radiance-330 系统

新型的治疗装置称为 Radiance-330 紧凑型质子治疗装置. 图 3-6 是 Protom Radiance-330 的治疗室,左面是一个旋转治疗头,右面是一个 CT,和质子旋转治疗头一起,具有边诊断边治疗的实时优点. Radiance-330 仅需很少的建筑面积,两个治疗室方案的占地面积少于 10000ft^2($1\text{ft}^2 = 9.290304 \times 10^{-2}\text{m}^2$). Protom 还开发出“用锥形束 CT 的图像”引导的质子治疗方法(图 3-6 中未显示). 此图像系统能提供三维

位置验证和六维自由度的调节,也提供一对正交的 2.5 维的患者治疗定位和荧光显示屏,除上述以外,Protom Radiance-330 系统还能用治疗质子束提供室内常规的 CT 图像,还能进行质子照相(PR),质子放射照相能直接测量停止功率,因此能在治疗计划计算中获得超高精度的终点量程.

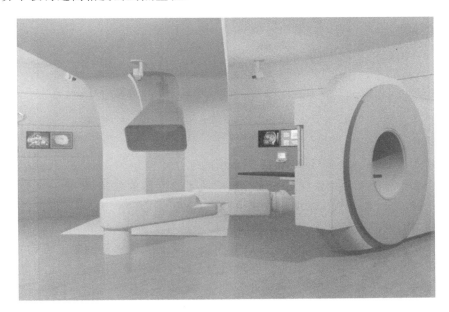

图 3-6　Protom Radiance-330 的治疗室

Protom Radiance-330 治疗室 2014 年 2 月 3 日在 Michigan 的 McLaren Proton Therapy Center 进行初始验收.其束流斑点的截面完全符合高斯分布,束流形状的对称性很好,也很清楚,超过医学物理学家在治疗总调时的期望[5,6].

3. iBA Proteus-ONE 新型单治疗室系统

图 3-7 是 iBA Proteus-ONE 总体图,连屏蔽在内,总占地仅 360m² ,从图中可看出,系统由一个超导回旋加速器、一个旋转机架和一个专用点扫描治疗头组成.使用直径 2.5m 和小于 50t 的超导同步回旋加速器,其质量和能耗是常规的 3/4.现用的 220° 小型旋转机架是目前 360° 旋转机架系统配置的 1/3.Proteus-ONE 开发的优势在于能够利用已经验证的 iBA 技术,包括笔形束扫描质子传输方式.为了在各种情况下保证最安全的治疗,扫描控制器实现每秒百万次的测量,从而允许每秒作六万次的安全决定.中子本底是原散射旋转束本底的 1/7,采用了先进的 PBS 和 IMPT 治疗软件,提供集成三维锥形束流 CT 成像,环绕患者旋转获取肿瘤影像,占地面积最小,缩短了建造质子治疗中心所需的时间,降低了粒子治疗成本等.2013 年 12 月 17 日,在美国 Willis-Knighton 癌症中心对这个剃刀式铅笔束(razor sharp pencil beam)进行了束流总调,2014 年年初治疗第一个患者[7].

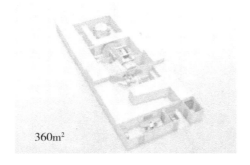

图 3-7　iBA Proteus-ONE 总体图

4. 新型介质壁加速器(DWA)质子治疗系统

新型 DWA 质子治疗系统是一种理想的质子治疗用的加速器,是一个完全基于新原理、具有划时代创新技术的科技成果.第一台系统是一个 FDA 已批准的单治疗室,固定扫描,开始时能量为 50~150MeV,用于治疗胸部、头颈部、中央神经系统和眼部等肿瘤,随后升级到更高能量(215MeV).若束流线可移动到更多方向,则估计此装置可治疗绝大多数肿瘤.其占地面积相当于能装两个常用电子直线加速器的房间并只需稍微修改即能使用[8].图 3-8 是 CPAC-DWA 系统示意图,目前在研制中遇到很大困难,近几年来没有发表有关研制阶段的报告,故何时能正式使用还是未知数.

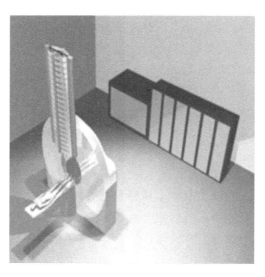

图 3-8　CPAC-DWA 系统示意图

3.3 质子治疗专用加速器的进展

3.3.1 前言

20 多年来,全球已建和正建专用质子治疗中心有 60 多个.加速器作为质子治疗系统的核心主体,其性能水平直接反映质子治疗的水平.从某种角度来看,研制质子治疗专用加速器的历程和研制质子治疗专用系统的过程在很大程度上是一致的.近年来,中国正在建造的专用质子治疗中心有 5 个(台湾 4 个,香港 1 个).本节总结和分析 20 多年来全球质子治疗加速器的研制情况,并预测全球质子治疗加速器今后的发展和应用情况,供读者参考[9].

3.3.2 加速器性能和治疗性能之间的依赖关系

当前质子治疗束流传递方法有三种:散射法、摆动扫描法和点扫描法.不同的治疗方法有不同的优缺点,对加速器性能有不同要求.治疗束流传递方法和加速器性能之间有密切的相互依赖关系,必须正确处理.例如,有不少人认为,点扫描法的治疗效果比散射法更好.从孤立的束流转递原理来看,此结论无疑是正确的,但如果从系统观点将使用的加速器性能也考虑进去,则此结论未必正确.因为任何一台质子治疗中心的治疗效果是该质子治疗装置上所有设备的集成产物,而不是单独由其中某个部件的优良性能所决定.因此正确的回答应是:如果点扫描治疗法要求加速器引出束的位置和束流强度的稳定度必须在 3% 之内,则点扫描法的治疗效果比散射法更好;反之,若实际的引出束位置和流强稳定度超过 3%,则点扫描法的治疗效果未必比散射法更好,在某种边界条件下,有可能用射散法的效果会更好一些.

对不同的治疗方法,在判断治疗效果时,必须作具体分析,既要看部件的性能,更要看集成后的系统性能.当前不少业内人士认为今后扫描法必将取代散射法的说法,从表面看似乎没错,留优去劣,合情合理.但这种简单的方法有其片面性,容易导致不妥的结论.因此也必须具体分析,即如果今后所有治疗用加速器的性能都能达到扫描法的要求,则用扫描法的确好,除去少数肿瘤类型外,最后扫描法必将取代散射法.反之,如果社会上治疗用加速器的性能不能都达到扫描法的要求,则散射法更适宜,还有市场,不会完全被淘汰.因此"扫描法必将取代散射法"等说法是有条件的.本节强调加速器的性能,其目的是要求从事治疗的医务人员不仅要关心直接影响治疗性能的部件,也必须了解加速器的性能,这样才能得出正确的结论.

3.3.3 质子治疗所需的加速器的性能指标

粒子治疗对加速器性能和技术参数的要求,随着先进粒子治疗方法的出现和治疗精度的不断提高而相应地有更高要求,特别是近年来扫描治疗法的不断创新,对加速器也提出许多过去从未提过的高难度要求.至今国际上还没有一个统一说法,现将PSI的点扫描专家 E. Pedroni 在 2009 年归纳的粒子治疗对加速器性能和技术的要求列举于下(实际上 2009 年以后,调强点扫描的新进展又提出比下面更高的要求,读者要注意此情况,下面几点仅作参考):

(1)要求治疗粒子流是细的铅笔状束流,具有尖锐的横向和后沿下降,束流中心的绝对位置精度小于 1mm.最好为直流束、能达到 100% 工作因子的重复扫描.

(2)为治疗运动的肿瘤,具备快速重涂扫描治疗束,扫描速度要大于 1cm/ms.

(3)为使用调强治疗,要具备在连续快速扫描下进行束流强度的动态调制,对于 1ms 宽的脉冲束,对应重复频率为 1kHz.每脉冲调制的剂量控制精度可达百分之几.

(4)每个点的剂量控制精度要求优于点平均剂量的 1%.

(5)在适形治疗的每一个单次层扫描,允许有一个非均匀的质子流分布.要求适形治疗的剂量点动态分布可达 30:1,也就是点束流强度可变化 30 倍.

(6)要求在执行沿体积重涂扫描时,同步加速器的束流能量变化不小于 1s,回旋加速器+降能器+旋转机架的束流能量变化不小于 80ms.将来的回旋直线仅需要几毫秒.

3.3.4 20 多年来全球研制质子治疗加速器的若干特点

1.高度的专业垄断性

自 1990 年全球质子治疗装置进入商品市场后,由于销售量低、价格昂贵、技术复杂,没有一个企业家愿招商投资,而是利用原有资源参与竞争,并以回旋和同步加速器两种专业为界,具有高度的专业垄断性和友善的竞争性.比利时 iBA、日本住友和瑞士 PSI 等研制回旋加速器的单位研制用回旋加速器的质子治疗装置.美国费米、日本三菱、日本日立等研制同步加速器的单位研制用同步加速器的质子治疗装置.彼此有时会批评对方缺点,赞己方优点,但总体和平相处,直至 2008 年后,才有少数投资商破此旧例,白手起家,从而有了 Mevion、CPS 和 Protom 等的出现.

2.采用超导等新材料和新工艺

20 年来,研制和使用超导作治疗专用加速器(高能加速器,同位素生产和诊断用除外)的有四台.大型超导有 Varian ProBeam SC 250MeV 超导回旋加速器(图 3-9)[10] 和日本住友 SC 超导回旋加速器,将在第 4 章中详述,在此不再赘述.

另外两台小型加速器是 Mevion-S250 和 iBA Proteus-ONE 超导同步型回旋加速器.为了补偿质子加速时的能量增益,同步型回旋加速器的高频要随能量而变化.为了将整个加速器装在旋转机架上转动,总体积要小,用高磁场后加速器的总尺寸才会随着所选磁场强度的提高而急速下降.Mevion-S250 在 MIT 合作下,最后采用

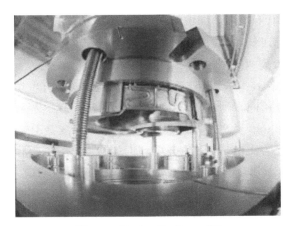

图 3-9　Varian ProBeam SC

Nb$_3$Sn 材料制作 8T"TriNiobium Core"的加速器超导磁铁方案,加速器引出的最高能量是 250MeV(固定值),最大外直径为 1.6m,是目前世界上最小的高能医用回旋加速器,其外形如图 3-5 所示.

　　除上述四台外,还有一台是 iBA 的超导重离子回旋加速器,它是一台直径 6.06m、用连续高频供电、连续工作(CW)型的加速器,能十分稳定地控制输出粒子束的强度,适用于碳离子的快速调强铅笔扫描治疗法. 该加速器是固定能量输出,本身不能改变能量,在治疗使用时,必须用一个外置的能量选择系统改变能量. 图 3-10 是该加速器的中心平面结构示意图,在图的中心处的浅色物体是凸出的螺旋形电极,电极设计成这种凹凸的螺旋面后才能获得束流加速时在纵向和横向的聚焦,得到稳定的聚焦束. 中心的两个深色螺旋形的盒是高频腔,用来提供加速用的电场. 再外面的扁平环是低温冷却环,内有超导线圈,用来提供中心电极的高磁场. 在中心上部有一

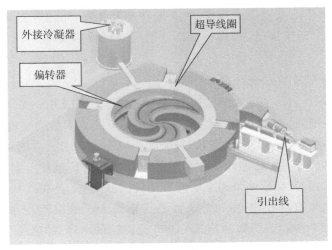

图 3-10　iBA 超导重离子回旋加速器

个深色带状物,是供引出用的偏转电极.在磁铁外轭的左右边,各有一个小柱状接头,用于外接冷凝器进行液氦回收.现在超导技术已十分成熟,进入实用阶段.

3. 采用新的工作流程

美国 M. D. Anderson 癌症治疗中心的日立 ProBeat 同步加速器是一台日本日立制造的慢周期强聚焦同步加速器.这是一台采用组合偏转磁铁的强聚焦同步加速器,加速器周长为 23.9m,呈金刚石形,直径约 7m,环上安装有 6 块组合偏转磁铁,每块偏转 60°,偏转半径为 1.9m.日立在这台加速器上采用了很多新的治疗要求的运行工作模式,如呼吸门控制技术,在任何运行周期情况下都能做到呼吸门控制和肿瘤照射之间的同步关系.此外也采用了磁铁制造新工艺,使加速器环上的偏转磁铁由原来的 6 块减到 4 块,新开发的日立 ProBeat 同步加速器组成的单治疗室总面积仅 23m×27m,比原来大大减小.

4. 反馈稳定回路的应用

随着点扫描治疗方法的推广和性能提高,尤其是引入调强的束流方法,这种 IMPT 治疗方法具有优良的治疗性能,被放疗界接受和欢迎.但这种优势是需要付出代价的,即 IMPT 对各种容差有更高的灵敏度,过大的参数误差会带来更多的安全性问题,因此必须提出更高的精度要求,特别是束流位置和强度稳定性要求.对这种由各种因素(温漂、时漂、噪声、干扰和感应等)带来的不稳定必须采用各类闭环反馈稳定回路来消除.日立 ProBeat 同步加速器上就采用了一个闭环稳流反馈回路,在同步加速器情况下,入射后在环内循环的束流不能用阻挡法减少,而是用束流强度反馈稳定方法.首先要找到能无损失地控制引出束流的方法,日立使用了改变束流相空间的方法,在同步加速器环内安装一个高频激励器,加速器引回出电流通过输运线、旋转机架和治疗头将束流打在等中心点,在治疗头内有一个测束强的探头,将其信号反馈控制环上高频极的功率.当高频功率变化时,相应改变旋转束流的相空间,从而改变引出束流强度,形成一个自动闭路束强反馈稳定系统,达到束强稳定的目的[11].

5. 单室紧凑型新工艺治疗装置的开发

图 3-11 为 Mevion-S250 系统结构图,Mevion-S250 系统用一个十分紧凑的同步型回旋加速器.旋转机架是一个具有超高精确度的同心式双结构型旋转机架,回旋加速器直接安装在外层的一个旋转机架上,束流调制等设备安装在内层的一个旋转机架上.所有质子束的产生、传输和治疗头的部件都要与旋转机架一起旋转.旋转机架有两个技术要求:一是必须能负担上述所有部件的重量;二是在此负重下,还能在旋转的等中心处获得高的精确度.治疗头能沿导轨作 180°的旋转,再借助于治疗床的 180°旋转,从而可以使治疗头对肿瘤进行 360°全方位的治疗.加速器引出束流经能选系统后直通治疗头,省去输运系统,简单、重量轻、省电且可靠.

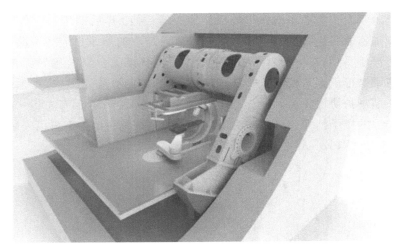

图 3-11　Mevion-S250 系统结构图

6. 加速器控制和自动化的完善

为了节省人力,提高功效,应进一步完善供质子治疗用的各类加速器的控制,提高自动化程度,快速优化运行工作点,以获得最大的可靠性和稳定性. 例如,在 Varian ProBeam 超导回旋加速器上,设有三个自动化回路,加速器自动运行,即运行的优化处理能使加速器快速启动,10min 后即能正常工作,可以获得快速启动性能.

3.3.5　创新原理的下一代 DWA 治疗装置的开发

新型 DWA 质子治疗装置是一种理想的质子治疗用的加速器,是一个完全基于新原理、具有划时代创新技术的科技成果. 2010 年,美国成立了"紧凑型粒子加速器公司"(Compact Particle Acceleration Corporation,CPAC),专门从事用 DWA 技术研制和开发商用紧凑型粒子加速器. 2011 年 7 月,CPAC 宣布完成第一个商用 DWA 预研样机,2012 年 11 月向 South-west 肿瘤中心的质子治疗中心售出第一台 CPAC-DWA,这是一个 FDA 已批准的单治疗室,固定扫描,开始时能量为 $50\sim150\mathrm{MeV}$,随后升级到更高能量($215\mathrm{MeV}$). 为了更有利于此装置在今后的推广和普及,CPAC 不准备为其专门兴建土建,而是将它装在一个现成的建筑中,其大小相当于能装两个常规电子直线加速器的房间,并只需稍微修改即能使用. 但目前此方案遇到很大困难,近期是难以实现的.

3.3.6　超导较小型回旋加速器的开发

新型 Proteus-ONE 质子治疗系统在 2010 年 11 月 San Diego 的第 52 届 ASTRO 大会上首次推出,它的大小约为 $15\mathrm{m}\times29\mathrm{m}$,全部占地面积仅 $360\mathrm{m}^2$,而且已包括辐射防护屏蔽墙在内,相当于两个标准的直线加速器的大小. 这种 Proteus-ONE 单治疗室系统是由一台先进的小型非超导回旋加速器(2013 年后即用一台称 S2C2 的超导同步回旋加速器所代替)作质子源,加速器至治疗室的质子束流传输路径更短,旋转机架也更简单小型,在治疗室内还装配了一个锥状束 CT,环绕患者旋转照射一周就能提供三维锥形束 CT 成像(3D CBCT),具有详细的肿瘤影像. 这个系统的价格,包含一个长期维护协议在内,为 2500 万～3000 万美元,每年能为 300～500 名癌症患者提供先进的质子治疗. 与以前系统不同的是,这种单一治疗室可以安装在现有的建筑里. 图 3-12 是 Proteus-ONE 超导回旋加速器示意图.

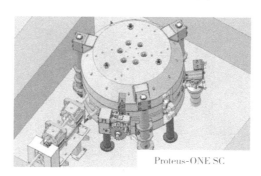

图 3-12　Proteus-ONE 超导回旋加速器

虽然除同样用超导同步回旋外 Proteus-ONE 采用的其他技术的创新性不如 Mevion-S250,但二者各有优缺点. 前者所采用的技术都比较成熟,系统也比较稳定,因此在投入临床治疗后会比较顺利. 反之,对于完全创新的产品,不免存在缺点,必须逐步改进完善. 此外,不少大医院需要一台高水平的单治疗室作研究,并不需要具有治疗大批患者的能力,在此情况下,更倾向于 Proteus-ONE 这种类型的系统. Proteus-ONE 上市后,销售量相当不错,有很好的前景. 在第 4 章中将详述 Proteus-ONE 系统.

3.3.7　研制质子治疗用加速器的不同阶段的线加速器

从 1946 年 R. Wilson 提出质子治疗以来,过去了半个多世纪,从研制开发质子治疗用加速器的角度,可将此 60 多年分为下述三个不同阶段.

1. 1946～1985 年的寄生阶段

在此阶段,加速器主要为物理实验服务,质子治疗仅是物理实验中的非主流分支,自己没有能力建造加速器,只能寄于物理实验门下,借实验空隙时工作,不存在为质子治疗目的去开发新加速器的要求.

2. 1990～2000 年的专用订购阶段

Loma Linda 是第一个提出建造专用质子治疗用加速器的工程项目,随后美国 NPTC、日本 NCC、日本 HIMAC 等都是委托有研制高能加速器经验的美国费米、日本三菱和住友等利用已有的经验,按照质子治疗所需的参数指标来制造质子治疗专用的加速器,在此专用订购阶段,在研制专用回旋加速器方面,iBA 和住友合作,有所创新,但在研制同步加速器方面,主要是"旧酒装新瓶",没有开发什么新技术.在这两个阶段,虽前期称寄生,后期称专用,实质上当时的加速器专家很少把质子治疗用的加速器放在眼中,认为高能加速器才是他们心中的皇冠.这两个阶段的特点充分反映了开发质子治疗用的加速器的旧日情景.

3.2000～2015 年的整体优化集成阶段

质子治疗的新技术、新方法和新工艺的开发成功,特别是精确点扫描和 IMPT、IGRT、DART、CBCT 等的推广使用,对加速器提出了前所未有的高性能指标要求.且不谈一些质子治疗的专用慢引出等技术,仅束流参数的精确度和稳定度要求,已使从事高能物理加速器研究的专家无能为力.此时期的特点,一方面是高能物理界学术的低潮,另一方面是质子治疗的高潮.根据"人往高处走,水往低处流"的规律,全球的加速器专家也积极投入质子治疗用的加速器所需的新技术、新方法和新工艺的研究中.这个阶段是历史上研制开发质子治疗用加速器的最好时期,这就是研制质子治疗加速器的今天,在这个阶段可归纳出下述许多成果:

(1)研制出专用于快速调强点扫描的高端 Varian ProBeam 超导回旋加速器,除能量不能变的遗憾外,其他参数都接近理想参数.

(2)研制出适用于散射/调强点扫描用的日立 ProBeat 同步加速器,加速器的工作周期按治疗工作需要来设计,具有最佳工作模式,用此加速器建成的 M. D. Anderson 中心在业内非常权威.

(3)研制出价格适中、先进实用、适于大量应用的小型回旋加速器,为全球 30 多个质子治疗中心的质子治疗服务做出巨大贡献.

(4)研制出适用于单治疗室的质子治疗中心用的 Mevion-S250 和 iBA Proteus-ONE 用的超导同步型回旋加速器.

(5)研制出外环直径小于 4.9m,全部总质量约 15t,占地少,价格低的紧凑型同步加速器.

(6)研制出单治疗室用的最有推广前途的全创新型 DWA 直线加速器.

3.3.8　2015 年以后加速器的质量验证

大量验证工作虽在 2015 年已得出许多有益的实践运行和临床治疗经验,但一般而言,还需更长时间的考验,因此 2016 年后的年代还将是一些较新系统(如 Mevion、Protom 等)的临床治疗的考验时间.更有至今样机还未完成,在 2015 年才和客户签订合同,并且立即进行土建的系统,如 ProNoVa 和 LIGHT 质子治疗系统,这两个系统在 2016 年以后建造完成后,更需较长的临床实验考验时间.

(注:对于 ProNoVa 和 LIGHT 这两个系统,由于写本书时还未上市,因此本书

对这两个系统没有介绍.但在此书交稿后,这两个系统的厂家在 2015 年和七个中国用户签订了合同,深受国内有关人士关心.而本书正处于出版前三校阶段,已难再加补充.为弥补此点,故计划在 2016 年 1 月和 3 月在《世界医疗器械》上发表 LIGHT 和 ProNoVa 质子治疗系统两篇专文,供读者参考.)

此外,用新原理研制下一代加速器还得继续下去,从目前的研制进展来看,最有前途的激光加速型、固定聚焦交变梯度(FFAG)型同步加速器等离实用还有相当距离,10 年内不能使用,还有大量研究工作要做.

3.4　粒子治疗中的先进铅笔束扫描装备

3.4.1　前言

铅笔束扫描治疗是指用一个像铅笔那样细的束流对肿瘤进行扫描,是一种主动型的束流横向扩展方法,具有很高的利用率,也有精度很高的和灵活的剂量分布,是目前离子治疗中最先进的一种治疗方法.此方法虽在半个世纪前已被发明,但直至 1996 年才由瑞士 PSI 用于临床质子调强治疗,2008 年后才开始在各大治疗中心推广使用,上海花巨资向德国西门子订购的碳重离子治疗头也采用这种铅笔束扫描,主要适用于固定的头颈肿瘤或与呼吸门控相互配合治疗某些内脏肿瘤.适用于治疗移动肿瘤的扫描方法仍在研制改进中.根据不同的扫描方法,可以将铅笔束扫描方法分为许多类型,包括静态和动态扫描两种,前者有点扫描,后者有光栅型和非光栅型等,本节对此命题作全面介绍[12].

3.4.2　铅笔束扫描的原理

铅笔束扫描的原理如图 3-13 所示.一个 σ 为 3～5mm 的点铅笔束注入人体,在射程末端布拉格峰处沉淀大量能量,形成一个亮点.此亮点的横向宽度和质子能量成正比.图中束流在射程末端布拉格峰处的 σ 为 5～8mm.在纵向也形成一个宽度,此宽度与铅笔束能量和能宽成正比,如图中的半峰全宽(FWHM)为 9～11mm.一个铅笔束只能杀死在上述范围内的癌细胞.为了使铅笔束的作用空间能够占满肿瘤的整个空间,必须使铅笔束点不断地上下和左右移动,扫描形成的横向空间等同于肿瘤的横向截面.同时也改变质子的能量,使不同能量质子的末端布拉格峰刚好占满肿瘤的纵向空间.这样通过改变质子能量与 X 和 Y 两个横向的上下左右扫描,使铅笔束扫描形成的剂量分布体积等同于肿瘤的体积,这就是适形治疗.铅笔束扫描法可方便地用于调强治疗,可以在特定器官情况下进行剂量优化,允许对人体组织有凹凸和孔的情况下作剂量分布,又可防止有关敏感器官受到照射.因此铅笔束扫描是所有质子扫描治疗的基础,铅笔束扫描的全部技术关键也在于如何通过这个铅笔束扫描的基本原理做到能杀死肿瘤中的全部癌细胞,而又尽可能不伤害肿瘤周围的正常细胞.

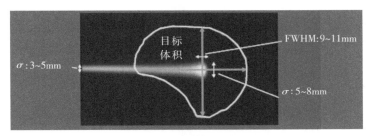

图 3-13　铅笔束扫描的原理

3.4.3　铅笔束扫描法的类型

(1)根据铅笔束点的不同运动轨迹,可有相应的不同扫描法,图 3-14 是目前常用的三种方法:左图为静态点扫描,即先将铅笔束移动到某个点位置,然后静止在此点,打开束流照射,待该点剂量到达规定值,立即停束,再将铅笔束移动到下一个点,如此重复,这是瑞士 PSI 1996 年在 PSI-1 上用的点扫描法.中间图是光栅型扫描,即像电视机上的光栅那样一行一行地连续扫描,这是德国 GSI 碳重离子的治疗扫描方法.右图是带强度调制的轮廓型扫描法,即束点根据肿瘤的最外轮廓的形状进行扫描,这样可以得到尖锐的半阴,使正常组织受到最小的伤害.

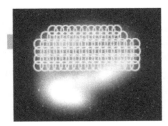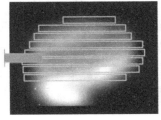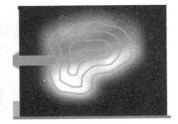

图 3-14　铅笔束扫描的类型

(2)图 3-15 是调强的扫描点阵方式,扫描采用点的行扫描方式,在一行的点扫描结束后,束流改变方向对下行的点进行点扫描,以此类推将这个面上的所有行和点扫描完.然后再改变能量转向扫描下一个面.这里要强调的是每个点上的剂量强度是不同的,从点的颜色即知其剂量的大小,这就是调强点扫描.

最近几年,扫描法向更深更广发展,扫描的路径和格式越来越复杂.扫描法的优点是束流有效利用率大大提高,原则上不需要患者专用补偿器和准直孔径.降低辐射的本底,减少中子的污染.缺点是对肿瘤本身的位移十分灵敏.目前多用于治疗固定不变的肿瘤.

(3)铅笔束点扫描中的几种不同处理剂量的治疗方法.

目前的质子治疗中心中,根据对剂量的不同处理方法,有下列几种治疗方法.

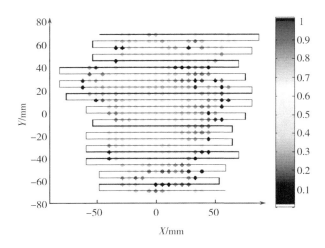

图 3-15　调强的扫描点阵方式

注:此图原是彩图,用不同彩色表示不同参变数或相同变量的大小,现用黑白图印刷,不同颜色只以不同灰度表示,大大降低视觉分辨率,请读者谅解

（a）单照射野均匀剂量法（SFUD 法）:对肿瘤用一个照射野照射一次,照射结果靶区的剂量是均匀的.

（b）强度调制质子治疗法（IMPT 法）:用铅笔束点扫描的方法传递剂量分布,可以用多个照射野和多次照射方法.在一次照射野照射结束后,靶区的剂量分布未必均匀,但多次照射野照射后会产生一个均匀剂量分布或预定的剂量分布.这里要注意下面两点:一是 IMPT 法一定是多次照射野的多次照射法;二是每个点位置的质子数（剂量值）可以和束的强度无关,即在治疗过程中,实际上始终用一种质子源强度,没有改变质子流强度,即没有调强的过程,只要用多次照射野的多次照射法,都算 IMPT 法.

（c）后沿下降的边缘跟踪法（distal edge tracking,DET）:环绕肿瘤传递剂量,直到肿瘤的后沿下降边缘,这样可得到尖锐的后沿边缘.

（4）点扫描支持下列癌症治疗方法:

（a）图像引导治疗（IGRT）,即在照射前,可以看到被照射肿瘤的图像,能够监视定位情况,并可校正定位后再照射.这是当前治疗移动肿瘤合适的好方法.

（b）低分割法（hypofractionation）,将治疗计划所需的总剂量分为若干个大剂量,每日或更久一些照射一次.这种照射要求更好的适形剂量分布.

（c）适应治疗（adaptive therapy）,在 IGRT 的基础上,若肿瘤变形太大,可重作计划再治疗.

（d）器官运动（organ motion）,用门控的照射时间、束流跟踪法、IGRT 等治疗方法.

(e)量程终端的精确度,使用 DET 治疗法和简易的治疗计划.

(f)增加治疗人数,减少硬件,价廉.

3.4.4　铅笔束扫描法的基本原理

(1) 静止点上的剂量分布.

图 3-16 是一个 3mm FWHM 的 275 MeV 的碳重离子铅笔束注入水中后的点剂量分布.从图中可看到有一个穿透深度为 15mm 的上下方向的高斯分布曲线.但从微观看,除去有对称性外,图中每一点的剂量值都不相同.铅笔束的束流截面呈高斯分布,高斯分布常用一个"标准偏差"的长度概念,通常用英文 sigma 或希腊字 σ 代表(sigma 的物理定义是:68%的粒子数处于束流截面中心向左/右一个 sigma 的宽度内,95%的粒子数处于束流截面中心向左/右的 2 个 sigma 宽度内,99.7%的粒子数处于束流截面中心向左/右的 3 个 sigma 宽度内).

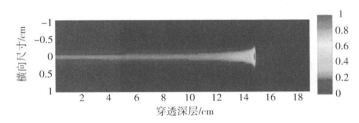

图 3-16　碳重离子束注入水中的点剂量分布

注:此图原是彩图,用不同彩色表示不同参变数或相同变量的大小,现用黑白图印刷,不同颜色只以不同灰度表示,大大降低视觉分辨率,请读者谅解

(2) 点距和剂量均匀度.

图 3-17 是不同点距和剂量均匀度的关系.图(a)中,两个相邻点的间距相当于 3σ,积累剂量的束流包络不是一个平面,即剂量是不均匀的.图(b)中,两个相邻点的间距相当于 2σ,积累剂量的束流包络接近一个平面,但还不是完全均匀的.图(c)中,两个相邻点的间距相当于 1σ,积累剂量的束流包络是一个平面,即剂量是均匀的.因此,在静态点扫描情况下,为了保证在扫描方向上的剂量相同和均匀,两个相邻间的点距必须小于 1σ.

(3)行扫描后的剂量分布之间的差距与束流半径、扫描的速度均匀度有关.

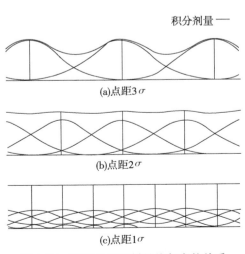

图 3-17　不同点距和剂量均匀度的关系

(4)光栅式平面扫描的剂量分布.

当有上下许多行都进行行光栅扫描后就形成一个光栅式平面扫描剂量分布.这时图中每个点的剂量分布不是由该点本身的剂量和左边点与右边点在该点产生剂量的重合叠加值,而是由该点本身的剂量与左边和右边、上边和下边各点在该点产生剂量的重合叠加值.图 3-18(a)表示各叠加重合的情况,从图中可见,每个点上实际剂量是该点和周围许多点的叠加之和,仅从图上表示出周围有 6 个圈,实际上要远大于6 个.

这种光栅式扫描形成的越来越多的重叠剂量效果反而带来了有利的后果,即最终将扫描面的绝大多数中心平面变成较少容差的均匀剂量分布,把少量不均匀剂量分布推向边缘,形成横向分布的半阴(X,Y,I)三维剂量分布图(图 3-18(b)).从图可以清楚地看出,中心部分是带上下容差的均匀剂量分布.无疑此图的顶部上下波动是夸大表示,我们有能力设法将其减少到允许值.

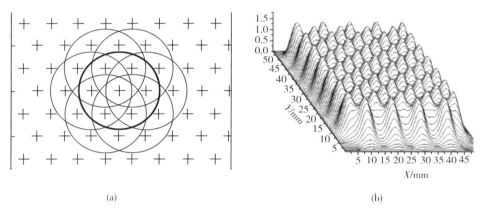

(a) (b)

图 3-18 光栅式平面扫描的剂量分布

(5)铅笔束扫描的三维扫描体积.

上面描述了横向的有关情况,若再用 SOBP 的能量调制方法将纵向分成许多层,每层都用上面的横向平面扫描法,则最终就能得到一个铅笔束扫描的三维扫描体积(X,Y,Z)用于治疗.

3.4.5 铅笔束扫描的剂量精度

1.剂量后沿下降

铅笔束扫描时,剂量后沿下降是由射程涨落和能散度两大因素决定的.若不考虑能散,仅射程涨落的部分大约是射程的 1.1%.若要求剂量的总后沿下降基本上是由射程涨落引起的最小物理值,则要求束流能散度小于±0.2%.因散射体本身又会感生出射程涨落,铅笔束扫描后沿下降比散射束流所产生的后沿下降稍大.

2. 横向剂量下降

扫描束的横向剂量下降,通常称为半阴,是由多种因素造成的:患者体内的多次散射,束流线上游的空气和器件,铅笔束的相空间分布等.体内多次散射和射程呈线性上升关系,不可避免地形成横向下降的最小值.为了减少束流管道上游的空气和器件的多次散射,可以将束流管道抽空,在上游处尽可能少放有关功能器件,即使要用,也用薄而轻的材料.在设计治疗头时,必须将必要的器件或紧靠患者,或远离患者的上游处.

3. 扫描的锐化边缘方法

点扫描束的横向剂量分布与横向上点的间隔和幅值有关.使用不同的点间隔和点幅值的单能量铅笔束叠加起来的曲线剂量分布横向下降,在一定的点间隔和幅值变化时,可以小于由若干相同点幅值和点间隔的单能铅笔束形成的剂量分布横向下降.这是一个减少半阴的方法.图 3-19 是一种优化的扫描的锐化边缘方法.从图可见,离剂量横向截面中心轴远处的点扫描具有更大的点间距和束流强度,最接近半阴的两个点扫描具有最大的幅度.由该方法形成的点扫描的横向剂量分布半阴是等间距和等幅度时的 1/1.7.

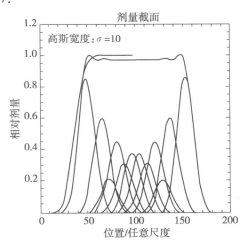

图 3-19　一种优化的扫描的锐化边缘方法

4. 束流扫描的准直

原则上扫描不再需要用患者专用准直器,若在扫描情况下再加准直器,到底好不好? 此问题看似简单,实则因肿瘤千姿百态,要完美解答也非易事.但一般可有下列建议:从理论上得出在治疗深部肿瘤时,其横向半阴主要是由患者体内多次散射造成的,这时束点半阴不能再用准直器减少.因此在量程大于 10cm 时准直器不会增加治疗的精度,不需要再用准直器.对于浅部肿瘤(量程小于 8m),因为大量固有束点半阴是由空气中散射引起的,所以可以考虑用准直器.

3.4.6　扫描的测试方法

现列举 2006 年 PSI 在调试新的 PSI-G2 扫描用的方案. 图 3-20 是其扫描的测试方案. 为了减少质子在空气中的多次散射效应,束流管道要求抽真空. 从图可见,能量和流强已调制好的束流进入两个扫描磁铁,一个是横向 2cm/ms 快扫描,一个是纵向 0.5cm/ms 慢扫描,为了减少空气散射,束流在真空中传递,已被扫描扩展的束流在输运末端穿过真空窗进入大气,先穿过一个可测强度和分布的游离室,再进入作为量程调节用的有机玻璃片(可调厚度),最后打在一块闪烁膜上,束流的轨迹就在膜上显示,通过镜面反射到 CCD 照相机记录,供研究分析用. 工作人员能实时看到点扫描的一切情况. CCD 照相机具有良好的 0.5mm 二维分辨率,0.2% 的重复精度率.

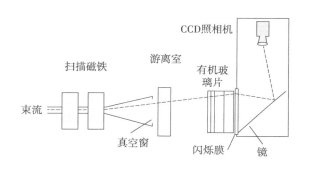

图 3-20　PSI-G2 扫描的测试方案

3.4.7　扫描治疗中器官的运动问题

束流扫描在照射野传递期间对器官的运动是敏感的,这是一个对所有动态束流的传递技术,包括光子的 IMRT,都是一个未解决的问题. 通常束流扫描只对整个靶体积扫描一次或很少几次. 因此器官运动能很快地减少靶中的剂量均匀性. 器官运动是点扫描面临的一个严重问题. 器官运动的灵敏反应带来的误差是当前的扫描技术只能对位于头颈部、脊柱和下部骨盆的不动的肿瘤进行治疗的主要原因,所以器官运动是改进扫描技术的一个最重要的动机[13]. 下面我们介绍有关的战略项目.

1. 运动带来的横向剂量误差

图 3-21 是在用扫描治疗方法时,在有(灰色)和没有(黑色)靶运动情况下的横向截面剂量分布. 图 3-22 是在点扫描治疗时,束点尺寸为 3mm、点距为 5mm 情况下的移动误差剂量分布. 若在其中有一个点束的位置比规定位置有 1.5mm 的移动误差,则会给原规定剂量带来 ±19% 的误差,造成很大的剂量不均匀度. 由此可以得出,点扫描的束点位置对剂量均匀度十分灵敏. 反之,扫描时的靶位移对剂量均匀度十分敏感. 目前 PSI 只能治疗位移在 ±2mm 内的固定肿瘤.

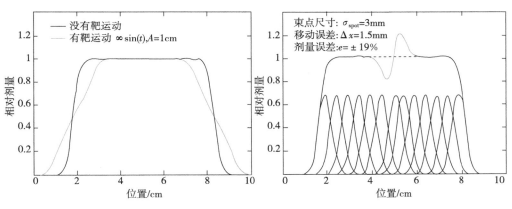

图 3-21　有无靶运动时横向截面剂量分布　　　　图 3-22　移动误差剂量分布

2. 体积重涂方法

图 3-23 是体积重涂法的原理图,其中图(a)是不重涂的点扫描 A 点、B 点和 C 点.图(b)是具有十次重涂的点扫描,$ABC,ABC,\cdots,ABC$,但每个点扫描之间有一个死时间,使全部扫描时间拉得很长.图(c)是减少死时间后的十次重涂点扫描,可将全部扫描时间缩成很短.因此重涂法必须有一个快扫描,有一个很小的死时间.死时间源自两个方面:一是点间的移动时间,可用快速扫描器或从静态扫描变成动态连续扫描;二是能量变换,用快速能量选择系统.体积重涂是一种需快速能量改变的三维重涂法.利用这种体积重涂法,可大大减少靶运动剂量不均匀性.

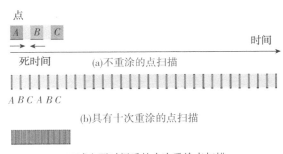

图 3-23　体积重涂法的原理图

3. 门控适形扫描法

图 3-24 是门控适形扫描法的原理图.从图(b)可见,若用一个束流,对一个肿瘤照射,肿瘤体积是有规律地在变化.图(b)表示肿瘤上的一个等能量横截面的变化规律.图(a)为一个患者呼吸的信号变化.从而可以制订三个治疗计划:①在时间 t_1 门控内照射;②在时间 t_2 门控内照射;③在时间 t_3 门控内照射,在此门控期间,可认为肿瘤体积不变,这种方法还需研究如何采集控制信号,如胸带(thoracic strip)的外接信号等.

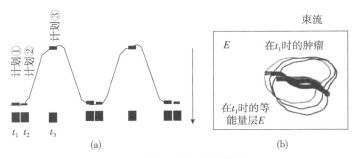

图 3-24　门控适形扫描法的原理图

4.肿瘤位置实时跟踪法

北海道大学 Hiroki Shirato 教授在 2010 年 9 月发明了实时运动肿瘤跟踪技术,即先将一个金制标记(gold marker)嵌在移动肿瘤的外边缘处,用 X 射线的肿瘤荧光图像法将肿瘤的实时移动情况显示出来,一旦肿瘤在扩大,其荧光和金制标记接触,这时立即进行照射,一旦此接触断开即停束,从而保证肿瘤外的正常组织不受放射伤害.日本日立公司将和北海道大学合作,将此获得日本政府赞助的"全球科技创新研发基金"奖的专利和日立在 M. D. Anderson 实现的点扫描技术相结合开发出一个用于治疗癌症的新型质子束流治疗系统(PBT).此计划已于 2014 年实现.

3.5　质子治疗散射法和扫描法的选择准则

3.5.1　前言

束流散射法是被动型的束流传递方法,它虽具有许多缺点,如要求使用准直器和补偿器、束流利用率低、辐射本底大等,但也具有突出优点,其照射野是由准直器的横截面决定的,因此束流的位置、截面变化不会改变照射野的大小,对束流参数的精确和稳定度也要求不高.在 2005 年前,加速器的稳定性不能满足扫描法要求的情况下,束流散射法是全球质子治疗使用的主要方法.铅笔束扫描治疗是指用一个像铅笔那么细的束流对肿瘤进行扫描,是主动型的束流横向扩展方法,2008 年后才开始在各大治疗中心推广使用,适用于固定的头颈肿瘤或在门控配合下治疗某些内脏肿瘤.但用于治疗移动肿瘤时,在某些方面可能不如散射法,还需研制改进.在当前这种情况下,若新建一个质子治疗中心,如何选择束流传递方式(散射法还是扫描法?)是首先要考虑的命题.本节尝试对此命题作介绍,供读者参考.

3.5.2　被动束流传递法

1.单或双散射法

当质子束流穿过某种介质时,质子在介质内受到多次小角度弹性库仑散射,从而偏转扩展成二维类高斯分布,达到在横向束流扩展的目的,这种被动散射法是2005年前质子治疗的主要束流扩展方法.

2. 摆动扫描法

二极磁铁摆动系统的原理是在束流线上前后放置两个二极磁铁,它们所产生的磁场 B_v 或 B_h 相互正交又与束流方向相互垂直,两个磁铁都用正弦型交流电供电,频率相同,相位差90°,适当地选择 B_v 或 B_h 值,则通过磁铁沿中轴方向前进的质子因受到 B_v 或 B_h 的电磁力而在中轴上下左右来回摆动,形成一个圆环形的剂量分布.环形剂量分布的直径可通过调节 B_v 或 B_h 值来改变,如果用几个直径不同的同心环状剂量分布相互叠加,就可以获得一个较大面积的均匀照射面积(实为先散射后扫描).

3.5.3　主动点束流扫描治疗法

(1)静态点扫描法.

1980年,T. Kanai 首先在 Medical Physics 提出用 70MeV 质子束的静态点扫描治疗方法;1995年,瑞士 PSI 的 Pedroni 将此法用于质子治疗.

(2)静态光栅扫描法.

2000年,GSI 的 Kraft 将其稍作修改,即原静态点扫描时,当由一个点移到下一个点时,束流是断开的,而现改成接通状态,如果假定每个点所用照射时间远大于从一点到下一点的转移时间,则其治疗效果和静点扫描基本相同,称为光栅扫描法.静态点扫描和光栅法都是一种剂量驱动法,因此每点上的停留时间是个变数,但在流强不稳定的情况下能获得准确的剂量,往往以"慢"来获得"准".

(3)2000年,NPTC 将束强不变(但不稳定因素仍在),采用时间驱动法,匀速扫描通过靶区.成为一个连续的扫描束,称为动态点扫描,其特点是以"快"来容忍"不准".

(4)由于治疗时"准"更重要,所以若用的加速器的束流稳定性能满足又快又准的动态点扫描要求,则当然选用动态点扫描,如 Varian ProBeam.反之,若用的加速器的束流稳定性不能满足又快又准的动态点扫描要求,则退而求其次,选用静态点扫描,如日立 ProBeat、iBA 等系统.

3.5.4　散射法和扫描法的优缺点比较

散射法和扫描法相比较,具有下面两个突出优点:一是其照射野由准直器的横截面决定,束流的位置和截面变化不会改变照射野的大小,对束流参数的精确和稳定度要求不高,因此适于在束流稳定性较差的加速器上使用;二是对体内肿瘤的移动不如扫描法那么敏感,当质子流射入有较大密度变化的体内射程时,由于肿瘤本身位移或收缩会使布拉格峰的射程变化,所以必须将肿瘤体积和周围结构都考虑在其治疗计划的位置内.但在用扫描法治疗时,束点位置往往位移过大,使靶区失去照射的危险.这种危险现在虽然可用图像引导法和快速扫描法或多次重涂法来减轻,即用模糊剂量法有效地补偿器官移动带来的剂量落差.而在散射法的情况下,由于粗束本身的模糊效应(smearing effect)和照射野由准直器孔径决定,从而对肿瘤和器官位移不像扫描时那么敏感.因此在扫描法因太慢而难以使用的情况下,散射法还能使用.除上述两个优点外,散射法和扫描法相比具有下述一系列的缺点[14]:

(1)散射法的辐射本底比扫描法要大,副作用大,癌症二次复发概率也大.

(2)扫描法每次照射可照射 2~3 视野,而散射法每次只能照射一个视野.

(3)散射法用具有 SOBP 的质子束治疗.SOBP 的近端下降曲线必然损害肿瘤前的正常组织.散射法治疗时要用补偿器,接近补偿器的组织内会沉淀不需要的剂量.

(4)一个单束扫描就能在任何形状的靶区获得一个均匀的高剂量区,在扫描时没有一次或二次散射,从而在患者靶区的周围具有较小的中子本底.

(5)散射法要用准直器和补偿器,不同角度各一套,这些器件的设计、加工、安装、储存、冷却等都要费时费财,而扫描法都不需要.

(6)多角度视野治疗可改善适形性,但散射法不适用.任何散射都会减少能量,因此同能量加速器,用扫描法的射程更大.

(7)扫描法可以灵活地用作 IMPT,称为调强扫描方法,允许治疗师将治疗修剪剂量更均匀和减少治疗总剂量.

(8)用 IMPT 治疗时,必须尽量减少散射,其治疗积分总剂量低于 IMRT.而扫描法既可用多视野法,也能省去患者专用部件和节省安装时间,大大优于散射法.

(9)散射本身简单,在治疗计划中只需引入几个参数,并且束的视野用准直器确定.而在扫描情况下,可以用更多参数来确定束的形态,参数多,变化也多,也更灵活.

(10)根据 Mayo Clinic 的 Foote 博士观察瑞士 PSI 和美国 M. D. Anderson 对 IMPT 多年的使用情况,与 PSPT 相比,他们发现 IMPT 有下列优点:一是两种方法对癌症具有相同疗效的情况下,IMPT 对正常组织的伤害更小;二是在用散射法治疗时,在近皮肤侧的肿瘤处往往会产生一些热点,并把这些热点送入正常组织,从而损害正常细胞,而 IMPT 点扫描没有这种现象;三是 IMPT 不用准直器和补偿器,又省钱又节时;四是 IMPT 有更大的达 40cm×30cm 的照射野.

(11)从治疗后患者的生活质量上看,质子调强优于质子散射,也优于 X 调强.最近有两个实验,至少对治疗前列腺癌是正确的,即 MGH 在最近对前列腺癌治疗研究中,证实质子治疗后患者的生活质量比常规放疗好;另外一个单位研究用散射质子(PBT)、3D CRT 和 IMRT 三种方法治疗前列腺癌,发现质子治疗后患者的生活质量较好.

3.5.5 两种传递方法和 TPS 的关系

商售的 TPS 软件有两种,一种专用于质子治疗,一种还能用于 X 放疗,可以用不同的算法计算患者的剂量.粗束跟踪模型(broad beam ray-tracing model)计算时,将剂量随深度变化曲线 SOBP 部分置于 100% 的剂量,用专门属性的函数来描述近邻和后沿下降处的剂量,用横向半阴函数来计算束流的横截面.随着快速计算机的出现,越来越复杂和准确的铅笔束物理模型及其算法逐渐取代上述的粗束跟踪模型.铅笔束算法是从治疗结构上的物理数据引导出的一个铅笔核(pencil kernel),用到一个由射程补偿器和患者两种散射相混合的质子射程的模型上.此算法算出来的邻近处的上升沿、后下降沿和横向半阴通常与测量值很相符.除去粗束跟踪和铅笔束算法以外,还有一种通常用于研究工作的 Monte Carlo(MC)剂量算法,这种算法更精确,但用于日常的治疗计划又太费时.2004 年,Paganetti 等将 Monte Carlo 剂量算法用于质子治疗计划,为了减少患者全部的皮肤剂量,如同在光子和电子治疗时使用一种多重入射方法.通过 Monte Carlo 算法,质子有一个尖锐的下降沿,可以将束流导向治疗计划中的敏感结构,因此质子放射学的治疗策略和选择可以与常规放疗不同.

由于质子的尖锐剂量下降很快,从 90% 到 10% 仅几毫米,因此质子治疗更需精确知道肿瘤和敏感器官与束流穿透深度的关系.由于这些未定数是用来确定覆盖靶区所需的穿透深度,这些未定数必须内含在靶区周围的治疗计划的容差中.通常情况下,质子束和常规放疗相比,同样的束流传递精度(如传递后的剂量均匀度)要求更紧的容差(如束位置移动).束流传递,患者定位,患者肿瘤部位固化,组织的非均匀性和器官运动所引起的一切不确定性都会给治疗带来很大的影响[15].

3.5.6 当前选择散射法和扫描法的一些参考意见

虽然 Varian 强调全扫描方法的优点,其他不少厂家也提出扫描法的优点,但当前还没有权威机构制定出有关选择的规定和准则,也有不少医生报道在某种癌症治疗时还应采用散射法更妥.任何人可以选择任何方案,因此本书只能提供作者的个人意见,仅供参考.

(1)关键在于加速器、旋转机架、治疗头、患者定位和准直的精度与稳定度水平.

(2)若上述主要参数的精度和稳定度水平不能满足扫描法的要求,还要选扫描法,又不加任何安全保护措施,则必将是一台不能用于治疗的系统.反之,若选用散射法,加上有关安全保护措施,则有可能是一台能用于治疗的系统.

(3)若上述主要参数的精度和稳定度水平能满足扫描法的要求,则必然选扫描法和调强扫描法.

(4)对某些体内不断运动的肿瘤,肿瘤又邻近敏感器官,用扫描法太慢,难以满足适形照射的情况,可用散射法.

参 考 文 献

[1] Allen A M,Pawlicki T,Dong L,et al. An evaluationof proton beam therapy. Evaluation Sub-committee of ASTRO's Emerging Technologies Committee,2009.

[2] Allen A M,Pawlicki T,Dong L,et al. An evidence based review of proton beam therapy：The report of ASTRO's emerging technology committee. Radiotherapy and Oncology,2012,103：8-11.

[3] ASTRO. Proton therapy is a cost-effective treatment for pediatric ASTRO. News Release,September 22,2013.

[4] ASTRO. ASTRO releases list of five radiation oncology treatments to question as part of National Choosing Wisely® campaign;choosing wisely. Atlanta,September 23,2013.

[5] McLaren Proton Therapy Center (MPTC). Acceptance test results of Protom's proton therapy exceed expectations. 2013.

[6] Protom International Inc. Acceptance Test Results of Proton Therapy Technology Exceeds expectations. 2013.

[7] iBA. First beam for iBA's Proteus-ONE compact proton therapy system. 2013.

[8] CPAC. Technical breakthrough. November 13,2012.

[9] 刘世耀. 质子治疗加速器的昨天、今天和明天. 世界医疗器械,2014,20(10).

[10] Rocker H. Varian superconducting cyclotron. Accelerator Seminar,2013.

[11] Hiram K. Synchrotron Technology for Proton Beam Therapy. Power & Industrial Systems R&D Laboratory,PTCOG 46,2010.

[12] 刘世耀. 粒子治疗中的先进铅笔束扫描装备. 世界医疗器械,2012,(5):50.

[13] Varian Medical Systems. Announce Collaboration on Motion Management for IMPT. 2013.

[14] Marc M. Proton therapy：Scattering versus scanning. Varian Particle Therapy,2010.

[15] McGowan S E,Burnet N G,Lomat A J,et al. Treatment planning optimization in proton therapy. Department of Oncology,University of Cambridge,Cambridge,UK,2013.

第4章 21世纪的商销质子治疗系统

4.1 引 言

2000~2014年的15年,中国质子治疗的发展效果不及近邻韩国,原因很多,但也带来一些正面效应,正反教训使国内更多人认识到质子治疗的必要性.中国在此方面确已落后,人们希望今后中国建造更多的质子治疗中心.因此不少投资者和有关领导希望知道,在全球许多种商销的质子治疗装置中,哪些最合适选用.

此问题不是一个简单的问答题,既涉及质量的真假虚实,又涉及购买者的动机和要求,还涉及商界和媒体的职业道德等因素.中国商品经济相对没有欧美国家那样规范和成熟,但在市场经济和商品社会中,市场销售分析还是一种相对比较正确、公平、合理的评价方法.中国的数码产品和家用电器等的销售市场,确实能给客户一个比较客观和正确的购买指导.粒子治疗装置的总价以亿元计,正常人不会无原因地去购买明显的价贵质次产品(指用几倍正常市场价格去购买山寨次品的这类交易),因而市场销售榜有其可信度.本章试图用市场经济的销售分析方法向读者介绍当前全球的商销质子治疗装置,具有可信的参考价值.

4.2 2010~2014年全球质子治疗系统的销售榜

4.2.1 前言

绝大多数专用质子治疗中心是采用市场商销产品,表4-1是作者统计(非正式)的2013年年底以前全球商用粒子治疗装置的销售榜.从表中可见,全球有十家质子治疗装置销售商,2010年前共售出29台,2010年后的三年共售出38台,截至2013年年底全球总共售出67台质子治疗装置(包括正在建的).全球有2家重离子治疗装置销售商(不包括还未售出的iBA等厂家),2010年前共售出4台,2010年后的三年中没有售出,截至2013年年底全球总共商售4台重离子治疗装置(包括日本HIMAC、兵库、群马,上海重离子治疗中心,但不包括自研的德国海德堡HIT).从以上数据可得出以下事实:2013年年底以前,全球商销售出的质子治疗装置是67台,重离子治疗装置是4台.质子治疗装置的销售量是重离子治疗装置的16倍以上.

表 4-1　全球商用粒子治疗装置的销售统计表

质子治疗系统销售量

编号	治疗室	厂家型号	2009 年前	2010～2013 年	总数	价格
1	5 室	美国 Varian ProBeam	1	7	8	～8500 万美元
2	4 室	日本日立 ProBeat	2	5	7	～6000 万美元
3	4 室	日本住友	1	4	5	～4800 万美元
4	5 室	比利时 iBA Proteus-Plus	23	3	26	～5000 万美元
5	4 室	日本三菱	1	0	1	～5000 万美元
6	5 室	美国 Optivus Comform	1	0	1	
7	3 室	美国 Protom Radance	0	3	3	2500 万～3500 万美元
8	1 室	比利时 iBA Proteus-ONE	0	3	3	～2000 万欧元
9	1 室	美国 Mevion-S250	0	12	12	～2500 万美元
10	1 室	美国 CPAC-DWA	0	1	1	

碳重离子治疗系统

编号	治疗室	厂家型号	2009 年前	2010～2013 年	总数	价格
1	3 室	日本三菱	3	0	3	～1 亿美元
2	4 室	德国西门子	1	0	1	～4 亿美元

4.2.2　2010～2014 年全球粒子治疗装置的销售榜

2010 年后的近三年中,全球售出质子治疗装置 38 台,比前 20 年的销售总数 29 台还多.反之,重离子治疗装置销售数明显下降,没有售出过一台.质子治疗具有压倒性优势.根据表 4-1 的全球商用粒子治疗装置的销售统计表,三年来的多治疗室质子治疗装置销售量,美国 Varian-ProBeam 为第一名,日本日立 ProBeat 为第二名,日本住友以系统多元小型化而位于第三名,原最大供应商 iBA 由第一名下降到第四名.美国 Protom Radiance 是一匹黑马,初出茅庐,即售出 3 台.日本三菱、美国 Optivus 都没能打开局面[1,2].

2010 年后的近三年中,单治疗室质子治疗装置大受欢迎,iBA 2009 年推出的 Proteus-ONE,2013 年前已售出 3 台,2014 年又售出 3 台,其中 2 台进入日本.至于美国 Mevion-S250 紧凑型小型质子治疗系统,人们等待很久,刚出样机,还未治疗患者,就被订购 12 台.至于业内公认最有希望推广的 21 世纪小型质子治疗系统,美国的 CPAC-DWA,2012 年年底已初步亮相,开始进入市场,估计距实用还有相当一段时间.

2010 年后的近三年的市场竞争中,各厂家型号有的名列前茅,有的榜上无名,都不是偶然的,必有其理,值得研讨.故下面对列在榜前几位的装置,先介绍销售清单,看看有多少著名肿瘤医院选用,再介绍装置的主要特点,随后分别对每个系统进行比较详尽的介绍.此外,表 4-1 中介绍的价格,仅粗略引用,用于作比较,不是正式价格,不能引用他处.各装置的绝对价格与订货内容和时间有关,非固定值,故一律以该厂报价为准.

4.2.3　多治疗室粒子治疗装置的销售榜表

1. 美国 Varian ProBeam 质子治疗系统

美国 Varian 公司在 1959 年成立,专门研发肿瘤放疗设备.2005 年,Varian 利用自身的技术和从 RTPC 总调中得到的经验开发出一套自主知识产权的质子治疗系统.2009 年 2 月后相继通过欧盟 CE 论证和美国 FDA 论证.根据用户需要,Varian ProBeam 的基本方案可配置单个或多个治疗室.有两种可选治疗室类型,即固定和旋转治疗室.该系统的特点是:①有一台 250MeV 超导回旋加速器,束流稳定可靠;②治疗室全部配置高精度的调强点扫描治疗;③旋转机架轻而精,旋转头的角精度可达±0.1°.在治疗头内装有运动探头以确保安全.表 4-2 是美国 Varian ProBeam 质子治疗系统的销售用户.

表 4-2　美国 Varian ProBeam 质子治疗系统的销售用户

编号	中心名称	地点	合同时间	备注
1	德国 RPTC	慕尼黑		5 个治疗室,约 1.2 亿欧元
2	意大利 Meste	Meste	2011 年	5 个治疗室
3	美国 Scripps	San Diego	2011 年 10 月	5 个治疗室
4	沙特阿拉伯 Saudi	Riyadh	2012 年 1 月	多个治疗室
5	俄罗斯 St. Peterburg	St. Petersburg	2012 年 2 月	2 个治疗室
6	美国 Dallas	Univer. Texas	2012 年 7 月	5 个治疗室
7	美国 Georigia	Univer. Emory	2012 年 10 月	5 个治疗室
8	美国 Maryland	Baltimore	2011 年	5 个治疗室

2014 年 6 月在上海召开的 PTCOG53 会议上,Varian 公司宣布除表 4-2 中所列,又签了 2 个合同,分别是美国 Ohio 州 Cincinnati 儿童医院和中国台湾大学.2015 年中 Varian 又和丹麦的 Aarhus,荷兰的 Delqt PTC,英国的两家新建的 NHS 质子治疗中心,中国沈阳欧盟国际质子中心和美国纽约质子中心签订了 6 个合同.

2. 日本日立 ProBeat 质子治疗系统

日立公司建于 1910 年,1998 年开始开发质子治疗系统.2001 年,日立的第一台 ProBeat 型质子治疗系统建在日本筑波大学癌症治疗中心(PMRC),由一台 70～230MeV 的质子同步加速器(不再需能量选择系统)以及旋转和固定治疗头等有关设备组成.

2006 年 3 月 21 日,日立美国分公司宣布此系统已获得美国 FDA 的批准.随后将该系统提供给位于美国 Houston 的 Texas 大学的 M. D. Anderson 癌症治疗中心的质子治疗中心. 日立还和 Elekta 合作将 Elekta 的 MOSAIQ OIS 系统集成于 ProBeat 系统. 2006 年 5 月, M. D. Anderson 中心开业, 为当前最先进的质子治疗中心之一. 表 4-3 是日本日立 ProBeat 质子治疗系统的销售用户.

表 4-3　日本日立 ProBeat 质子治疗系统的销售用户

编号	质子治疗中心名称	地点	合同时间	金额	备注
1	日本筑波质子治疗中心	筑波大学	2001 年		样机
2	美国 M. D. Anderson 中心	Texas 大学	2006 年开始治疗		
3	日本名古屋质子治疗中心	名古屋	2012 年 11 月开业		
4	美国 Mayo Clinic, Minnesota	Minnesota	2010 年 11 月	1.83 亿美元	中心总价
5	美国 Mayo Clinic, Rochester	Rochester	2010 年 11 月	1.83 亿美元	中心总价
6	美国田纳西州儿科医院	田纳西州	2012 年 2 月		
7	日本北海道医院	北海道	2010 年 9 月		治疗动态肿瘤

3. 日本住友公司 P235 型质子治疗系统

1971 年以来, 日本住友研发核物理实验与应用的各种回旋加速器、RFQ 型直线加速器和小型同步光环等. 研发的第一台 P235 型质子治疗系统安装在日本癌症治疗中心 NCC. 该系统由一台 230MeV 固定能量等时性回旋加速器、能量选择系统、束流输运系统和其他系统组成. 2008 年, 中国台湾长庚医院决定选用住友产品, 2010 年 8 月 18 日, 日本松元相泽医院向住友订购了世界上首套小型直立式质子治疗系统. 2010 年 11 月 12 日, 中国香港养和医院与日本住友签署协议, 协议中预计将于 2015 年启用全港首部质子治疗系统.

自 NCC 后的近十年内, 住友没有售出一台, 其高层在总结后, 决定加强系统创新设计. 住友在系统小型化方面的特色, 符合寸土寸金的地方需求, 此外住友采取低利润方针, 因此在近三年中取得好成绩, 不但得到日本、中国台湾、中国香港三地合同, 而且在与 iBA 等的竞争中取胜, 获得韩国首尔的三星质子治疗中心的合同. 表 4-4 是日本住友公司质子治疗系统的销售用户.

表 4-4　日本住友公司质子治疗系统的销售用户

编号	中心名称	地点	合同时间	备注
1	日本千叶国立癌症中心	千叶	2001 年	样机
2	日本松元相泽医院质子治疗中心	松元	2010 年 8 月	已建成
3	中国台湾长庚医院质子暨放射治疗中心	台湾	2010 年 2 月	2014 年建成
4	中国香港养和医院质子治疗中心	香港	2010 年 12 月	有变化
5	韩国三星质子治疗中心	首尔	2011 年	已建成

中国香港养和医院自 2010 年和日本住友签署协议后,一直不见动静,2014 年 6 月,养和医院高层再度提及质子治疗的建造方针,估计有变化.

4. 比利时 iBA Proteus-Plus 质子治疗系统

比利时 iBA 公司是一个从事回旋加速器、核辐射装置、质子治疗系统的研制生产公司.公司开发的第一台 iBA Proteus-235 型质子治疗系统安装在美国 MGH-NPTC.2001 年 7 月通过美国 FDA 论证,2002 年 2 月通过欧盟 CE Marking 论证.系统由一台 235MeV 固定能量等时性回旋加速器,一个 70～235MeV 连续可调的能量选择系统,一个束流输运系统,1～5 台(可由用户指定)旋转头治疗室,1～2 个固定治疗头治疗室,散射治疗头和铅笔扫描治疗头,以及控制系统,安全系统,患者定位系统和 TPS 系统等组成.迄今为止,iBA 系统在全球已销售约 30 台.表 4-5 是比利时 iBA Proteus-Plus 质子治疗系统在 2010～2013 年的销售用户.

表 4-5　比利时 iBA Proteus-Plus 质子治疗系统 2010～2013 年的销售用户

编号	质子治疗中心名称	地点	合同时间	备注
1	美国 Knoxville 质子治疗中心	Knoxville	2010 年 11 月	7000 万～8000 万美元,10 年维修合同
2	Texas Center of Proton Therapy	Dallas,Taxes	2012 年 9 月	5000 万美元,包括 5 年维修合同
3	Apollo 质子治疗中心	Apollo	2013 年 1 月 21 日	5000 万欧元

2014 年 6 月,荷兰 Groningen 的 UMCG 质子治疗中心购买一台有 2 个旋转治疗室的 iBA Proteus-Plus 质子治疗系统.

5. Protom Radiance-330 质子治疗系统

当前一般的质子治疗装置需 5000 万～1 亿美元资金,10 万 ft^2 面积,220t 重的设备,而 Protom 系统只需约 2500 万美元资金、5000ft^2 占地面积和近 100t 设备.资金、面积和重量均不到当前销售质子治疗装置的 1/4～1/2.Radiance-330 全部装备大约仅占用两个电子直线加速器的空间,整体各系统的设计都是为了对扫描治疗法进行优化.表 4-6 是 Protom Radiance-330 质子治疗系统的销售用户.

表 4-6　Protom Radiance-330 质子治疗系统的销售用户

编号	质子治疗中心名称	地点	合同时间	备注
1	McLaren 质子治疗中心 (MPTC)	Great Lakes Cancer Institute	2011 年 9 月开始安装加速器	2013 年治疗首个患者
2	New Jersey-based Atlantic Health System 治疗中心	Marketplace	2011 年 5 月 13 日	
3	Advanced Proton Solutions Holdings Limited(APS)	英国伦敦市 Moorgate 地区	2011 年 9 月 29 日	

2012 年美国 MGH 选用 Protom Radiance-330 系统作为 MGH 第二个质子治疗中心.

4.2.4 单治疗室粒子治疗装置的销售榜

1. Mevion-S250 单治疗室质子治疗系统

该系统包括一台 250MeV 小型超导同步加速器型的回旋加速器,一个旋转机架,一个治疗头,一台机器人控制的治疗床,一台患者定位系统,一套质子治疗计划软件,以及一个与治疗记录和验证系统的连接口. Mevion-S250（原 Monarch-250）型不但紧凑,而且融合了当今放疗中几乎所有的先进技术,如机器人控制的患者定位床,专用的质子治疗计划软件,锥形 X 射线束的 CT 影像和运动管理专用软件等,并预计在批量生产后能将价格定在 2000 万美元左右.

Mevion-S250 在 2014 年年初治疗第一个患者,但此前在美国已销售 12 台,除去在表 4-7 中所列出的前三台外,还有位于 Seattle 的瑞典癌症所,位于 Long Beach 的 Long Beach 纪念医学中心,位于 Cleveland 的 UH Seidman 癌症中心,位于 South Florida 的 South Florida 医学中心,位于 Orlanda 的 M. D. Anderson 癌症治疗中心,位于 Tacksonvilla 的 First Coast 肿瘤中心和位于 Washington D. C. 的 Washington 癌症中心等. 表 4-7 是 Mevion-S250 单治疗室质子治疗系统的销售用户.

表 4-7   Mevion -S250 单治疗室质子治疗系统的销售用户

编号	质子治疗中心名称	地点	合同	备注
1	S. Lee Kling 质子治疗中心	St. Louis	2011 年 5 月	
2	Robert Wood Johnson 大学医院	New Brunswick	2011 年 8 月	
3	Oklahoma 大学	Oklahoma	2011 年 8 月	
4～12	美国共 12 台		2012 年	

2. iBA Proteus-ONE 单治疗室质子治疗系统

2009 年秋,iBA 推出配备一个治疗室的 Proteus-ONE 型治疗系统,2010 年 11 月在第 52 届 ASTRO 会上正式展出此系统. 这种单治疗室系统大概是目前大型旋转机架系统配置的三分之一,并在 2013 年后使用较小型的超导回旋加速器,加速器至治疗室的束流传输路径更短,旋转机架也更紧凑. Proteus-ONE 开发的优势在于利用已验证过的 iBA 先进技术（包括笔形束扫描质子传输方式和先进的治疗计划软件）,提供集成三维锥形束流 CT 成像,环绕患者旋转获取详尽的肿瘤影像和最小的占地面积,缩短建造质子治疗中心所需时间,降低粒子治疗成本等,从而扩大 iBA 为医疗界提供服务的范围. 表 4-8 是 iBA Proteus-ONE 单治疗室质子治疗系统的销售用户.

2014 年 4 月,法国 Nice 订购一台,2014 年 4 月和 6 月日本先后订购两台,2014 年 7 月 16 日获美国 FDA 批准.

表 4-8　iBA Proteus-ONE 单治疗室质子治疗系统的销售用户

编号	质子治疗中心名称	地点	合同时间	备注
1	CAL，Nice 质子治疗系统	法国 CAL，Nice	2012 年 12 月 24 日	2000 万欧元
2	Willis-Knighton Cancer Center		2012 年 10 月 28 日	
3	彰化基督医院	中国台湾	2012 年 10 月 16 日	

3. 美国 CPAC-DWA 单治疗室质子治疗系统

新型 DWA 质子治疗装置是一种理想的质子治疗用的加速器，是一个完全基于新原理、具有划时代创新技术的科技成果. 2009 年，美国 Lawrence Livermore 国家实验室(LLNL)成立了一个有 18 个专家的工作组，直接参加此项目的研制工作，成立了 CPAC，专门从事用 DWA 技术研制和开发商用的紧凑型粒子加速器. 2011 年 7 月，CPAC 宣布完成第一个商用 DWA 预研样机，在运行调试了约 18 个月后，2012 年 11 月向 South-west 肿瘤中心的质子治疗中心售出第一台 CPAC-DWA. 它是一个 FDA 已批准的单治疗室，固定扫描，开始时能量为 50～150MeV，用于治疗胸部、头颈部、中央神经系统和眼等肿瘤，约占当前所有放疗肿瘤类型的 54%. 随后升级到更高能量(215MeV). 表 4-9 是美国 CPAC-DWA 单治疗室质子治疗系统的销售用户.

表 4-9　美国 CPAC-DWA 单治疗室质子治疗系统的销售用户

质子治疗中心名称	地点	合同时间	备注
South-west 肿瘤中心的质子治疗中心	美国 Arizona	2012 年 11 月	CPAC 首台

4.2.5　质子治疗装置的最新特点

从上面 2010～2014 年的三年来全球质子治疗装置销售榜中，可以得到许多有用信息，若对其进行综合、归纳和分析，可以得出许多宝贵信息，用于指导用户如何选购，指明开发商今后努力和升级的方向，使医务人员估计今后粒子放疗的发展方向.

(1)质子治疗中心的技术已由低向更高精度发展，相应装置由低端向高端转移. 在 2010 年前十年中，iBA 在全球的销售数达二十多台，占全球销售的大多数. 但在近三年的销售榜上，美国的广大用户，更多选用价格比 iBA 高的美国 Varian 和日本日立的产品，其原因有待分析，但技术更先进可能是主要因素.

(2)单治疗室的治疗装置开始受到广大小型医院的欢迎.

在 2010 年前，质子治疗多数仅供资金雄厚的大医院选用，一般小型医院不敢问津，但十多年来质子治疗的良好疗效和安全无风险，使小型私营医院和地方医院也纷纷有此要求，这在 iBA Proteus-ONE 和 Mevion-S250 的快速销售中有所反映.

(3)下一代技术紧凑型质子治疗装置问世，并大受欢迎. 2010 年前的各厂家生产的质子治疗装置都有占地大、价格高、工期长三大特点，仅能为少数用户建造. 而广大中小医院希望推出占地小、价格低、工期短的产品. 这次 Protom 和 Mevion 两个产品,在还未治疗患者,正在等待 FDA 审批时,即有大量用户订购,可见非同一般.

(4)2010 年前的产品,固定守旧,销售量会随时间而下降,原来售不出的产品,更是无人问津.但若能按特定同户要求,创新改进,也有市场.如日本住友,十年未售出一台,后高层加强系统多元化设计和技术革新,其新产品也深受部分地区(中国台湾,中国香港,韩国,日本私营医院)欢迎.

(5)2010 年前的主流治疗法,即散射治疗法已明显减少,静态、多重、调强点扫描已成为当前的主流治疗方法.

(6)超导、壁流等高新技术新型加速器方案的研制,也进入实用阶段,这在 Varian ProBeam、Mevion-S250、Protom Radiance-330 和 CPAC-DWA 中充分表现出来.技术创新仍是今后发展的源动力.

(7)动态扫描和动态肿瘤的扫描治疗、CBCT、质子照相、三维数字定位和 IGPT 等新技术还在进一步研制中,其中部分厂家已提供实验产品,但今后还有待提高.

(8)如果在今后临床治疗中证实 CPAC-DWA 的优越性,其价格也能进一步下降,并可用现有常规直线机房稍加改建,则放疗的质子革新化时代可能将来临.

4.3　美国 Varian ProBeam 质子治疗系统

4.3.1　前言

在质子治疗进入临床治疗时代,Varian 利用几十年来在放疗工作方面研发的先进技术开发出这台命名为"Varian ProBeam"的质子治疗系统."ProBeam"可能是 ProtonBeam 的简写,一个在质子治疗系统中的"唯一性"标记,如同用" TrueBeam"作为放疗系统中的唯一性标记一样,别无他意.在此系统中,Varian 用先进的硬件、软件和系统集成技术,如超导回旋加速器,命名为 Varian Dynamic Peak 的集成扫描技术,命名为 Varian Eclipse 的精确质子治疗计划的软件,命名为 ARIA 的肿瘤信息系统,Varian 的最新 CBCT 技术等,统称 Varian ProBeam 技术,开发出这台 Varian ProBeam 质子治疗系统[3,4].

Varian 的样机是德国慕尼黑的 RPTC,在一段曲折的经历后,2010 年才投入部分治疗,随即受到业内的重视. 2011 年意大利 Meste 和美国 Scripps 订购 2 台. 2012 年,沙特阿拉伯,俄罗斯 St. Peterburg,美国 Dallas、Georigia、Maryland 共订购 5 台,样机运行一年后即订出 7 台,随后即获美国 FDA 和欧盟 CE 批准,位居 2010～2014 年全球质子治疗销售榜之首.究其原因有多种.不仅这是当前最先进的一台质子治疗系统,而且这台装置和全球放疗权威 Varian,点扫描鼻祖 PSI,当前的最先进技术(如点扫描、调强治疗、超导等),以及最有经验的工厂 ACCEL、Z. W. Zinder 等都有密切关系.因此可能还是和人们对名牌的"信任度"有关.图 4-1 是美国 Scripps

质子治疗中心的 Varian 系统平面总图. 一台 250MeV 超导回旋加速器将质子束送到两个固定束和三个旋转铅笔束扫描治疗室. 此系统是当前全球最先进的质子治疗系统, 这里说的"最"字含有多重深层意思: ①系统用的超导回旋加速器比常规回旋加速器先进, 仅耗电就能省 90％; ②现用的 ESS 能量切换速度比旧的快十倍, 能用于快扫描; ③全部采用扫描法治疗, 省去患者专用部件的机加车间; ④将原 PSI 剂量驱动的静态点扫描升级为更先进的时间驱动动态点扫描; ⑤全部采用比点均匀扫描先进的调强点扫描; ⑥采用正在开发的先进的容差皮实的 TPS 软件, 使治疗计划更安全可靠; ⑦采用先进的 CBCT 定位方法, 以满足今后更先进的 IGRT 和 DART 的治疗法; ⑧将一般的 IMPT 提高到 ProBeam 的动态峰值扫描; ⑨从系统优化角度将 ProBeam 的动态峰值扫描提高到全集成的动态峰值扫描系统; ⑩用 Varian ProBeam 技术的先进技术整合集成此 Varian ProBeam 质子治疗系统. 如果读者能对上面提到的十个方面的先进内容有所了解, 就能知道当前的国际先进水平是什么, 心中有一个参考秤. 因专利和知识产权的需要, 公开的文献少而虚, 所以不少关键之处只能点到为止. 该系统的样机是德国 RPTC, 具有四个旋转治疗室和一个治眼固定束治疗室. 目前用户可订购自己需用的治疗室组合, 即除加速器、ESS、BTS、TPS、OIS 等必备系统外, 可有 1~5 个治疗室, 有三种治疗室配置, 即旋转束治疗室、大视野固定束治疗室和眼治疗室.

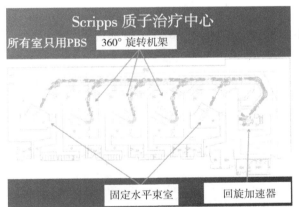

图 4-1　美国 Scripps 质子治疗中心的 Varian 系统平面总图

4.3.2　Varian ProBeam 技术

Varian ProBeam 技术[5]是指 Varian 在 Varian ProBeam 质子治疗系统上所使用的由 Varian 及其合作者开发并具有知识产权的一些先进技术的总称. 它不仅包括开发的成熟硬件、软件和系统产品, 也包括正在开发的还未使用的升级产品. 因此在不同时间, 它有不同的内容, 它不仅是静态的已用技术, 也包括今后升级的动态项目. 图 4-2 是当前 Varian ProBeam 技术的主要内容. 举例来说, Varian Eplicse 是一个正在不断开发升级中的治疗计划软件,而在 Varian ProBeam 质子治疗系统中有一个 Varian ProBeam 的动态峰值扫描,它所需的 Robustness 治疗计划软件正在开发中,也算在 Varian ProBeam 技术之内.本章将重点介绍下面几种 Varian ProBeam 技术:Varian ProBeam SC 超导回旋加速器,Varian ProBeam ESS 能量选择系统,Varian ProBeam Gantry 旋转机架系统,Varian Dynamic Peak 集成扫描技术,Varian Eclipse 稳健皮实的质子点扫描治疗计划和 Varian CBCT[6,7].

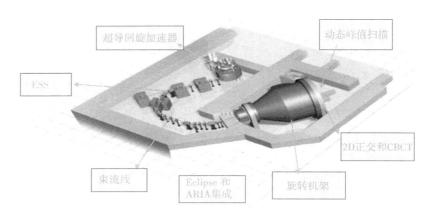

图 4-2　当前 Varian ProBeam 的技术

4.3.3　Varian ProBeam 250MeV 超导回旋加速器

图 4-3 是由美国 Michigan 大学国家超导实验室,瑞士 PSI,美国 Varian 和 AC-Cel 合作研制成功的超导回旋加速器.此加速器有下述特点[8,9].

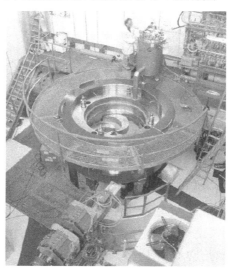

图 4-3　超导回旋加速器

（1）加速器内装有三种自动反馈稳定系统.

三种自动反馈稳定系统是：一是因加速器正常工作的关键是束流必须处在磁平面中心，所以安置一个束流自动稳定和优化在中心的稳定系统.二是在加速器的引出处装两块可移动相位的狭缝，调整这两块狭缝的定位，可使引出束流损失最小和引出效率最高.在治疗照射时，可通过调节两块狭缝的宽度来调节束流强度.还在如图 4-4 所示的端头装有测量束流的探头，探头臂可以在径向伸缩到任何位置，通过摄像机可观看束流波形.三是为了保证加速器运行有一个最高的稳定可靠工作时间，在加速器的控制系统中安装若干自动稳定运行反馈系统，使加速器能快速进行优化处理，加速器启动 10min 后，即能优化工作.

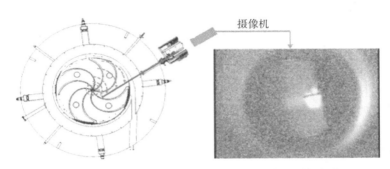

图 4-4　端头装有探头，探头臂可以在径向伸缩到任何位置

（2）回旋加速器有五种工作状态：①全关.这时供电和通风全停，加速器可打开.②冷备.这时因长期不用，加速器要抽真空.③热备.过夜暂停，提高水温，保持磁化，进入掩体.④高频好.短期热备，低高频功率运行.⑤出束备好.所有参数运行在额定值，可以准备出束.

（3）主要参数：固定能量 $E=250\text{MeV}$，流强大于 500nA，引出束效率大于 80%，引出束的发射度小于 $\frac{3}{5}\pi$，外径为 3.1m，高为 1.6m，质量小于 90t，RF 耗电 115kW，AC 耗电 40kW.

（4）性能特点：用超导线圈（省电）；仅线圈在低温（又省电）；用低温保持器（像家用电器）；物美价廉，耐用.

（5）加速器快速优化启动，10min 后即能工作.

图 4-5 是加速器快速优化启动曲线.图中氢气流作为质子源，P_{rf} 是高频功率，在热备用准备状态下，加低功率 P_{reduced}，启动后即加满功率 P_{full}，经过约 2min 的自动相位校正和 2min 的自动相位调整后，即正常运行出束.U_{defl} 是一个禁止束用的偏转板电压，当加电压时没有束流，只有当没有电压时，才允许出束，有引出电流 I_{beam}，但其值大小由控制流强的相位（由 $I_{\text{beamphase}}$ 控制）进行控制.由图 4-5 可见，从热备用状态加功率，不到 10min 即能使用，全自动，又快又好.

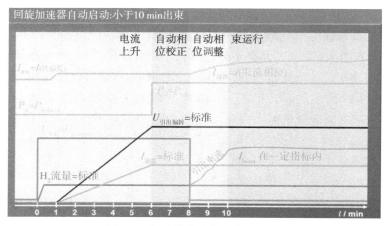

图 4-5　加速器快速优化启动曲线

（6）引出电流的强度调制.

图 4-6 是束流的调强过程. 在准备相位阶段，将垂直偏转板电压 U_{defl} 降到零，引出电流开始增加到 500nA. 然后使 U_{defl} 上升，电流又下降到零. 在此阶段，束流最大值 $I_{\max}$ 由垂直偏转电压来置定，而在上升或下降过程中束流的上下微小变化则用调节相位狭缝获得. 在照射阶段，改变垂直偏转板电压 U_{defl}，即改变引出电流强度，而在某引出流强上的微调则用调节相位狭缝获得. 在图 4-6 中，引出电流是用二次电子探测器测出的. 垂直偏转电压是通过 VD（电压偏转）图像位置来测出的.

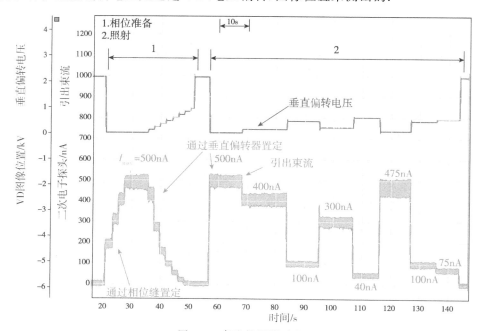

图 4-6　束流的调强过程

4.3.4　Varian ProBeam 降能器

在散射法治疗情况下,加速器的能量转换时间不是十分重要.一般同步加速器的工作周期为 1s 左右,若在一个慢引出期间引出能量不变,则能量变换时间约 1s.固定能量回旋加速器,用降能器来调节能量.早期使用的石墨降能器,能量转换时间也在 1~2s.

但是在快扫描时,必须快速进行层间能量转换,因此 Varian 用如图 4-7 所示的在束流线中嵌入三个轻型高密度楔型石墨的降能器.当石墨在垂直于束流方向进行线性运动时,就能改变束流能量.这个 Varian ProBeam ESS 具有在 80~100ms 内迅速改变对应 5mm 量程的降压,适用于快速点扫描.目前的 Varian ESS 指标是当量程大于 $5g/cm^2$ 时,量程分辨率是 $0.1g/cm^2$;当量程小于 $5g/cm^2$ 时,量程分辨率是 $0.05g/cm^2$.在等中心点的量程重复度,对所有量程都小于 $0.05g/cm^2$.而目前比利时 iBA 和日本住友要在秒数量级内改变相应量程的降压,适用于慢扫描.

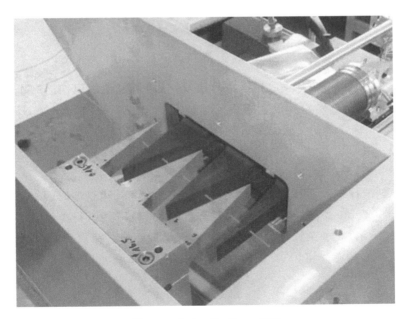

图 4-7　Varian ProBeam ESS

4.3.5　Varian ProBeam 旋转机架

图 4-8 是 Varian ProBeam 的旋转机架治疗室的全景,旋转机架的最大外径是 10m,长 10.2m.治疗室的直径为 4.9m,长 3.5m,等中心误差在 ±1mm 以内.旋转 ±190° 可以看出该治疗室非常宽阔和适舒,患者定位床由一台机器人控制,治疗床的前后倾斜(pitch)和左右倾斜(roll)都是 ±10°.

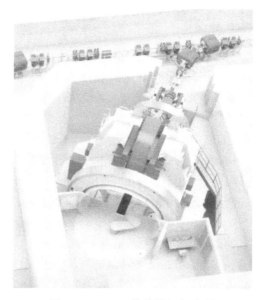

图 4-8　　Varian 的旋转机架全景

4.3.6　Varian Dynamic Peak 集成扫描技术

Varian Dynamic Peak 集成扫描技术是 Varian 专为"铅笔束扫描治疗"开发的一项技术,与 Varian 开发的其他适用于治疗肿瘤的先进工具,如 ARIA、Eclipse、PPS 和控制安全等,整合成一个完全集成的 Varian ProBeam 质子治疗系统.下面介绍它的主要特点.

1.治疗头的总体结构

图 4-9 是治疗头的总体结构,它不采用 PSI-1 的"剂量驱动"式扫描,而是采用 PSI-2 的"时间驱动"式扫描.后者比前者有更快的扫描速度,行上的点扫描是连续的.如图 4-9 所示,质子束经过偏转磁铁进入治疗头后的路径次序是:能抽出束流管道的测束流中心的游离室,X 扫描磁铁,Y 扫描磁铁,真空盒,剂量和位置的监视器,

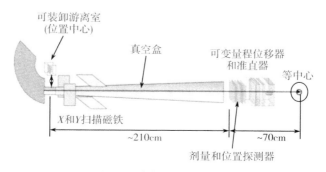

图 4-9　　治疗头的总体结构

调制用的可变量程位移器、过滤器和可变准直器,直到等中心点. 主要参数有:量程达 37.6 g/cm²,视野 30cm×40cm,剂量均匀度优于±2.5%,剂量率在 1 立升(1 立升= 1000cm³)体积内最高达 2Gy/min,有多层重涂的功能,束流直径(FWHM)为 10mm, 点的间距为 5mm,每点扫描时间平均 5ms,最大 20ms,最小 3ms,束流开断时间为 50μs,每层照射时间为 1~10s,层间切换时间可在 1~10s.

2. 点扫描的时间/空间驱动过程

图 4-10 是扫描的时间/空间驱动过程,假定将 1 立升分为 20 点×20 点×20 点 的立方体,每行有 20 点,点的间距为 5mm,即每行长 10cm. 图 4-10 中,横坐标是 $X(t)$,X 扫描磁铁的电流随时间变化有下列特点:先对第 1 点照射,3~20ms 内电流 不变. 照完第一点后,电流在 50μs 上升到第 2 点位置,3~20ms 内电流不变. 照完第 2 点后,电流在 50μs 上升到第 3 点位置,3~20ms 内电流不变. 照完第 3 点后……直 到照完 20 点后行扫描完成,进入下一行扫描. 这种用固定时间照射来得到固定剂量 的方法,要求束流强度稳定.

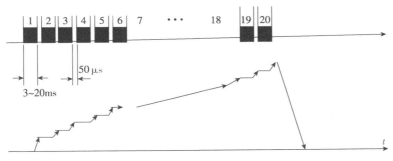

图 4-10　点扫描的时间/空间驱动过程

3. 扫描的时间和剂量照射率

扫描的时间:扫描每一行的总时间=20×(3~20ms)+ 19×0.05ms≈60~ 400ms,每一层总时间=20×(60~400ms)=1.2~9s,每 10cm×10cm×10cm 立方体 总时间是 20 次换能时间(20×(1~10s))+20 层扫描时间(20×(1.2~9s))=44~ 360s,即最快 44s,最慢 6min,若每点照 8ms,则平均约 2min.

剂量照射率:若每点照 8ms,铅笔束的剂量为 $A/8$ms,即每点的剂量是 A,现在 2min 内共照射 8000 点,总照射剂量为 8000A,即剂量照射率每 1 立升为 8000A/ 2min. 因此提高照射率的主要方法是使每点照射的剂量值变大,即 A 大,束流强,扫 描快.

4. IMPT 设计中需考虑的典型误差

由于 IMPT 要求的精确性高,任何误差可能都导致偏离要求的照射剂量分布, 因此在设计一个 IMPT 项目时,必须考虑下述一些典型误差:束点的位置误差,旋转 机械的等中心误差,患者在治疗床上准直定位的误差,图像位置准直在等中心时所具有的转动时的弯曲变形和误差等,并把这些误差限制在容差内.

5. IMPT 的局限性导致对系统有更高的要求

IMPT 具有高度的适形剂量分布、很小的副作用和很低的复发率等一系列优点,但任何益处都是有代价的,即 IMPT 要求整体系统有更小的误差、容差和不确定性,比其他治疗法对系统的定位、准备工作和治疗计划的精度与功能具有更高的要求.换言之,过去质子治疗系统中所用的定位、准备工作和治疗计划的功能不能满足 IMPT 的需要,而要求升级到像 CBCT 那样的二维/三维图像引导,需要提高束流和定位的精确度,需要一种稳健和皮实的治疗计划工具,因在照射期间肿瘤有所变动,也需图像的引导、适应式的放射治疗以及对肿瘤运动的管理方法.若不能满足上述要求,则难以发挥 IMPT 的相关优点.因此要使用 IMPT,必须对整体系统升级,提高成一个全集成的 IMPT 系统.

6. 形成一个全集成的 IMPT 系统

综上所述,狭义上讲,有一个在非均匀场中的精确束流传递工作模式,铅笔束扫描传递和快速束强变化,有一个可靠的二维和三维的定位图像,有一个高精度的位置稳定性和重复度,有一个稳健皮实的集成治疗计划软件等;广义上讲,有一个先进的图像处理方法(二维/三维/四维 CBCT,IGPT,DAPT ……),有一个创新的移动靶扫描方法,有一个周全的患者管理先进软件(质子治疗专用的 OIS 和 HIS),有一个适用于质子治疗的治疗计划工具(如 Robustness TPS 等)等,才能形成一个高稳定束强、全集成的 IMPT 系统.

7. 当前全集成的 IMPT 系统的进展[10]

Varian 及其合作者在改进方面做了大量工作,如在束流性能的稳定性测试方面获得很大成绩,下面列举三项,可见现在比过去有很大改进,不但可保证目前质量,也给今后升级打好基础.

(1)用多丝游离室测量出的每月束流位置漂移小于 0.1mm(图 4-11).

束流长期稳定度
束流位置的稳定度(用治疗头内的多片游离室 MSIC 测量)

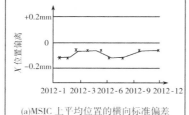
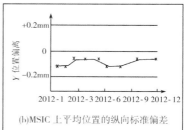

图 4-11　每月的束位置漂移小于 0.1mm

（2）对旋转束，在 80～240MeV，±（0°～180°）内束流位置变化小于±0.5mm.

（3）在不需要对束线进行重新调整的情况下，3～4 个月的运行中的束流总漂移在 2～3mm（图 4-12）.

BPOCS(用扫描来作束流位置校正)

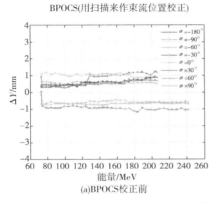
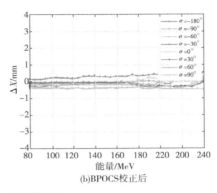

(a)BPOCS校正前　　　　　　　　　　　　(b)BPOCS校正后

图 4-12　3～4 个月束流的总漂移为 2～3mm

注：此图原是彩图，用不同彩色表示不同参变数或相同变量的大小，现用黑白图印刷，不同颜色只以不同灰度表示，大大降低视觉分辨率，请读者谅解

4.3.7　Varian Eclipse 稳健的质子点扫描治疗计划

在设计质子散射法的治疗计划中，设计补偿器的尺寸时，为了保证患者定位的误差在一定的容差下仍能保持治疗的正确性，通常采用一种耐容差的补偿器设计方法，称为"涂抹"（smearing）补偿器设计方法. 这就是一种稳健皮实的质子散射治疗计划.

IMPT 在治疗时对各种容差的灵敏度高于散射法. 在制作点扫描，尤其是 IMPT 点扫描时，一方面要完全消除误差和容差是不现实的，另一方面用一般计划设计时，有容差后的剂量分布易使治疗失效. 因此需要一种耐容差的质子扫描的治疗计划方法，这就是 Varian Eclipse 稳健皮实的质子点扫描治疗计划. 但至今在 Eclipse 版本中还没有，正在开发制作中.

4.3.8　Varian 锥形束 CT

患者定位是质子治疗中的一个关键，其难点如下：一是精度，二是实时同步性. 后者是指在肿瘤随时间变形的情况下，即使在起始时的定位非常正确，如何保证以后定位的正确性？过去用的二维 DIPS（数字化影像定位系统）定位方法是一种治疗前的定位方法，只确保起始时的定位正确性，不能检查在治疗中定位是否有变化，确保不了治疗中的定位正确性，更不能自动校正定位.

为了解决在治疗中的定位检查，人们开发了"2.5 维立体 X 射线和荧光透视法". 利用高分辨率的 X 射线数学图像系统提供的两个呈正交安排的立体图像就能进行

IGPT,就可以进行精确的患者位置的验证和监视.但是理想质子治疗,不仅要求定位正确,更重要的是适形的照射剂量分布.如果在治疗中肿瘤变形和收缩使治疗计划中的照射剂量分布不再适用,则需重新修改原治疗计划中的剂量分布.这时"立体 X 射线和荧光透视法"也无能为力.而 CBCT 不但能进行更精确的三维患者定位,还能承担这个重建治疗计划的任务.

    Varian 在 X 射线放疗中已经使用 CBCT,称为 Acuity's CBCT,近几年将此技术用于质子治疗.当前 Varian ProBeam 的 CBCT 是如图 4-13 所示的安装在治疗头左右两侧的两个正交 X 射线系统,能快速用于治疗前的定位验证,用来比较患者的真实定位和从计划 CT 得到的计算值.但是很明显仅这个功能不能满足 IGRT、DART 等的要求,因此 Varian 决定追加 CBCT 功能.CBCT 的双倍(dual)和三倍(triple)扫描能在 45s 左右使旋转机架旋转 360°,完成容积的扫描(volumetric scanning),给出容积扫描的数据,这些 CT 图像数据立即能用于治疗计划和患者定位的验证,并且 CBCT 的运行可与 ARIA 和 Eclipse 完全配合[11].

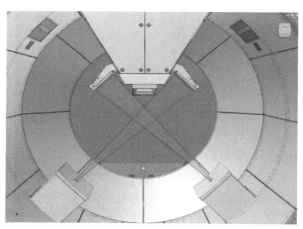

图 4-13   Varian Cone Beam CT

    用于质子治疗的 CBCT 和用于 X 射线的 CBCT 原理相同,技术指标未必一样,但基本不会相差太大.因此下面引用一些用于 X 射线的 Varian Acuity CBCT 的信息仅作参考.

    Acuity 系统将常规 CT 和模拟 CT 图像结合成一个易用产品,快速地从等中心定位的放射图像和荧光工作模式转换到治疗计划的 CT 采集模式.这种转换在患者处于确定的治疗位置下完成,不再作任何移动.Acuity 能在开机后自动定位其机械位置并运行在工作点,从而在开机后可以立即进行扫描采集.采集时间约 45min,重建时间和所选片的厚度有关,对整个容积重建 2.5mm 片的时间小于 2min.Acuity's CBCT 能与 ARIA OIS 和 Eclipse TPS 一起使用,使 CBCT 的图像数据可以立即适用于治疗计划和患者定位的验证.CBCT 需要进行大量和快速的数据和图像处理,因此对计算机的硬件和软件配置有一定要求. 表 4-10 是 CBCT 所需的软、硬件配置（表中还用已淘汰的 Windows XP 系统，由于作者没有最新清单，旧清单仅供参考）. 表 4-11是 Varian Acuity's CBCT 的技术特性.

表 4-10　CBCT 所需的软、硬件配置

软件特点	• Window/level　• Pan/zoom　• 多个图像显示　• HU 校正 • 测量工具　• 患者文件管理
数据采集工作站	• Pentium® 一级计算机　　• 3.2 GHz 单处理器 • 最小 4 GB RAM　　• 最小 40 GB 硬盘 • GB 以太网卡
重建计算机	• Dell Precision™670 双 CPU 工作站 • Dual 3.2 GHz Intel® Xeon™ CPUs；800 MHz FSB • 2 GB DDR2 RAM　　• 160 GB Serial ATA 7200RPM hard drive • Windows® XP Professional operatingsystem SP1 or later
CBCT 测试模型	• 人体规范化测试模型：45cm 直径 • 头部 H 规范化测试模型；25cm 直径 • 几何校正测试模型 • CT 图像质量测试模型(e.g.，Catphan504)

表 4-11　Varian Acuity's CBCT 的技术特性

参数	数值
CT 数范围	−1024～+3072HU
CT 数精度	± 40 HU（对 20cm 直径）
空间分辨率	7 像素/cm
低反差分辨率	1.0%
CT 数的均匀度	±40 HU
直孔径	约 95cm
重建视野	25cm 直径×15cm 轴长（头部扫描） 45cm 直径×15cm 轴长（体部扫描）
图像容积长度	三个 15cm 的邻近容积
容积长度	约 45cm
图像显示	1280×1024×8 bits
切片厚	0.5～10mm
采样和重建时间	45s
重建时间	小于 2 min（对 2.5mm 切片厚）
典型剂量（体部）	38mGy (CTDIw)（@125 kVp 用回转波过滤器）
典型剂量（头部）	90mGy (CTDIw)（@125 kVp 用回转波过滤器）

4.3.9 Varian ProBeam 医疗中心土建防护平面图

图 4-14 是一个完整的装有 Varian ProBeam 系统的质子医疗中心的土建防护平面图,在图的下部是质子治疗装置,由两个旋转束和一个固定束治疗室组成.上层为装有三个诊断仪的诊断室.

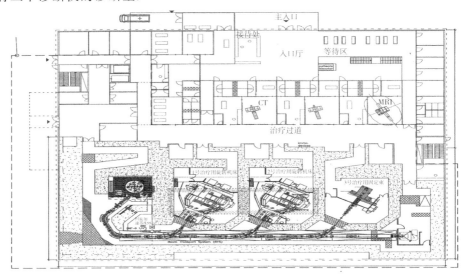

图 4-14   Varian ProBeam 医疗中心土建防护平面图

4.3.10 Varian ProBeam 紧凑型质子治疗系统

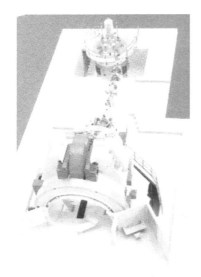

图 4-15   紧凑型系统的总体安排图

2014 年 6 月 13 日,Varian 在第 53 届国际粒子放射治疗大会(PTCOG53)上推出 ProBeam 紧凑型质子治疗系统.这个紧凑型系统具备最先进的质子系统所具备的一切功能,所需空间仅为典型的多室系统的一半左右.就尺寸来说,ProBeam 紧凑型质子治疗系统是市面上最具有成本效益的质子系统,图 4-15 是这个系统的总体安排图,即用一个较小的节省空间的超导回旋加速器,经过一个紧凑型 ESS 和输运线、一个全方位旋转的机架、机器人患者定位工具和一整套运动管理工具以及将质子进入 IMPT 的独有动态峰扫描头.该系统整合了一台用于实时图像引导的二维和三维成像仪,并且可以选择使用 Varian 的 Eclipse 和 ARIA 软件系统来完成治疗计划和管理.该系统使用 Varian 为其行业领先的 TrueBeam 平台开发的界面进行操作,为用户提供了一个精简的治疗控制台,在一个易于使用的图形界面中集成像、治疗和运动管理于一体.

ProBeam 紧凑型系统避免了很多耗时的步骤.例如,机器人治疗床可以从控制室进行远程操作,可基于三维图像自动到位.而很多其他系统则要求治疗专家进入房间进行手动调节.ProBeam 系统在减少占用空间和前期投资的同时,提供了所有临床功能并保证了工作效率.

4.3.11　最新消息

2014 年 9 月 12 日,在旧金山举行的 ASTRO 年会上,Varian 宣布在该年度较早的时间内已完成 Scripps 质子治疗中心的五个治疗室的全部总调工作,并将 ProBeam 系统软件升级到 2.5 版本,新版本增设了本地的工作流程,能使用固定束治疗室和更多的不同类型患者定位装置,并进一步改进系统集成图像器产生的图像质量.

预计 ProBeam 2.5 版本的升级能改进治疗的工作流程,使两个固定束治疗室更适用,加上随后治疗服务能力的提高,都是为了一个正在成长中的不同类型患者的群体的利益.期望这一切会显著地改善装置性能,这些也都是 ProBeam 治疗系统不断继续发展的实例.

在第 5 治疗室调试完后,Varian 的粒子治疗部总经理 Dr. Moataz Karmalawy 说,那些曾在其他中心有过调试其他系统经验的专家告诉我,这是他们见过的最快的装置.Varian 同时也愉快地宣布最近在 Scripps 的测试工作表明,当前使用在 True-Beam 机器上的公司的锥形 CT 的技术性能和 ProBeam 技术完全兼容,在 kV 级 CT 上已获得高质量图像,2015 年就能供顾客使用.

在 2015 年 5 月召开的第 54 届 PTCOG 会议上,Scripps 质子治疗中心医疗主任 Carl Rossi 博士的发言在一定意义上代表了当代质子治疗的最新动向,现摘录于下.

1. 治疗更多类型的癌症

Scripps 质子中心开始运营 15 个月内就治疗了多种类型肿瘤患者,包括肺癌、脑部肿瘤、脊柱肿瘤、颅底肿瘤、头颈部肿瘤(如口咽部肿瘤、唾液腺肿瘤)、中枢神经系统肿瘤、胰腺癌、直肠癌、食管癌、乳腺癌(男性和女性)、睾丸癌、胸腺肿瘤、骨肉瘤等,除此之外还可以对既往已经接受过放疗的患者再次实施放射治疗(这是质子治疗特别具有吸引力的一个特点,因为实施质子治疗时暴露在放射线下的健康组织更少).

2. 更准确地实施治疗

Scripps 质子中心的笔形束扫描技术由 Varian Medical Systems 开发,与被动散射技术相比,可以更准确地控制放射线.利用这种技术,医生还能够调节靶肿瘤内的放射线剂量,这在以往是无法实现的.应用笔形束扫描技术,还能治疗体积更大、形状更加不规则的肿瘤(肿瘤最长可达 40cm).单个大治疗野治疗更简便,耗时更少.

3. 效率更高

由于仅使用笔形束扫描,在 Scripps 每一位患者的治疗计划均来自数据文件. 笔形束扫描不需要为每一位患者在治疗头外安装物理设备. 因此在 Scripps 质子治疗中心,将患者从一间治疗室转移到另外一间治疗室就更简单,只需要几分钟.

4. 成像优势

Scripps 质子治疗中心能够提供有助于更准确瞄准肿瘤的先进技术,包括 CT、PET-CT 和 MRI. 先进的成像工具能够更好地显示肿瘤,有助于制订更好的治疗计划.“举个例子,对于前列腺癌患者来说,医生能够更清楚地看清前列腺内部情况,明确需要重点照射的部位. 对于头颈部肿瘤患者,我们能够更容易地区分出淋巴结.”Carl Rossi 博士说. 除此之外,使用这些设备,医生还能够更快、更容易地在治疗过程中对患者进行扫描,明确患者的解剖结构,观察肿瘤的缩小程度,根据肿瘤的结构来快速调整治疗野.

4.4　日本日立 ProBeat 质子治疗系统

4.4.1　前言

美国 M. D. Anderson 医院是美国最著名也是最先进的医院之一,其肿瘤治疗部门也是很有名的. 2003 年,该医院决定建造一个专用质子治疗中心,日本日立公司在众多著名供应商中取得装置供应权. 日立公司 2001 年 9 月在日本筑波大学建成第一台专用质子治疗装置,2004 年又在日本的若狭湾建造第二台质子治疗装置. 筑波大学的这台装置在建成后的治疗性能良好,加速器的性能在国际同类产品中领先,加速器引出的束流位置十分稳定. 呼吸门控制束流技术使该质子治疗装置成为国际上先进的治疗肺癌的装备. 日立向美国 M. D. Anderson 质子治疗中心供应设备,成为日本第一个取得美国 FDA 批准和第一个在北美地区立足的日本质子治疗装置供应商. 从总体来看,M. D. Anderson 质子治疗中心实际上由四大供应商合作建成,除日立供应主系统外,PTS 供应 IMPAC 的数据管理系统软件,Varian 供应 TPS,GE Healthcare 供应影像系统.

ProBeat 系统从破土动工到治疗第一个患者仅用三年. 2006 年 5 月 4 日,第一旋转束治疗室开始治疗;2006 年 7 月 22 日,固定束治疗室开始治疗;2006 年 9 月 18 日,第二旋转束治疗室开始治疗;2007 年 3 月,第三旋转束治疗室开始用扫描法治疗;2007 年 5 月,开始治疗眼部肿瘤. 中心规定每个工作日的上午八点到下午六点是专供治疗和有关医学活动的时间. 每月的平均工作开机率是 97.8%,2006 年 5 月 4 日开业仅治疗 1 人次,2006 年 10 月 5 日 40 人次,目前可超过 100 人次[12].

4.4.2　中心总体安排

　　图 4-16 是 2011 年日本日立提供的最新型 ProBeat 质子治疗中心平面总体图,一台 7MeV 直线加速器将质子注入最高能量为 250MeV 的同步加速器,通过束流输运线分别送入六个治疗室.先后次序是第一旋转散射束治疗室,第二旋转散射束治疗室,第三旋转扫描束治疗室,大视野散射固定治疗室,小视野散射治疗室和眼睛固定治疗实验散射束治疗室.

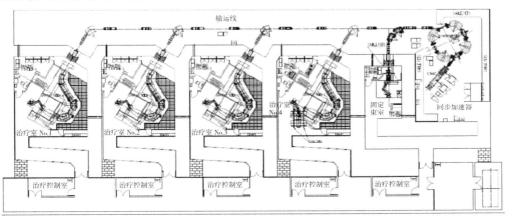

图 4-16　日本日立的最新型 ProBeat 质子治疗中心平面总体图

4.4.3　同步加速器

　　加速器的主要技术参数是:能量 70～250MeV;能量分辨率 0.4MeV;每脉冲质子数大于 8×10^{10}.脉冲宽度 0.5～5s 可变;束流慢引出长度 2～6.5s 可变;对于 $14cm \times 14cm \times 16cm$ 的照射体积,剂量率为 2Gy/min.质子治疗特别是铅笔束调强扫描,对加速器的束流性能提出了比物理实验更高的要求,如束流中心位置的稳定性,束流强度的短时间和长时间的稳定性.此外还要方便运行,十分可靠等.日立面对这些质子治疗的高要求,2001 年在筑波大学 PMRC 研制的那台加速器上实现了下列特点:采用"高频驱动的慢引出日立专利技术"使加速引出的时间在 2～6.5s 可变;允许束流在短暂的时间内开关切换,以达到高度的束流稳定度和重复度;束流中心位置的稳定性优于 0.5mm,适用于铅笔束流的调强扫描;治肺癌时使照射剂量和肺的呼吸体积保持严格的同步,消除靶移动的影响.日立所研制的呼吸门控技术和日立加速器的可变运行周期相配合,允许患者在正常自由的呼吸情况下,高效地进行

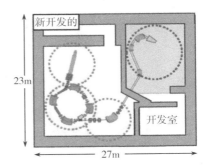

图 4-17　加速器和旋转机架小型化

质子治疗,成为应用呼吸门控制的治疗肺癌最先进的技术.日立还采取了小型化措施,图 4-17 是加速器和旋转机架小型化,M. D. Anderson 用的尺寸为 36m×30m＝1080m²,小型化后的尺寸为 27m×23m＝621m²,减少近 43%.小型化的加速器偏转磁铁由原来的 6 块减为 4 块.

4.4.4　呼吸门控制技术

图 4-18 是呼吸门控制技术的工作原理图.图中最上面的曲线是患者的呼吸信号,每个呼吸信号的周期约 2s.信号大时对应吸气(inspiration),信号小时对应呼气(expiration).下面一个曲线是引出门的控制信号,门信号的正脉冲部分对应肺在呼气,这时肺体积保持最小值,同时又保持相对的较小时间间隔.再下面一个曲线是同步加速器的运行模式,即在质子注入加速后,束流在引出平顶段,保持在环内循环旋转,直到有触发信号到来,才真正引出对患者肿瘤进行照射.图中表示在任何运行周期情况下都能做到呼吸门控制与肿瘤照射间的同步关系.最后一个图是束流的引出信号,只当有信号时,才有引出.从图 4-18 可以看出,只有在正脉冲时,即呼气期间,肿瘤体积最小时才有照射.反之,在吸气体积变大时,都没有照射.确保了照射体积与肿瘤体积保持严格同步的要求.

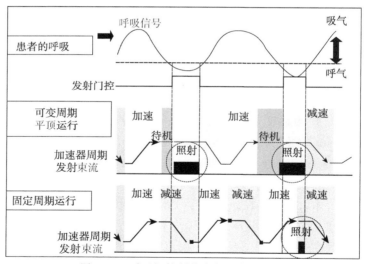

图 4-18　呼吸门控制技术的工作原理图

4.4.5　引出束流强度反馈系统

点扫描要求束流强度有很高的稳定性,不然不同的肿瘤点照射不同的剂量,引起不均匀的剂量,为此必须设法使引出束强稳定.对于回旋加速器,只要控制离子源的灯丝电压电流,就容易达到稳定离子源强度.但是在同步加速器情况下,入射后在环内循环的束流不能用阻挡法减少,要用束流强度反馈方法.首先要解决如何能无损失地控制引出束流的问题,日立使用了改变束流相空间的方法,图 4-19 为引出束流强度反馈系统,在同步加速器环内安装一个高频激励极,加速器引出电流通过输运线、旋转机架和治疗头将束流打在等中心点,在治疗头内有一个测束强的探头,将其信号反馈控制环上高频极的功率,当高频功率变化时,相应改变旋转束流的相空间,从而改变引出束流强度.形成一个自动闭路束强反馈稳定系统,达到束强稳定的目的.

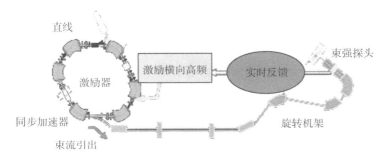

图 4-19　引出束流强度反馈系统

4.4.6　旋转机架和治疗室

图 4-20 是旋转治疗室的示意图,旋转机架的结构有改进,一是过去用的支持磁铁用的衍梁式框架已改为简单的框架,原旋转 360° 现改为 180°,从而质量可大大减轻.此外,治疗室具有更大的空间,便于治疗.患者定位床由机器人控制.在旋转治疗头的左右两侧都装有一个 X 射线图像接收器,在每个接收器的对面都装有两个动态追踪用 X 射线源,这两个 X 射线源正交,分别将肿瘤的变化显示在图像接收器上.从接收器上可得到肿瘤的变化情况,从而进行有关治疗.

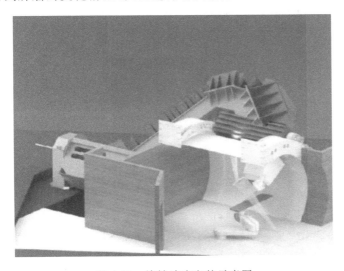

图 4-20　旋转治疗室的示意图

4.4.7　点扫描治疗

美国 M. D. Anderson 中心在 2003 年 5 月和日本日立公司签订扫描治疗头研制项目的合同,2006 年 7 月在旋转机房产生第一个扫描束,2007 年 7 月用扫描束来治疗首个患者.在设计时有下述原则:用三倍的冗余安全措施对付一切有严重危害的故障,采用非连续性的步进传递和单击剂量治疗法来减少故障危害性的扩大.量程为 4~30cm,照射野为 30cm×30cm,SAD(源对轴之间距离)为 250cm.采用静态点扫描法.图 4-21 是点扫描的原理图,将肿瘤靶区在束流方向分为若干层,每一层对应一个能量,每层上又分成许多点,所有的点正好覆盖该层的全部横向面积.在治疗时,质子束打在点上,当一个点上获得规定剂量后,再移动束流到下一个点.移动方法可以有各种规律,通称扫描.在设计方案中,规定束流的点直径要随着治疗深度而变化,这样可有更好的纵向剂量均匀度.这是因为深度深,散射大,只有将注入时的束斑变小一些,才能使到达一定深度时的束流点直径不会过大.设计参数是:治疗深度 4cm 时,等中心处的空气中束斑大小为 11mm;深 10cm 时束斑大小为 6.5mm;深 20cm 时束斑大小为 5mm;深 30cm 时束斑大小为 4.5mm;在照射一个 10cm×10cm×10cm 的体积时,要分成 26 层,每层 400 点,总共 10400 点.

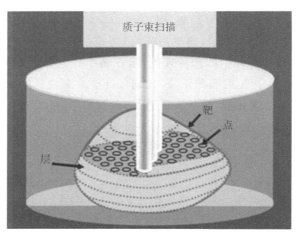

图 4-21　点扫描的原理图

4.4.8　肿瘤动态跟踪

北海道大学 Hiroki Shirato 教授在 2010 年 9 月发明了实时运动肿瘤跟踪技术,即先将一个金制标记嵌在移动肿瘤的外边缘处,用 X 射线的肿瘤荧光图像法将肿瘤的实时移动情况显示出来,一旦肿瘤在扩大,其荧光和金制标记接触,这时立即进行照射,等到荧光和金制标记断开则停止束流,从而保证肿瘤外的正常组织不受放射伤害.日本日立公司将与北海道大学合作,将此获得日本政府赞助的"全球科技创新研发基金"奖的专利和日立在 M. D. Anderson 实现的点扫描技术相结合开发出一个用于治疗癌症的新型质子束流治疗系统(PBT). 此计划已于 2014 年实现.

在旋转治疗头的左右两侧都装有一个 X 射线图像接收器,在每个接收器的对面都装有两个动态追踪用 X 射线源. 这两个 X 射线源分别将肿瘤的变化显示在图像接收器上. 从接收器上可得到肿瘤的变化情况,从而进行有关治疗. 图 4-22 是肿瘤动态跟踪的质子束扫描照射方法示意图. 图中空心点是计划定位照射,实心点是肿瘤上的金标位置,只有当金标在距离计划位置仅数毫米的范围内时才开始照射,保证动态肿瘤的正确治疗.

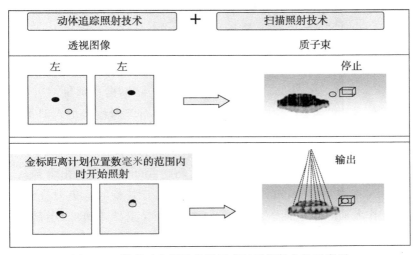

图 4-22　肿瘤动态跟踪的质子束扫描照射方法示意图

4.5　美国 Protom Radiance-330 质子治疗系统

4.5.1　前言

2007 年,Protom 公司在美国 Texas 州的 Fort Worth 成立,与美国 Massachusetts 州 Middleton 市的 MIT 直线加速器中心的研究人员合作,专门从事被誉为下一代的紧凑型质子治疗装置的研制开发工作. 目前他们正在研制的下一代同步加速器技术方案源自俄罗斯 Lebedev 物理研究所的专利,Protom 拥有美国唯一的使用权. Protom 的质子治疗装置,除用这个俄罗斯专利技术的加速器外,还配有能三维强度调制的铅笔束扫描,提高能量到 330MeV 的质子照相,Fidelity™束流扫描技术,用锥形束 CT 的图像引导的质子治疗方法等新功能. 这个新型的质子治疗装置称为 Radiance-330 紧凑型质子治疗装置. 经过六年的努力,2012 年年初该系统研制成功,现已安装在 MPTC,已在 2014 年治疗第一个患者. 由于这个装置占地小,质量轻,价格低,还有能质子照相等新功能,所以被誉为下一代技术,深受各界关心和期望[13].

4.5.2　设计指导思想

美国近年来全国癌症的费用继续飞涨,根据美国国家卫生局的数据,2001 年的直接和间接与癌症有关的全年总费用是 18.02 亿美元,2006 年增加到 26.32 亿美元.此费用包括三项:直接用于医疗的费用,在患病期间因出勤率的降低而损失的费用和因癌症而过早死亡造成的损失.此统计数字证实进一步改进癌症的治疗工作已十分迫切,不仅是提高治愈率,还要减少副作用.目前在提高肿瘤治疗率和患者生活质量的各种措施中,质子治疗具有特别重大的作用.许多放疗肿瘤医师和医学物理学家都认为质子治疗能有效地控制局部肿瘤,并能减少治疗时的副作用,是一种治疗局部肿瘤的理想方法.与常规放疗,甚至基于图像引导的新方法相比,只有质子治疗才能在正常组织具有最小损伤的情况下,给肿瘤照射治疗所需的高度精确的高剂量.在 X 放疗时,经常为了考虑减少对正常组织的损伤,从而不得不降低对肿瘤的照射剂量,只能进行"姑息治疗".质子治疗则允许放疗医师给肿瘤传递最大的剂量值,而如此大的剂量,在常规放疗时往往都是危险和禁用的.近年来,由于 IMRT 的优点和推广,X 放疗的疗效有很大的提高.质子治疗虽好,但价格太贵,因此促使原从事 X 放疗的医疗装备工作者,千方百计采用各种复杂的硬软件方法创造出各种新型的采用 IMRT 方法的 X 射线治疗装备,设法提高 X 射线治疗装备的竞争力.这种现实情况使肿瘤医务工作者面临进退两难的选择难题,采用 X 射线 IMRT,还是采用质子治疗?设计 Protom 质子治疗装置时就要求这个下一代质子治疗装置占地少,价格低,性能好,使其性能价格比明显要优于采用 IMRT 方法的 X 射线治疗装备,能开创质子治疗全面取代 X 射线治疗的时代.此外,今后的放疗不但将以质子治疗为主流方法,并且也希望系统功能丰富,治疗性能好,使用方便,还希望治疗流程不要"太复杂",越"简单"越好.Protom 正是以这个指导思想设计和研制的.图 4-23 为有 2 个治疗室的方案.

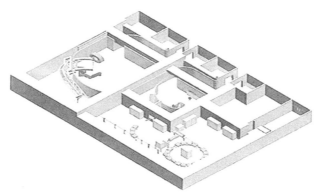

图 4-23　有 2 个治疗室的方案

4.5.3　Radiance-330 的总体安排

Radiance-330 仅需很少的建筑面积,如图 4-23 中的有 2 个治疗室方案的占地面积小于 $10000ft^2$(相当于 $1000m^2$ 左右,是目前用的 $1/3 \sim 1/2$),既可独立建造,也可对已有建筑扩充而成.这种价廉、占地少的装置可满足多数没有能力建造大型治疗中心的中小医院使用.Radiance-330 具有高度的模块化结构,可以用一个加速器支持多个治疗室,可以根据用户需要分若干工期,逐步扩充而成.

当前一般的质子治疗装置需 5000 万~1 亿美元资金、10 万 ft^2 面积和 220t 重的设备,而这个 Protom 系统只需 2500 万美元资金、$5000ft^2$ 面积和 15t 重的设备.资金、面积和质量均不到当前已有销售质子治疗装置的 1/4.Radiance-330 全部装备仅占用约两个电子直线加速器的空间,它的加速器、旋转机架和治疗头的设计都是为了对扫描治疗法进行优化,在 Radiance-330 上实现扫描质子束的治疗,要比从 3D CRT 转换到 IMRT 方法治疗还简单.此外,与过去的质子治疗系统相比,Radiance-330 上的紧凑式旋转机架既小又简单.这样尺寸小和质量轻的设备安装快速、省钱,易于实施,给患者和工作人员提供一个更精简、宽敞和舒适的环境,对医院是很有利的.

Radiance-330 配有一套先进的治疗传递设备,支持具有动态能量和强度调制的三维 IMPT,提供超高的治疗精度.Radiance-330 具有三种工作模式:①质子扫描束作治疗用;②质子影像学;③质子束的 CT 诊断学.这三种方法为继 IMRT 后下一代的放射治疗肿瘤的新方法[14].

4.5.4　Radiance-330 的加速器

图 4-24 是 Radiance-330 的加速器全貌,可以看出加速器的束流品质很高,发射度很小,闭轨控制得很好,仅需很细的束流真空管道,这样磁间隙很小,可使磁铁很小很轻,磁场耗电很低.从图中看出,加速器上的长直线节比通常的要短,也即束流注入、高频加速和引出的长度比通常同步加速器短,从而在环上可以安排更多的偏转二极磁铁,使最后的加速器方案不但周长更小,而且最高能量提高到 330MeV,的确是一个奇迹.此外,同步加速器所需注入能量很低,仅 1.6 MeV.图 4-25 是预注入器的注入安排,注入器很短,注入器出口直接注入同步加速器.最初的方案是用一个高压倍加器作为预注入器,但流强偏低,拟改用 RFQ 直线作为注入器,从如此紧凑的束流输运安排可以看出其中确有一些专门技术,可能都属知识专利.

加速器是一个新型紧凑同步加速器,同步加速器能提供 30~330MeV 的质子,能散为 0.15%.在 1s 内能加速到 330MeV.加速到 250MeV 用于治疗,加速到 330MeV 用于质子照相.同步加速器的外环直径小于 4.9m,周长约 16m,全部总质量约 15t,这就减少了很多材料费用.最近,该加速器在 MIT-Bates 直线加速器中心进行了 12 项以上的升级改进,给出了提供扫描束传递的最优工作状态,如重点在动态

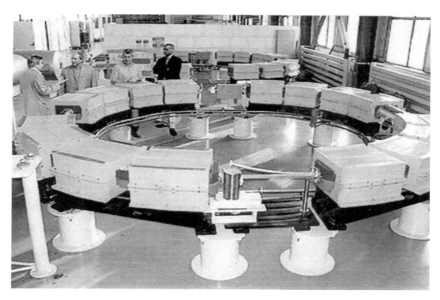

图 4-24　Radiance-330 的加速器全貌

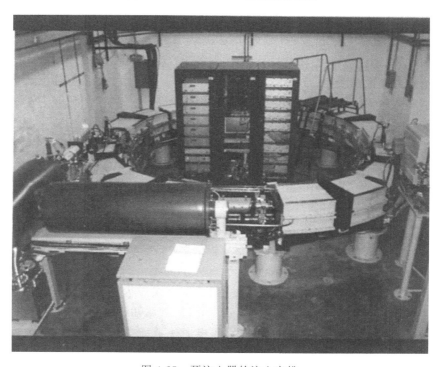

图 4-25　预注入器的注入安排

的能量和调强方面的技术措施. Protom 是当前全球唯一的销售具有扫描束流传递系统的加速器引出束的治疗装置的公司.

4.5.5　Radiance-330 旋转机架

图 4-26 是旋转机架的全貌图.从图上可以看出下述特点:①由于束流发射度很好,束流管道很细,这样电子光学用的磁铁可以较轻,机架总质量 40 多吨,相当于 iBA 用的旋转机架质量的 1/2;②旋转机架也只用旋转 180°,加上移动治疗床 180°,也达到对肿瘤 360°的照射;③采用机器人的患者定位系统;④治疗室空间宽裕.

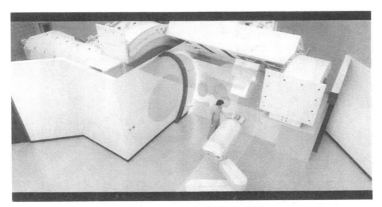

图 4-26　旋转机架的全貌图

4.5.6　Fidelity™束流扫描技术

新旋转机架和治疗头采用扫描质子束传递工作模式.图 4-27 是其硬件的安排,引出束流经两块扫描磁铁,再经过监视器直接对患者肿瘤进行扫描,非常简单.为了优化这个扫描治疗,专门开发了"Fidelity™束流扫描技术",此名称本身的意思是此技术可以使传递的治疗束流性能与治疗计划规定的性能完全相符.这个技术能很容易地将治疗束过渡到三维 IMPT 的要求.传递控制和安全系统能确保实际传递的和计划的剂量有很高的符合性.与过去的治疗技术相比,新开发的 Fidelity™束流扫描能提供更高效的束流利用率、更快速的治疗作业、更低的价格和更高质量的剂量分布.

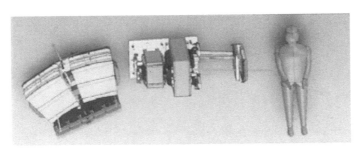

图 4-27　束流扫描硬件的安排

4.5.7 固定束和旋转束治疗室

1. 固定束治疗室

图 4-28 是 Protom 的固定束治疗室. 从图中的墙上穿出一个长形的扫描型固定治疗头, 治疗头左右两侧的显示屏专用于显示治疗的信息, 治疗头前有一个定位椅, 由一个小型机器人进行控制.

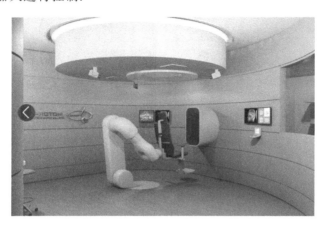

图 4-28　Protom 的固定束治疗室

2. 旋转束治疗室

图 4-29 是 Protom 的旋转束治疗室, 整个治疗室具有相当大的空间, 在图的中间是一个治疗头, 该治疗头安装在一个旋转机架上, 可旋转 180°. 在治疗头下面是一个机器人控制的患者定位床, 通过该床的 180° 旋转才能达到治疗头对肿瘤的 360° 旋转. 在图的右边有一个环状物, 未见有文章说明, 看来不像 CT, 更像一个定位用的磁铁定位环, 有待进一步落实.

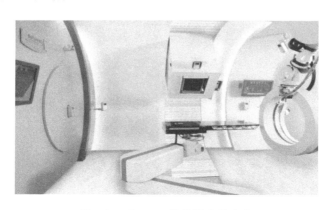

图 4-29　Protom 的旋转束治疗室

4.5.8　新水平的图像措施

Protom 还开发出一种新的图像措施,即全球第一个开发出"用锥形束 CT 的图像"引导的质子治疗方法.此图像系统能提供三维位置验证和六维自由度的调节,也提供一对正交的二维的患者治疗定位和荧光显示.此外,患者在治疗位置时,Protom 还能用治疗束进行室内常规的 CT 成像.Protom Tomography™ 系统还能进行质子照相,质子放射照相能直接测量停止功率,因此能在治疗计划计算中获得超高精度的终点量程.Protom Fidelity™ 束扫描和 Tomography™ 结合在一起,提供了一种能确保计划和实际传递剂量分布具有最高符合度的测控工具.

4.5.9　财政上的可行性

以往的有些技术,如散射质子治疗技术,所用部件大都是单元功能,价格高,质量大,有些还需专用起重机、运输设备,甚至专用仪器.这会增加财政开支,导致低效的操作.目前已有的质子治疗系统的屏蔽空间也过大,这一切都导致占地大,投资高,使医院在财政上难以实现质子治疗的想法,处于有心无力的困境.现在的 Radiance-330 系统占地小,价格低,能改变这种困境,使医院在财政上可接受采用质子治疗方案.

Radiance-330 的辐射防护要求比过去的系统少得多,任何医院要装 Radiance-330,可以扩充和重新安排原有放疗中心的防护,或单独建一个,新系统的各种与治疗过程有关的结构和设备投资低,运行费用少.因此 Radiance-330 是当前质子治疗中心中具有最大的财政可行性的一个系统.Radiance-330 系统本身十分可靠和耐用,加速器用 C 型磁铁,束流真空管道不必穿过磁铁,易于维修,使维护工作既容易也快速.系统有很长的正常运行时间,加速器要停就停,要开就开,没有回旋加速器的冷却时间.

4.5.10　有关 Radiance-330 的开发历史和应用的信息

(1)2009 年 9 月 22 日,McLaren 卫生保健局(MHC)和 Protom 已决定合作,在 Michigan 州 Flint 校园的北美五大湖(Great Lakes)癌症研究所建造 Michigan 州第一个质子治疗中心.2010 年 4 月,MHC 再次宣称将 Protom Radiance-330 质子治疗系统引入 Michigan 州,并在 Great Lakes Cancer Institute 建立当地的第一个质子治疗中心,为当地民众提供治疗条件.

(2)2011 年 5 月 13 日,Protom 公司宣布和 New Jersey-based Atlantic Health System 合作在 North Jersey Marketplace 建造一个质子治疗中心.

(3)2011 年 9 月 29 日,Protom 公司宣布,由于 Protom Radiance-330 占地小,适合于寸土寸金的大城市,英国 APS 将成为 Protom Radiance-330 的第一个用户,计划在伦敦市 Moorgate 地区建造大型卫生建筑,地下四层将安装 Protom 的质子治疗设备,地上七层作为治疗和咨询室,以及办公与储存室.

(4)2011 年 10 月 3 日,Protom 宣布,美国 Michigan 州 Flint McLaren 医学中心园区内的 MPTC 的建筑已完工,正在安装和调试质子治疗和通用的装备.中心有三个治疗室,全部完工开业后,将有 80 多名专业工作者,并吸引几百名医学访问者.2012 年 12 月治疗第一个患者.

4.5.11　McLaren 质子治疗中心

早在 2007 年,MHC 向 M. D. Anderson 中心咨询建造质子治疗中心的可行性.2008 年,MHC 获得 Michigan 州政府的需求证明(certificate of need,CON),批准建造此中心.2009 年 9 月宣布中心采用 Protom Radiance-330 质子治疗系统.2010 年3 月,MHC 和 Protom 宣布合作建造 MPTC,同年 10 月动工,2011 年 9 月开始安装加速器.2012 年 12 月治疗第一个患者.

在总体规划时,将此中心作为北美五大湖癌症研究所的一个扩充建筑,使二者整合成一个整体,名副其实地使 MPTC 成为北美五大湖癌症研究所的一个质子治疗中心.MPTC 位于一个新建的二层建筑内,包括一个约 19000ft^2 的辐射屏蔽区供Protom Radiance-330 质子治疗系统使用.此外还利用原有的北美五大湖癌症研究所供肿瘤医疗用的 34000ft^2 的面积,其中 12000ft^2 供质子治疗的机加工用,10000ft^2 供质子的临床治疗用.MPTC 在正式开业后,有 75～100 个长期的专业和技术工作岗位,平均年薪超过 9 万美元.图 4-30 为 MPTC 的带屏蔽部分的总体平面图.图中一个同步加速器分别供三个旋转治疗室使用,在每个治疗室内专设一个图像控制室,而在迷宫外还设有三个专用室,即患者准备室、治疗控制室和准备储存室.在图 4-30 中可见不带屏蔽的一些房间,如加速器控制室等.

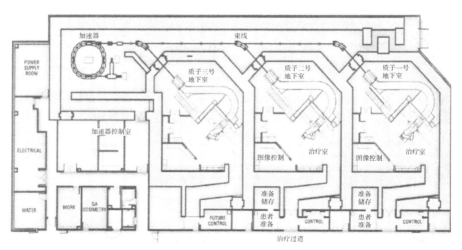

图 4-30　MPTC 的带屏蔽部分的总体平面图

4.5.12　Protom Radiance-330 系统的调试

1. 旋转机架等中心点的束流调试

2012 年 12 月,在 McLaren 质子治疗中心对 Radiance-330 进行旋转机架等中心点的束流调试. 测试结果: 在等中心点的束流强度达到设计指标,足够提供给标准的临床治疗使用; 测量的束流参数既稳定又有很好的重复性. 前者意味着束流的光学系统设计十分完善,后者表明 Radiance-330 的各种不同分系统能得到完美的功能集成. 此外,这次在第一个旋转机架上进行的束流通过旋转机和治疗头的光学试验的成功也验证了技术设计的成功.

在进行此试验前,由于原设计的预注入器流强太小,所以决定改用一个新的自行设计的高频四极矩,并将委托给 AccSys 研制加工的 RFQ 质子直线注入器作为新的 Radiance-330 预注入器. 这次调试工作证明此新注入器能明显地改进束流的强度,若再进一步进行细调则还能使注入质子流的强度高出同步加速器中每周期加速的质子数的数倍之多. Protom 公司的领导认为,公司不仅要将 Radiance-330 制造成最先进的束流扫描系统,还要使它成为一个质优价廉的质子治疗系统.

2. Radiance-330 的验收测试结果

2013 年 11 月 5 日,在 McLaren 质子治疗中心对 Radiance-330 质子治疗系统进行了初始验收测试. 测试结果比负责 MPTC 治疗调试的医学物理学家的期望还要好,现将主要的测试结果简述于下.

1) 深度剂量曲线

深度剂量截面曲线是描述质子布拉格峰性能的关键质量曲线,布拉格峰性能使极大部分的质子能量在一个很狭窄的具有精确能量值的肿瘤空间内传递,而在肿瘤附近的正常组织,只释放很小的能量. 图 4-31 是初始验收测试的深度剂量截面的曲线. 图中的原始曲线非常光滑和清楚,充分说明系统的总体性能和束流传递性能都非常优良.

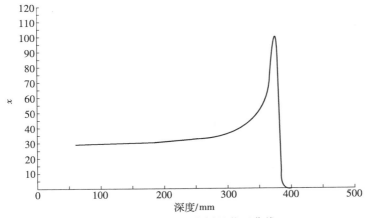

图 4-31　测试的深度剂量截面曲线

2）束流截面测量

图 4-32 是测试的束流截面图，从理论上说，束流点和点截面的大小是由高斯分布决定的，并且应该上下左右完全对称. 从此测试图可以看出：图像十分稳定，充分表明系统本身非常稳定可靠；图像十分对称，呈圆形，又充分表明实验和理论十分相符. 如此优良的测试结果使测试人员非常满意，可以预计用这么良好的束流进行点扫描，必然会得到最佳的适形剂量和治疗结果.

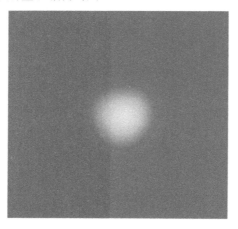

图 4-32　测试的束流截面图

4.5.13　美国 MGH 的第二台质子治疗中心

2012 年，MGH 宣布将和 Protom 签订购买合同，继 MGH 第一台 NPTC 质子治疗中心后再向 Protom 引进 MGH 第二台质子治疗中心. 按照合同规定，这是一台单治疗室的质子治疗系统，如图 4-33 所示，系统包括一台紧凑型 330 MeV 同步加速器和一个带有机器人患者定位的 180°旋转机架等部件.

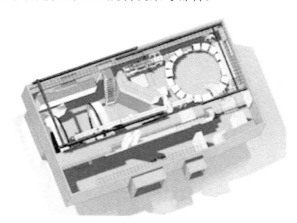

图 4-33　美国 MGH 的 Protom

1. MGH 的第二台质子治疗中心的性能要求

MGH 建在美国波士顿市的市中心,该地区地价很贵,寸土寸金,所以希望新的装置仅需较小面积,最好能将全套系统安装在 MGH 现有肿瘤放疗部门内的一个辐射屏蔽场所内.这样的安排可以使新装置能利用原有的治疗人员、辅助装置和有关医用设备,不需再建新的.此外,该新装置最好能具有先进的功能,有利于未来有前途的放疗新技术,如 IGPT、DART 等.

当前市场上的 Protom 有占地小、功能先进、价格便宜的突出优点,但厂方的公开资料中对这些优点的介绍比较一般性.MGH 有关人员为了能正确选择符合自身要求的第二个质子治疗中心,进一步调研了 Radiance-330 的性能,以便更深刻地了解 Protom 的特点,最后才决定采用 Radiance-330 作为 MGH 的第二个质子治疗中心.

Radiance-330 加速器整体体积较小,因此 MGH 才有可能将 Radiance-330 加速器安装在一个供内部加速器用的 20ft×30ft 的空间,此外 Radiance-330 新装置的质量轻和紧凑等特点能使安装工作大大简化.其中最大的部件(固定束,180°旋转机架等)不需要特殊的搬运工具和起重设备,用常规的装备就能完成有关安装工作.MGH 这个调研 Radiance-330 的观点很有新意,确能对 Protom Radiance-330 系统有深一层的理解,故在下面作简要介绍.

2. MGH 进一步调研 Radiance-330 的性能

MGH 有关人员为了选择符合自身要求的第二个质子治疗中心,进一步调研了 Radiance-330 的性能,归纳成下述几点:

(1)Protom 系统具有最大的经济性,投资少,性能好.

(a)根据不同的治疗室数目,当前市场上的商用质子治疗系统的造价在 1.5 亿~2.2 亿美元.而具有三个治疗室的 McLaren 方案,其总价仅 6500 万美元,比当前的市场价要低一半以上.

(b)Radiance-330 加速器的能量变换效率(指输出束流功率和电消耗功率的比值)比过去的回旋加速器系统,甚至大型同步加速器系统要高得多,可高出 55%,能在加速器的 25~30 年使用寿命期间节省电费达 400 万~500 万美元.

(c)Radiance-330 加速器只需占较小的面积,这样小的系统尺寸有可能在现有的癌症治疗中心再扩建一个新的质子治疗中心,不需再在中心外购地.这样安排,不仅能节省大量的购地费用,还能节省人力资源,共享已有的各种辅助和通用设备.

(2)Radiance-330 比以往的加速器采用更新的技术,从而使加速器在改变能量时产生很少的中子辐射,同时也仅有可忽略不计的很少的 γ 射线,因此只需要很少的辐射屏蔽,和当前市场上用的加速器屏蔽要求相比,既省钱,又省地省工.

(3)设计的模块化和可度量化.

(a)Radiance-330 的设计给用户很大的灵活性,允许用户选一个或多个治疗室,也允许建在现有的肿瘤放疗部门之内或在其邻近处.束流传递线可以水平也可以垂直,加速器和治疗室可在相同或不同层次,一切可根据用户的具体情况来最后决定.

（b）Radiance-330 的质子束流传递系统采用模块结构,能很容易地通过标准接口选择对用户最优的图像和治疗计划的装备.

（4）Radiance-330 具有当前最先进、最快速的点束扫描技术.

（a）肿瘤医生能利用 Radiance-330 控制质子剂量的优点来处理复杂的治疗情况,同时还能为诊断师、物理师和放疗师减少治疗计划和治疗传递逻辑之间的复杂性.这是因为在 Protom 系统上装备了一种 Protom's Fidelity™束流扫描系统,这个扫描系统用磁场引导束流横向运动和在 1.2s 内用能量变化来控制纵向运动的方法,以亚毫米精度的深度控制,将医学物理师所规定的质子剂量准确适形地涂在肿瘤上,这种不可思议的三维扫描技术能对最复杂的肿瘤实现完美的适形治疗.

（b）这个用同步加速器驱动的扫描技术具有较快的治疗计划能力,允许患者较快地开始治疗和经受高效的每日治疗过程.对此,Protom 做了如下解释:因质子具有一个较低的入射剂量和在肿瘤后即停止的布拉格峰性能,所以在质子治疗的计划中,照射中所需的照射方向比常规放疗要少,而点束扫描又不需要在每个束方向使用屏蔽孔径.这样一种又省时又价廉的束流传递技术也是今后的适应治疗的入门券,所谓适应治疗即指一种能将计划束根据每日肿瘤变化或患者解剖上的变化进行反馈"调整"成最理想值的具有实时适形的新型治疗方法.

（5）用户友善和聚焦患者的接口.

Radiance-330 的人机界面是用先进技术设计的,对用户更加友善.为此,设计者广泛征求对不同质子治疗系统有经验的用户的意见,并用这些经验数据将工作流程的指导意见集成在控制系统中,使放疗师仅花少量时间在设备上,从而有更多时间关心患者.人机界面的荧光屏做得十分整洁,将显示屏和整触摸屏技术相结合,使得治疗室和治疗传递控制系统的屏显中能给出放疗师所需的患者信息,如治疗计划信息、治疗野、治疗室方位、数字式重建放疗图、束流状态和一个有束流时的剂量监视器等都显示在同一个屏上.在治疗室内的控制触摸屏能给出一个唯一性的工作流程驱动的图像.

（6）容积照相（volumetric imaging）的选择.

Radiance-330 装配了一套交叉直角型的图像系统和一套图像登记系统,从而给用户有选择容积照相的机会.Radiance-330 系统装有一种能立即和一系列室内图像装备（如 CT 或 CBCT,以及 DICOM）完全兼容的标准的连接接口,这种软件控制结构的模块设计方法留给用户选择在各个方面（如图像、治疗计划和肿瘤信息系统等）符合自己特点的最优技术解答.

（7）Radiance-330 具有独特的质子照相（PR）能力.

Radiance-330 具有 70～250 MeV 的高能质子,又能将束流能量再提升到 330

MeV,实现用自身束流进行质子照相的能力.当前此系统从技术层面上已具有这种质子照相能力,相信也能用于未来的图像引导和适应质子治疗上.此外,质子照相也将用于预治疗的建立束流传递和量程验证上.Radiance-330 这种独有的质子照相能力,使得它能够不再需求室内 X 射线图像设备,而利用同一种治疗束,也能照相.这种技术今后会在某些领域,如适应式治疗计划、精确呼吸门控补偿(包括运动控制和束流阀门)和决策支持等,开创新的天地.

4.6　日本住友 P235 型质子治疗系统

4.6.1　前言

1971 年以来,日本住友研发核物理实验与应用的各种回旋加速器,RFQ 型直线加速器和小型同步光环等.研发的第一台 P235 型质子治疗系统安装在日本癌症治疗中心 NCC.该系统由一台 230MeV 固定能量等时性回旋加速器、能量选择系统、束流输运系统和其他系统组成.自 NCC 后的近十年内,住友没有售出一台,高层在总结后,决定加强系统创新设计.住友在系统小型化方面的特色,满足寸土寸金的地方需求,此外住友采取低利润方针,因此在近三年中取得好成绩,不但得到日本、中国台湾、中国香港三地的合同,在韩国也战胜 iBA,获得首尔三星癌症治疗中心的合同,并研制成超导小型回旋加速器和紧凑型旋转机架与笔扫描、CBCT、在线 PET 等一系列新产品.

4.6.2　总体系统

1.常规回旋的多治疗室系统

1)中国台湾长庚医院质子暨放射治疗中心

在长庚尖端医学园区内耗费约 8 亿元建造质子暨放射治疗中心,最大楼层面积约 38m×27m,分为地下三层、地上三层,总面积达 3.3 万 m².医院决定设置 4 间质子旋转治疗室及 10 间直线加速器治疗室,启用后将是亚洲最大与最先进的放射治疗中心.在林口总院设置 30m×13m(长×宽),地下二层、地上二层,总面积达 5300m² 的质子治疗中心,并采购日本住友最新规格的质子治疗系统.图 4-34 是质子治疗中心的平面示意图.它是用一台能量为 235MeV 的质子回旋加速器,通过一个 70~235MeV 的能量选择器,再通过束流输运线分别送入四个旋转束流治疗室,没有通常用于头颈部和眼部的固定治疗室.根据目前计划,林口长庚医院质子暨放射治疗中心已于 2011 年 1 月 12 日举行动工典礼,计划可收治癌症患者.一年最多可治疗 1800人.由于没有健保付费,民众必须自费,仅一个疗程就要 30 万元.根据报道,该中心在 2013 年 3 月进行机器安装.计划在 2014 年 4 月进行试运行,并对六名患者进行试治疗,并计划在 2014 年 7 月投入治疗.但此后未见再有报道.2014 年 5 月长庚医院院长翁文也没有说起林口质子中心的进展,肯定有情况,但未公布.此外,根据 2014 年 12 月新闻报道,高雄长庚医院宣布投资 45.5 亿元建造中南部首座质子治疗中心,计划 2018 年开始治疗.

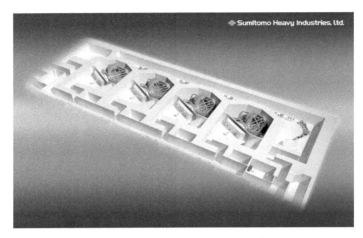

图 4-34　质子治疗中心的平面示意图

2)韩国三星医疗质子治疗中心

2010 年 4 月 15 日,三星医疗院与日本住友公司签署了被誉为"幻想治疗仪"的质子治疗仪采购合同.三星医疗院随之计划在院区内建设地上 6 层、地下 4 层,占地 14530m² 的质子治疗中心,于 2014 年 11 月竣工.图 4-35 是韩国三星医疗质子治疗中心的总体示意图,一个常规回旋加速器将束引向两个旋转治疗室,留有一个备用治疗室供今后扩充用.第一期的这个质子治疗中心除了两个旋转束治疗室之外,还配备

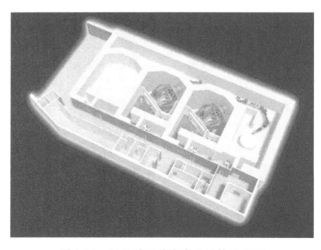

图 4-35　三星质子治疗中心总体示意图

了当前在质子治疗开发中的有关先进技术,如质子束扫描调强放疗、CBCT、RPPS、多叶准直器(multi-leaf collimator,MLC)呼吸同步调控治疗系统等.引进的呼吸同步追踪调控系统(respiratory gating system),是一台准确追踪因呼吸而出现肿瘤位移的仪器,根据患者的呼吸自动调控放射线照射,对肺癌和肝癌患者是必不可少的设备.CBCT 是在质子放疗仪上配备的特殊制作的 CT,每日放射线治疗之前可拍摄 CT,便于了解肿瘤位置,进行准确治疗.RPPS 可准确定位患者的位置,进一步提高治疗效果和准确度.MLC 可极大地缩短治疗准备时间,需要突然改变患者治疗计划时,也不需要像原先那样等候几小时或 1～2 天,可及时应对.

2.中国香港养和医院质子治疗中心

香港养和医院于 1922 年由香港一群著名的华人医生和社会贤达所创办,目前由李树芬医学基金会拥有.养和医院将率先为香港引入放射治疗的先进技术——质子治疗系统,预计将耗资 7 亿港币,将于 2015 年启用全港首部质子治疗系统,该系统将率先应用于治疗儿童癌症、肝癌及肺癌,收费不超过放射治疗的 2 倍.(上述一段消息是引自早年的香港某报报道,但 2014 年后香港养和医院报道上述方案由于医院区内的放射性安全受到百姓质疑而作罢,需要重新考虑,因此上述消息已成历史.)

图 4-36 是由住友提供给香港养和医院的住友模拟质子治疗系统,由图可见下列信息:①质子回旋加速器和能量选择系统;②质子经过束流输运系统,将质子束传送到指定的治疗室;③进入治疗室前,患者需要经过设计的一条迷宫式走廊,此设计有效防止治疗室的辐射外泄;④ₐ固定治疗室内,机械臂将患者移至指定的位置,然后质子以高速传送到治疗室为患者治疗;④ᵦ旋转多角度治疗室内,机械臂将患者移至指定的位置,治疗机预先设定的角度,然后质子以高速传送到治疗室为患者治疗.

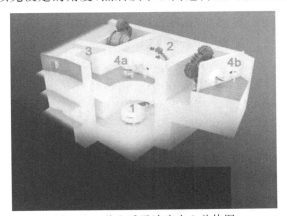

图 4-36　养和质子治疗中心总体图

2014 年 6 月 16 日,《香港商报》登载了下面一个报道:养和医院筹建中的东区医疗中心引入全港首套质子治疗系统,筲箕湾的居民却因担心辐射泄漏而强烈反对,养和医院强调会做足安全措施及评估,呼吁居民放心.副院长陈焕堂表示,院方拟于筲箕湾的阿公岩处设立东区医疗中心,中心除设置质子治疗设施外,也会提供多项癌症诊断及治疗服务,现正进行有关规划,预计最快 2019 年落成.由上可知当初建造计划已有变化,是否还用住友的方案,新方案是哪家的系统都有待今后揭晓.

　　3.超导紧凑型质子治疗系统

　　住友自行研制开发一个超导回旋加速器,和原开发的紧凑型旋转超导质子治疗系统机架组成一个小型系统.质子从超导回旋加速器引出后,通过一个短而简单的能量选择系统,即进入治疗室的位于旋转机架等中心点处的患者肿瘤.从图可看出,连屏蔽在内,仅占地约 2000m² ,从而适用于小城市和小医院.图 4-37 是该超导紧凑型系统结构图.

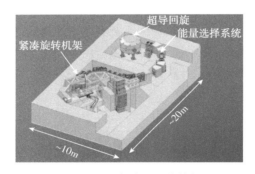

图 4-37　超导紧凑型系统结构图

4.6.3　超导加速器

　　图 4-38 是住友的常规和超导回旋加速器,左边的图是常规回旋加速器,外直径 4.4m.右边的图是超导回旋加速器,外直径 2.8m,比常规的小 1.6m,因此所占空间、质量和功耗均有显著的降低[15,16].该超导回旋加速器的主要技术指标是:能量 230 MeV,流强大于 300nA,发射度－3πmm-mrad,动量分散度±0.2%,引出效率大于 60%,旋转频率 48.15mc/s,质量 55t(200t),高频功率 200kW(440kW),功耗 40kW(400kW)(括号内是常规回旋加速器的指标).

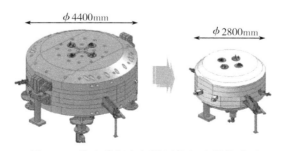

图 4-38　住友常规和超导回旋加速器外形图

4.6.4　紧凑型旋转机架

2005 年后,住友根据日本、中国香港等寸土寸金的特点,着重开发占地小的质子治疗系统,主要采取两大措施:一是从平面安排向高层安排的立体措施;二是将主要部件小型化的措施.图 4-39 是常规和紧凑型旋转机架的示意图.上面是常规旋转机架图,下面是紧凑型旋转机架图.从这两个图的比较中可以看出,在垂直方向因治疗需要,二者尺寸基本相同,但紧凑型旋转机架的横向最大尺寸约为常规旋转机架的三分之二,即可减少三分之一的占地面积,从而大大降低造价.

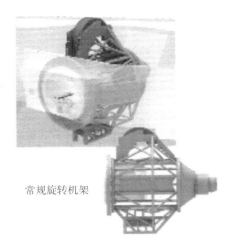
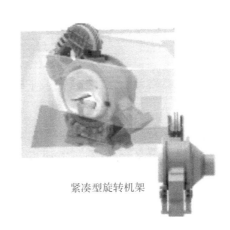

常规旋转机架

紧凑型旋转机架

图 4-39　常规和紧凑型旋转机架

4.6.5　旋转治疗室内的轨道 CT

图 4-40 是住友的旋转治疗室内的轨道 CT.自从 1990 年美国 Loma Linda 专用质子治疗中心开业近二十年来,质子治疗的主要流程基本不变,即患者先在诊断室用 CT 进行诊断,然后肿瘤医师和医学物理师根据诊断的结果制订治疗计划,然后放疗师即根据治疗计划对患者进行一个疗程的治疗(根据不同癌症,治疗次数不同).在这个疗程中,医师在原则上可在第二次照射后,适当改变计划,但原则上不再用 CT 重作诊断和治疗计划.十多年的质子临床治疗经验说明这种治疗方法有很大缺点:一是诊断和治疗缺乏时间上的同步性,用一个月前的诊断资料作的治疗计划给一个月后的患者进行治疗显然不合适;二是肿瘤本身在变,不管治和不治都在变,过去治疗方法明显没有实时的适形性.仅这两点已充分说明过去治疗方法的严重缺点,因此今后采用的 IGPT 方法是公认的先进治疗方法.住友在旋转治疗室内安装一套轨道 CT,利用患者定位床即可将患者精确定位在再次诊断位置,也可精确定位在治疗位置,解决了诊断和治疗的实时性和适形性,促进了质子治疗的进一步发展.

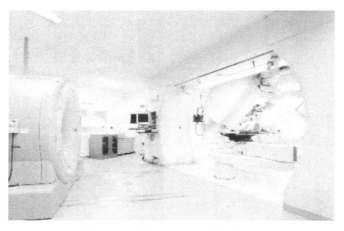

图 4-40　旋转治疗室内的轨道 CT

4.6.6　旋转治疗室内的在线 PET

在质子治疗时,量程是一个不确定因素,即算不准,也测不准,其误差在 1～3mm.如果一个肿瘤紧贴在敏感器官边上,那就麻烦了.这种情况下若能测准质子量程就有很大意义.住友在这方面也进行了一个有益的尝试,在旋转治疗室内装上一套在线 PET,这样边治疗边测出真实量程,具有先进的治疗价值,目前还在试验阶段.图 4-41 是住友的在线 PET.

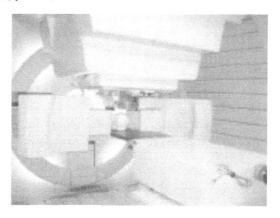

图 4-41　住友的在线 PET

4.6.7　多叶准直光阑

图 4-42 是住友和 UPENN/Varian 共同研制的质子治疗用的多叶准直光阑.多叶准直光阑是散射治疗法必备的患者专用治疗部件,每个视野需一个,因此使治疗既费时又费钱,在点扫描治疗时,原则上不需要,但当量程小于 10cm 时,为减少本底也

可采用. 从图 4-42 中看出,它由许多对金属薄片组成,将各对金属片移动不同距离即能形成不同横孔径的多叶光阑.

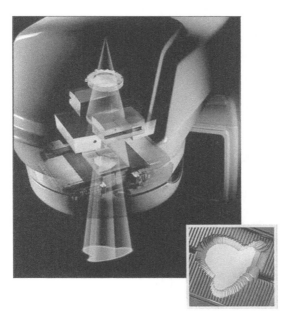

图 4-42　住友多叶准直光阑

4.7　比利时 iBA Proteus-Plus 质子治疗系统

4.7.1　前言

比利时 iBA 公司是一个从事回旋加速器、核辐射、质子治疗的研制生产公司. 公司开发的第一台 iBA Proteus-235 型质子治疗系统安装在美国 MGH-NPTC. 2001 年 7 月通过美国 FDA 论证,2002 年 2 月通过欧盟 CE Marking 论证. 系统由一台 235MeV 固定能量等时性回旋加速器,一个 70～235MeV 连续可调能量选择系统,一个束流输运系统,1～6 台(可由用户指定)旋转头治疗室,1～2 个固定治疗头治疗室,散射治疗头和铅笔扫描治疗头,以及控制系统,安全系统,患者定位系统和 TPS 系统等组成[17].

4.7.2　系统总体

图 4-43 是 iBA Proteus-Plus 质子治疗系统总体安排图,iBA Proteus-Plus 质子治疗系统可以根据用户要求,从四种不同类型的治疗室(图 4-40 中的 360°旋转治疗室、紧凑旋转治疗室、固定束治疗室和小视野固定束治疗室),三种不同的治疗头(专

用 PBS、万能和小视野治疗头)和四种不同的束流传递模式(SS、DS、US 和 PBS),作出不同的总体安排.iBA Proteus-Plus 质子治疗系统对系统中的不同部分,如图像、软件、患者定位、建筑安排等进行了整体集成和优化,给患者提供一个最佳治疗过程,形成一个高效的治疗中心.

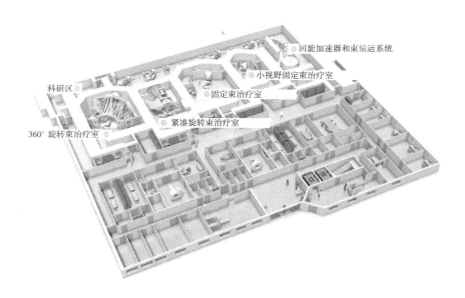

图 4-43　iBA Proteus-Plus 质子治疗系统总体安排图

4.7.3　束流产生系统

回旋加速器引出的质子经能量选择系统后,选出所需能量和束流品质的质子,通过输运线分别送到各个治疗室.能量选择系统有一个降能器,将加速器引出的230MeV 能量改成 70～230MeV 能量,还用 B1～B4 四块偏转磁铁选择所需能散度和发射度的束流进入输运线.

4.7.4　旋转机架

iBA 现有两种型号旋转机架,专用于 Proteus-Plus 的 360°旋转机架和专用于Proteus-ONE 的 220°旋转机架.

(1)iBA 360°旋转机架能保证将患者身上任何地方的肿瘤最精确地定位在旋转机架的等中心.其优点一是能将旋转机架灵活地沿着患者进行 360°的旋转;二是能在最快 1min 内旋转一个整圈;三是在任何时间具有亚毫米的精度;四是能在 US 和PBS 治疗模式时治疗 30cm×40cm 大照射野肿瘤,五是使患者和工作人员感到安全与舒适.

(2) 为了将旋转机架和高级等中心图像系统 (如 CBCT) 彼此结合起来, 又能使占地面积尽量小, iBA 研发此 220° 紧凑旋转机架. 其优点有: ①使工作人员方便接近和关心患者; ②容易操控患者定位监视仪; ③易安装旋转架滚动地板机, 改进模块式安装方法, 安装 CBCT 价廉方便.

4.7.5 固定束治疗室

固定束治疗室只装一个方向的治疗头. 图 4-44 是大视野固定束治疗室, 治疗头的方位高低要和所治肿瘤部位有关, 如头颈部、前列腺或研究用, 其特点是安装快和价廉. 图 4-45 是小视野固定束治疗室. 小视野固定束治疗室专用于治疗小肿瘤, 占地面积比其他室要小, 并内装专用仪器. 治疗时也可用定位椅, 还配有对应的 (如眼的) 专用固定模具. 这个治疗室的所有装备, 从患者定位到束流传递, 每一件都要根据所治疗的肿瘤进行优化.

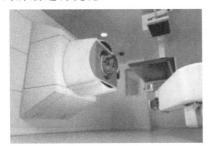
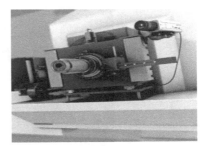

图 4-44 大视野固定束治疗室 　　　　图 4-45 小视野固定束治疗室

4.7.6 旋转束治疗头

1. 万能治疗头

图 4-46 是万能治疗头内部结构. 这个万能治疗头是将四种不同束流传递工作模式, 即 DS、SS、US、PBS 都放在一个治疗头内, 用户选哪种工作模式, 就用那种模式, DS、SS、US 工作模式可自动切换, 但要换成 PSB, 必须停止束流, 并要换接若干电缆, 也得 1h 左右, 不是瞬时切换. 此治疗头的特点是多功能、紧凑、灵活、易用.

2. PBS 专用治疗头

PBS 专用治疗头是一个专用于 PBS 治疗的治疗头, 具有亚毫米的精度, 适用于大照射野的治疗和多重快速扫描, 具有很好的适形剂量. 图 4-47 是 PBS 专用治疗头的结构图. 束流先经过两个四极聚焦磁铁, 即穿过 X 和 Y 两个扫描磁铁, 束流根据扫描磁铁的磁场形成照射野, 在束流线上装一个剂量监视游离室, 测流强和均匀度, 还有一个量程位移器, 用于微调量程, 此外有一个可进退的 X 射线源, 用于预定位, 束流管要抽真空.

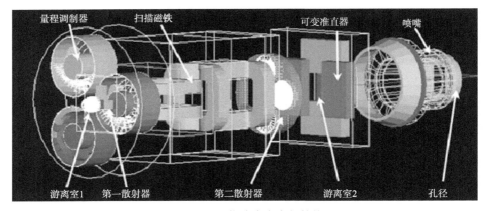

图 4-46　万能治疗头内部结构

iBA 的 PBS 开始时用万能治疗头中的 PBS,其性能是图 4-48 中的 PBS V1 (UN),后来不断改进,用专用 PBS 治疗头时的性能是 PBS V6(DN).由图 4-48 可见,PBS 一直在不断升级改进,由于今后调强点扫描将是质子治疗的主流方向,又鉴于专用 PBS 的治疗性能比万能治疗头中 PBS 的治疗性能要好得多,所以今后 iBA 的质子治疗系统的质子治疗中心必然以专用 PBS 治疗头为主.

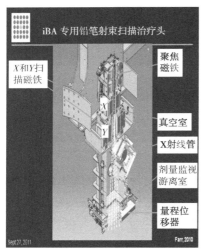

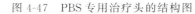

图 4-47　PBS 专用治疗头的结构图

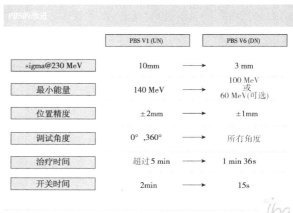

PBS的改进		
	PBS V1 (UN)	PBS V6 (DN)
sigma@230 MeV	10mm	3 mm
最小能量	140 MeV	100 MeV 或 60 MeV(可选)
位置精度	±2mm	±1mm
调试角度	0°,360°	所有角度
治疗时间	超过 5 min	1 min 36s
开关时间	2min	15s

图 4-48　PBS 的改进情况

4.7.7　患者精确定位

1. RPPS

RPPS 是一个具有六个自由度的高精确度和重复度,平滑和可靠的患者治疗床.机器人根据治疗计划的定位要求能自动地移动患者,并将患者的肿瘤安置在接收治疗束精确位置.图 4-49 是 RPPS.

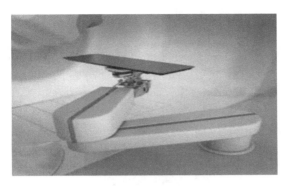

图 4-49　RPPS

2. 患者的预准直

治疗室内都有激光准直装置,作预准直用.放疗师利用打在患者皮肤上的激光线指示进行患者的粗定位.此外,在万能治疗头内安装一个光视野,能将一个光亮孔径的光影投射到质子治疗的精密位置上,这样放疗师就能根据光影视觉来纠正患者皮肤上的质子照射位置.

3.2.5 维立体 X 射线和荧光透视法

利用高分辨率的 X 射线数学图像系统提供的两个呈正交安排的立体图像就能作 IGPT.使用人工和自动图像记录与荧光透视这两种方法就可以进行精确的患者位置验证及患者位置监视.荧光透视法是一种在体内结构产生实时 X 射线视图的图像技术.这个系统使医务工作人员能够观察治疗期间肿瘤在治疗区中的位置.这种技术特别适用于跟踪患者器官的移动情况.

4. CBCT

在质子治疗时,为了实现更精确的剂量分布,经常希望用图像引导的方法来监视患者的定位.当前常用两个呈正交安排的立体 X 射线和荧光透视法来比较患者的治疗位置和治疗计划位置之间的差别.

这种观察原则上是二维范畴的.如果在治疗室内用 CBCT 图像,可以直接收集到计算机断层扫描仪所需的数据,那么就可以在三维范畴情况下比较患者的治疗位置的 CT 影像和治疗计划的 CT 影像的差别.这样就能给出比常用正交准直系统更精确的定位结果.图 4-50 是 CBCT 对脑颈部的三个方向的透视图,可重建一个三维图像.当前放疗界将 CBCT 引入质子治疗,也等于将 IGRT 中的 CBCT 位置和图像规范应用于质子治疗,即新的 IGPT 质子治疗法.iBA 对此进行了研发,已在 360°和 220°两种旋转机架的治疗室内引入了 CBCT 技术.这样就能具有下列优点:一是可在治疗室内和等中心点收集 CBCT 图像,确保精确的患者定位;二是可以探测到在放疗路径上患者的解剖学上的修改变化.这样放疗肿瘤医生能全面了解解剖学上的信息,就能引向真实的 IGPT.CBCT 能导致 IGPT,也是使质子治疗走向适应放疗

(adaptive radiation therapy)的第一步.

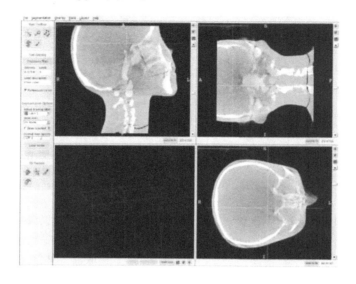

图 4-50　CBCT 的三维图像

4.7.8　iBA 系统的设备订购和可选 iBA 硬件

(1)iBA Proteus-Plus 系统内含一台 235MeV 回旋加速器,ESS 和输运线,四个旋转束治疗室,一个固定束治疗室,一个研究实验室,一套控制系统,一套治疗系统.

(2)治疗室的配置.例如,表 4-12 是美国费城大学 Roberts 质子治疗中心(UP-ENN)2006 年订购的各治疗室的设备配置表.

表 4-12　各治疗室的设备配置表

	1 室	2 室	3 室	4 室	5 室
类型	旋转	固定	旋转	旋转	旋转
PPS	√	仰卧和坐	√	√	√
活动地板	√	×	√	√	√
治疗头	全套全能	PBS 专用	全套全能	全能 (SIS-DS-US)	全能 (SIS-DS-US)
MLC	√	×	√	√	√
光视野	√	×	√	√	√
激光	√	√	√	√	√
X 射线	2(BEV incl.)	3	2(BEV incl.)	2(BEV incl.)	2(BEV incl.)
门控	√	√	√	√	√
CBCT	√	×	√	√	×

从表 4-12 可见,各治疗室装备了当代最先进的医用器械,以旋转治疗室为例,除去常规的患者定位系统 PPS、激光标记和光照野外.每个治疗头能用单散射(SIS)、双散射(DS)、全扫描(US)和铅笔扫描(PSB)四种治疗方法,并配有 CBCT、门控、MLC,还装有滚动地板,便于操作维护.最后请注意表 4-12 是 2006 年时的配置,2014 年的配置将会更先进.

(3) 建造一个质子治疗中心,除订购 iBA 的质子治疗系统外还要向其他供应商订购其他设备.下面列举 UPENN 在 2006 年 6 月和比利时 iBA 签订合同时的有关设备订购情况,仅供参考.

供应商:

iBA(主供应合同)负责整体系统集成,供应 iBA Proteus-Plus 系统,内含一台235 MeV 回旋加速器,ESS 和输运线,四个旋转束治疗室,一个固定束治疗室,一个研究实验室,一套控制系统,一套治疗系统.

Varian 为 UPENN 提供下列主要设备:四台 C-Linac iX 型直线加速器,一套Eclipse治疗计划系统,一套 Aria 肿瘤治疗(Oncology)信息系统,两台 Acuity 常规模拟器,呼吸门控系统,立体定位设备,MLC,CBCT.其中新型开发质子治疗设备有MLC,自动补偿器,CBCT,快速切换时间,束流计划调度系统等.

(4) iBA 可选硬件.

各质子治疗系统销售商都在开发自己的新产品,在投入市场后开始以用户可选件方式,一般而言都有性能先进而不成熟的特点.下面列举 2014 年 iBA 向某用户提供的更先进的可选硬件清单,仅供参考.

(a)每个治疗室可配下列一套 CBCT 设备,内含一套治疗室内用超快速束流线(ultra-fast beam),一套第二 X 射线电源(second X-ray power supply),一套 Rad-B上的荧光检查(fluoroscopy on Rad-B),一套同步 X 射线移动系统(simultaneous X-ray motion system),一套 CBCT.

(b)可提供 iBA 生产的有关 QA 设备,例如:

一套测深度剂量分布的 iBA Zebra 测量仪,一套质子治疗 QA 用的 iBA LynxPT 测量仪,一套测二维、三维剂量分布的带 MatriXX PT 的 iBA DigiPhant 剂量仪,一套带 omniPro-accePt 的蓝色测试水箱,一套 WPID 绝对剂量仪用水箱,一套固体水箱 SP33 和 SP34 及水箱配用各种测量探头.

(c)可配置呼吸门控装置.

4.7.9　iBA 专用质子治疗软件

截至 2014 年 8 月,iBA 可提供专用于 CBCT 的下列软件:

(1)iBA Adapt treatment Suite 是 iBA 的一套专为安全和有效质子治疗的束流传递用的完整质子治疗软件,具有模块式结构,其中有 Adapt insight、Adapt deliver、

Adapt prescribe 等应用程序.

（2）Adapt insight 是一套图像软件,内含图像引导特色的三维 CBCT,高精确患者治疗的立体 X 射线图像,快速治疗床的六维校正等.

（3）Adapt deliver 在治疗传递的开始使用,它包含不同的传递技术,如铅笔束扫描等,给患者治疗的控制提供一个人机荧光屏,通过 DICOM 连接性对 TPS 和 OSI 进行整合.

（4）Adapt prescribe 为了单独或 QA 模式,允许编辑治疗计划和处方.

4.7.10　CBCT 和 Adapt insight 的技术性能

1. Adapt insight 的技术性能

（1）iBA 和 UCL、UPENN 开发一种新的 IGPT 的患者定位平台,为患者治疗时的定位准直提供二维正交 X 射线和 CBCT 两种功能,用自动、"点基"和人工记录方法都可以有六种校正矢量空间. 这个系统完全和 DICOM 标准兼容,并且能和第三方的 OIS 整合在一起. 新系统是在 UPENN 的 Roberts 质子治疗中心测试的,最终的性能还用一个模拟人体测试模型（anthropomorphic phantom,是一种模拟人体的测试模型,可分为头部、体部等各种类型,图 4-51 是美国橡树岭国家实验室的女性模拟人体测试模型）的模拟治疗计划评估过. 测试的项目有:将患者数据从 OIS（ARIA 11）取出,再传输到他处的系统整合验证;束流选择和传递系统的系统整合验证;将计算机算的校正矢量传输到"自动床位控制器"并将图像传输回 OIS 以备离线观看.

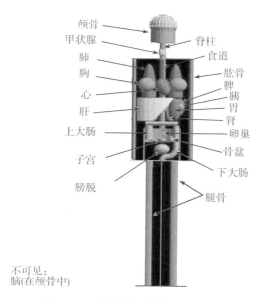

图 4-51　女性模拟人体测试模型

使用"点基"的标定方法,再用自动图像系统来检查系统的速度和精度.根据治疗计划的要求,首先将"模拟测试模型"精确定位在治疗等中心,然后用患者定位器将"模拟测试模型"移动一定的位移值(六个自由度中任一个).随后收集 X 射线立体图像,再用软件计算出的结果校正矢量值,并和已知的施加的位移值比较.同时图像记录系统记录速度和精度.在定位流程执行完后,有关执行前后信息送 OIS 供离线查阅.

(2)系统的校正方法:用一个固定的参考点对 Adapt insight 进行校正. X 射线系统也经过校正,从而对 X 射线管和平板屏的不同移动都能进行补偿.质子束也依旋转机架和喷嘴的位置来定位,因此系统能计算出质子等中心到 X 射线等中心的校正值.

校正的验证方法:先用一个直径 5mm 的球和 X 射线系统相准直,再用一个直径 7mm 的质子束透过这个 5mm 的球进行成像.用一个阵列游离室 MatriXX 系统测量这个质子束的成像图像,即测量出横向分布在 X 和 Y 轴上的 50% 照射野的大小,从而可算出质子的位置.图 4-52 是在 MatriXX 系统上测出的 7mm 直径质子束在通过 5mm 直径球后的图像,左上角图是一个环形剂量分布图,右上角图对应的是横向分布.

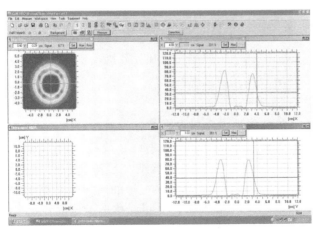

图 4-52　MatriXX 系统上测出的图

(3)Adapt insight 能对 3、5、6 种的自由度偏差进行记录并计算其校正矢量.在"患者定位器"定位一个"Rando 测试模型"可以测试记录的精确度.通过移动六个不同自由度的台面引入已知的偏差,这些位移也可组合在一起进行.测试在多种旋转角度下执行计算校正矢量所需的时间约 12s.表 4-13 是在多轴引入偏差时的计算机校正矢量值,表上最左一列是六个自由度的名称,即 X、Y、Z 三个直线位移和 Rot、Pitch、Roll 三个转动位移.但表中的引入偏差和计算机校正矢量计算的结果相差还很大,不知何故.

表 4-13　在多轴引入偏差时的计算机校正矢量值

轴	引入偏差	计算机校正矢量值					
	Gantry 角/(°)	270	259	30	30	110	180
X/mm	10	0.1	−0.1	0.1	−0.1	0.2	0.1
Y/mm	10	0.1	0.2	0	0.2	0.1	0
Z/mm	10	0	0	−0.1	0.1	0	0.2
Rot/(°)	1	0	0	0.1	−0.2	0	0.1
Pitch/(°)	1	0.1	−0.1	0.1	0.2	0.1	0
Roll/(°)	1	−0.1	0.1	0	0.3	−0.2	−0.2

（4）和 OIS 间的通信. Adapt insight 和 OIS 之间的通信十分重要,为此,做下列测试:

（a）先定义一个治疗计划,具有多次定位和治疗束照射,已进行不同的准直工作流程,在流程中已多次自动地从 OIS-ARIA11 中取出 CT 和计划等数据的历史记录;

（b）将有关信息和数据从 OIS-ARIA 送至 Adapt insight;

（c）将 Adapt insight 中的 X 射线图像和计算机校正矢量直接送至患者定位器;

（d）在执行完后,所有有关信息返回 OIS-ARIA 以供离线审阅.

2. CBCT 的技术性能

CBCT 技术是用单个二维图像装置沿着患者治疗等中心旋转一圈来实现的. 这个旋转的二维图像装置和一个二维立体 X 射线系统在一起,由质子治疗束的正交方位上的 X 射线管和平板屏组成. 三维的图像要在线重建(在二维投影收集期间). 在参考图像和收集的实时图像基础上,二维和三维的图像记录是用来验证患者的位置是否与治疗计划的要求位置相符,并能计算出一个校正矢量,保证将位置校正到正确位置. 这个记录提供一个有六维自由度的校正量,用网络将它送到治疗传递位置系统,也可以送到支持这种功能的第三方面系统,如 OIS. CBCT 和空间记录可以以DICOM目标送 OIS 作离线审核.

Adapt insight 是 CBCT 的一个软件平台,给 CBCT 提供一个原始数据和重建数据的局部存储文件系统和数据库,CBCT 数据以 DICOM 标准存储,可送 OIS 图像数据库作长期存储,Adapt insight 的高级 DICOM 连接性的可选件允许 DICOM CBCT 数据(包括原始数据到研究或 PACS 服务器)存储、质疑和恢复.

表 4-14 是 iBA-CBCT 的主要性能.

表 4-14　iBA-CBCT 的主要性能

系统	参数名称	性能
束流质量和能量	能量量程	70～125 kVp
	kVp 的重复性	5%
	非结晶的 CsI 16bit	
	30 fps max	
	15 fps 补缺值	
平板探测器的类型	平面屏尺寸	43cm×43cm
		2880 像素×2881 像素
	平面屏陈列	1440 像素×1441 像素
视野(FOV)	横向视野	34cm(居中的探测器)
		50cm(偏离中心的探测器)
图像质量	上下视野(高)	26cm
	标度和距离精度	1%
	空间分辨率	＞ 7lp/cm
	低反差分辨率	15mm@1%
	CT 数(HU) 精度	±40HU
	均匀度	±40 HU 或 2.5%
图像收集和重建时间	小和中视野的收集	＜ 50s
	大视野的收集	＜ 90s
	内联的重建	＜ 10s(在最后一次投影收集后)

4.8　美国 Mevion-S250 超导紧凑型单室质子治疗系统

4.8.1　前言

　　近年来,美国癌症患者的增加和质子治疗有效性的提高,使质子治疗市场需求大量上升.但目前常规的质子治疗系统大而贵,使一般医院难以承受.为了弥补当前销售的质子治疗中心投资大、占地大、建造期长的缺点,2004 年美国在波士顿附近的 Littleton 成立 Still River Systems 私营公司.该公司和美国 MIT 的等离子体科学和燃料中心的高磁场与回旋加速器的专家合作,计划为中小癌症中心设计一台单治疗室、价格适中、实用而先进的 Monarch-250 型 PBRT 质子治疗系统.该系统将包括一台超小型超导同步加速器型的回旋加速器,一个旋转机架,一个治疗头系统,一台机器人控制的治疗床,一台患者定位系统,一套质子治疗计划软件,以及一个与治疗记录和验证系统的连接口.Monarch-250 型不但紧凑,而且融合了当今放疗中几乎所有的先进技术,如机器人控制的患者定位床,专用的质子治疗计划软件,CBCT 影像和运动管理专用软件等,并预计在批量生产后能将价格定在低于 2000 万美元.此新系统的研制工作受到了美国肿瘤医疗界和癌症患者的极大欢迎,将成为 21 世纪肿瘤医学的一个划时代、具有革命性的放疗成就.

Monarch-250 系统的核心是研制一个超导磁铁,要求在满额电流下能稳定工作,并用该超导磁铁制成一台世界上最紧凑的回旋加速器型的高能质子源.2009 年 2 月 26 日,在美国 MIT 的科研合作下,美国 Still River 系统公司宣布研制成功这台世界上最高磁场的高能回旋加速器的磁铁.这块超导磁铁是 Monarch-250 紧凑型质子治疗系统加速器的关键部件.2009 年所有加速器的关键部件都研制成功,可进行加速器系统的整合和集成.

原计划在系统总调成功后,第一台上市的 Still River 的 Monarch-250 型质子治疗系统在 2009 年秋安装在 Missour 州 St. Louis 的 Barnes Jewish 医院.随后在 New Jersey 州的 Robert Wood Johnson 大学医院等也准备订购使用.但从 2009 年到 2010 年的两年间,总调一直未成功,上述计划落空.公司继续克服种种困难,争取能早日通过总调.2011 年年中,Monarch-250 型质子治疗系统终算总调成功,允许批量生产投向市场,在此同时,也向美国 FDA 和欧盟 CE 申请批准[18].

为了便于将此系统批量生产和市场化,董事会决定将 Still River System 公司改名为 Mevion Medical Systems Inc.并将原"Monarch-250 型质子治疗系统"改名为"Mevion-S250 型质子治疗系统".2012 年 1 月,Mevion 公司得到 ProQuest 等投资公司的 4500 万美元支持,从而有充分的资金进行该新系统的市场化工作.2011 年 5 月,Mevion 公司宣布将第一台 Monarch-250 型质子治疗系统提供给 Missour 州 St. Louis 市的 Barnes Jewish 医院和 Washington 大学医学院的 Siteman 癌症中心的 S. Lee Kling 质子治疗中心.2011 年 10 月,所有装备运到现场,2012 年年初安装,并调试出 250MeV 的质子束.另外还有两台将安装在 New Jersey 州 New Brunswick 市的 Robert Wood Johnson 大学医院和 Oklahoma 州 Oklahoma 市的 Oklahoma 大学,这两台也都在 2012 年年内完工.2012 年 3 月,Mevion Medical Systems 接到欧盟对"Mevion-S250 型质子治疗系统"的 CE 市场认证,从而打开在全欧洲销售 Mevion 的大门.现已收到美国食品和药物管理局的 USFDA 510(k) 和含有 MDD/CE 要求的批准,根据最新的消息,2014 年 2 月 18 日在 Washington 大学医学院治疗的第一个患者是一个患有髓母细胞瘤脑肿瘤(medullblustoma brain tumor)的六岁儿童.2014 年 3 月 17 日,Mevion 系统运到 Florida 州的 First Coast 肿瘤中心.2014 年 4 月 14 日,Mevion 公司和日本目十月一 Chiyoda Technol 公司签订有关在日本销售 Mevion 系统的协议.

4.8.2　设计指导思想

2012 年,美国新诊断出的癌症患者约 160 万,其中有 2/3(约 107 万)要接受放疗,这 107 万中有 80 万的患者会有疗效.质子治疗虽很优良,但价格太贵而难以有效推广.但最近的一些研究工作显示,对于有些癌症,如后期的鼻窦恶性肿瘤(sinonasal malignancies)、不可切除的肝癌(hepatocellular carcinoma),常规 X 放疗都无能为力,而质子治疗能有安全和有效的疗效,这些更显示了质子治疗的前途和生命力,使质子治疗在今后还会有很大发展.但是在"Mevion-S250 型质子治疗系统"问世以前,所有的质子治疗系统都具有四大特点,即造价高、占地大、建造期长、治疗价高,严重影响全面推广.不少专家早就指出,必须争取将质子治疗系统做到和常规放疗系统相类似的占地、价格和建造周期,质子治疗才能全面取代 X 射线治疗,从而全面普及推广.

Still River Systems 就以上述观点作为 Mevion-S250(即原 Monarch-250)的设计指导思想,即沿着过去质子治疗的成功足迹,继承原质子治疗系统的有效特点,如工作流程、治疗容量、安全性、可靠性等,同时又能克服原质子治疗系统的上述四大缺点,使各地区大小医院都能买得起,装得起,用得起.

4.8.3　Mevion-S250 的系统特点

Mevion-S250 系统有一个安装在旋转机架上的质子源(即一台超导同步型回旋加速器,如图 3-6 所示),源的体积和质量大大减少,从而使此源能随机架一起转动.

图 4-53 是 Mevion-S250 系统的治疗室,质子源(加速器装在治疗头上面)和治疗头一起在旋转机架的圆形导轨上转动,但是此加速器的引进电压能否可变,还是固定最大值,作者未见有关资料证实,还需进一步证实,若是固定能量,则还需能选系统,但此能选系统需设计得很紧凑,传输系统特别简单.Mevion-S250 系统采用当前一切先进的质子治疗方法和技术,如用现代具有三层次控制结构(three-tiered control

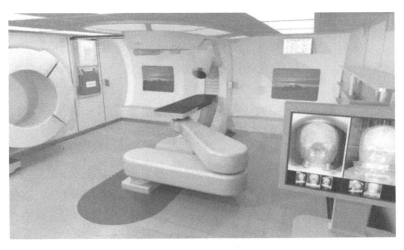

图 4-53　Mevion-S250 系统的治疗室

architecture)的控制方法来控制所有系统;通过 OIS 的整合方法来实现治疗的行程安排、验证和记录;用一个六维机器人,以亚毫米的精度将肿瘤定位在治疗位置;用一个二维/三维放疗影像系统来确认患者精确定位和最终的准直校正. 在完成以上步骤后,一旦患者已在位,根据放疗师的要求,加速器会立即引出束流进行照射. Mevior 的先进患者管理技术能使放疗师进行安全的、有效的、高精确的、以图像为引导的质子治疗工作.

Mevion-S250 还用"Mevion's DirectDose 技术"来保证治疗时要求的高能质子的治疗. DirectDose 是一个精确和先进的束流传递与整形技术,精确地调制和整形照射用的质子束,使治疗束性能完全符合治疗计划中治疗参数的性能要求. DirectDose 本身是个模块结构,支持大多数先进的放疗整形技术. 将 DirectDose 的束流调制技术和机器人定位与多维图像等技术相结合后,Mevion-S250 达到传统的质子治疗装备不可能做到的照射靶的精确水平.

4.8.4　Mevion-S250 质子治疗系统的加速器

Mevion 系统用一个十分紧凑的同步加速器型的回旋加速器,一般的回旋加速器的高频是固定频率,而同步型回旋加速器的高频,为了补偿质子加速时的能量增益,频率要随能量而变化. 加速器有效的电磁结构几乎是球状. 加速器体积和束流能量成倍反比,磁场提高,半径尺寸减小[19].

Mevion-S250 系统的关键是要将超导同步加速器型的回旋加速器(supercon-ducting synchrocyclotron)做得很小,必须用高磁场,加速器的总尺寸才会随着所选磁场强度的提高而急速下降. 为了设计一台超小型超导高磁场加速器,首先要攻克高磁场和超导磁铁二个难关,在 MIT 的合作下,找到了一个用 Nb_3Sn 材料制作 8T "TriNiobium Core"的同步加速器型的回旋加速器超导磁铁方案. 加速器引出能量是固定值,最高能量可达 250MeV,若将加速器能量降到 230MeV,则其价格(估计仅指超导磁铁部分)能低于 200 万美元,批量优化后,还可低于 150 万美元,可见今后还有很大的降价潜力. 这个超导高磁场超小型加速器的外直径 1.6m,是目前世界上最小的高能医用回旋加速器. 加速器直接装在旋转机架上,随机架一起旋转,原来复杂的传输电子光学安排变得十分简单,还提高了性能. 加速器引出束流可直接进入治疗头,直接打在患者肿瘤的等中心点,直观,简单,高效. Mevion 的加速器照片已在图 3-6 中给出,此处不再重复.

此超导加速器的安装比较复杂,我们先返回第 3 章看图 3-12,这是 Mevion-S250 的系统结构图,Mevion-S250 系统旋转机架是一个具有超高精确度的同心式双结构型旋转机架,回旋加速器直接安装在外层的一个旋转机架上,束流调制等设备安装在内层的一个旋转机架上. 所以质子束的产生、传输和治疗头的部件都要与旋转机架一起旋转. 治疗头能沿导轨作 180°的旋转,再借助于治疗床的 180°旋转,从而可以使治疗头对肿瘤进行 360°方位的治疗.加速器引出束流(若固定能量,则还需通过一个能选器)直通治疗头,省去输运系统,简单,质量轻,省电且可靠.有了上面的基本概念后,再来看图 4-54,一张在总体安装过程中的施工照片.先要看清此图中的有关设备的方位.图 4-54 的底部是一个安装加速器用的主梁结构,加速器安装在此主梁的中部,即图中工作人员的右侧,在图中部的两端,可见两个可转动的大轴轮,那个装有加速器的主梁就能按这两个轴轮的中轴线进行旋转,若在安装加速器时将加速器束流引出线和旋转半径方向相符,则加速器的质子流就能随着主梁转动而对安放在中心轴的等中心点处的患者肿瘤具有 180°的旋转治疗能力.加速器本身用的有关高频、真空、注入和引出系统都装在主梁的左右两侧,也随主梁一起转动.由于转动部分又重又要精密,所以是一个复杂的高科技系统工程.图 4-54 的中部左右空间有许多安装支架,但在完工后都会拆除,在安装必要的装置后形成如图 4-53 所示的旋转治疗室.

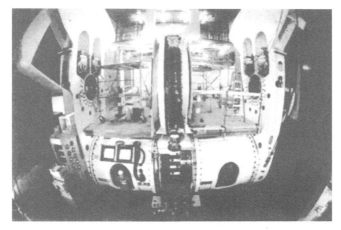

图 4-54　一张在总体安装过程中的施工照片

4.8.5　AMS 的支持

美国共享医院服务(American shared hospital services,AMS)是美国的一家世界领先的伽马刀设备(一种非侵入性治疗恶性和良性脑瘤,血管畸形,三叉神经痛(面部疼痛)的先进设备)的供应商.该公司还提供最新的影像引导放射治疗和调强放射治疗系统,以及 21 世纪的专有手术室概念的先进设备,提供先进的放射外科和放射治疗服务的交钥匙工程技术解决方案.AMS 通过对 Mevion 医疗系统公司的优先股投资,计划采用 Mevion-S250 质子辐射治疗系统来推广和发展美国的质子治疗市场,AMS 正在 Boston、Orlando、Long Beach 和 California 等地,准备采用 Mevion-S250 质子治疗系统来建造若干个质子治疗中心.AMS 在美国肿瘤医学界具有重大的影响,从而使 Mevion-S250 质子治疗系统有一个美好的发展前途.

4.8.6　Mevion 第一年的治疗成果

第一台 Mevion-S250 型质子治疗系统是装在 Missour 州 St. Louis 市 Barnes Jewish 医院和 Washington 大学医学院的 Siteman 癌症中心的 S. Lee Kling 质子治疗中心. 2011 年 10 月所有装备运到现场, 2012 年年初安装, 并调试出 250MeV 的质子束, 2013 年 9 月 23 日, Siteman 癌症中心的 Mevion 进行总体调试, 准备在年底疗第一名患者. 2014 年 2 月 18 日, 在 Washington 大学医学院治疗第一个儿童患者, 是一个患有髓母细胞瘤脑肿瘤的六岁儿童. 从 2014 年 3 月到 2015 年 3 月, Mevion 已整整治疗一年时间. 在此第一年中, 在 Mevion-S250 上治疗了颅内与颅脊柱区域的成年和儿童癌症患者及成年肺癌患者, 得到如下显著的疗效:

(1)仅在 11 个月中治疗了首批一百名患者, 其速度是当前所有质子治疗系统中旋转束治疗室中最快的. 此外, 也表明此系统具有非常有效的治疗时间, 仅在开业五个月后, 正常运行时间效率能达到 97%, Mevion-S250 上的具有治疗各种类型和复杂癌症的能力, 令人印象深刻.

(2)在 S. Lee Kling 质子治疗中心的工作人员协助下, 在第一台 Mevion-S250 工作仅一年之际, 即产生如下的特殊效果: Mevion-S250 对 118 个患者提供 6700 次以上的质子临床治疗照射野(一个治疗野相当于用一个单质子束, 每个患者在每次治疗时能接收 2~3 个治疗野). 在此 118 个患者中, 25% 是儿童, 75% 是成年人; 在成年的癌症患者中, 43% 是脑部肿瘤, 27% 是肺癌, 11% 是前列腺癌, 8% 是食道癌. 在 Mevion-S250 的治疗中, 超过 20 个患者是在单日(single day)和单班(single work shift)进行.

(3)一个从 St. Louis 来的名为 Lawrence Barry 的 60 岁老人, 患有一种稀有的脑癌, 此肿瘤产生严重的头痛和记忆丧失, 先用手术除去此肿瘤, 由于质子治疗比 X 射线副作用小, 医生们建议再用质子照射进行手术后的治疗, 从而可降低对心肺的辐射伤害. 此外, 质子治疗还能降低如作呕、腹泻和疲乏等副作用, 效果更好.

4.8.7　有关 Mevion 的一些最新进展

(1)最新的 Mevion-Hyperscan 技术.

2014 年 9 月 14~16 日在旧金山的美国放疗协会(ASTRO)的第 58 次年会上, Mevion 的代表首次正式宣布将 Hyperscan 技术引入 Mevion-S250 单治疗室质子治疗系统的新型束流传递系统. 该新型传递系统能显著提高铅笔束扫描的治疗速度. Hyperscan 技术对患者和肿瘤的运动灵敏度, 远低于当前的铅笔束传递系统, 从而具有更高的移动靶的 IMPT 的容错能力. Mevion-S250 的简单的总体几何安排使其易于实现 Hyperscan 的功能, 图 4-55 是 Mevion-Hyperscan 束流传递系统的外形图. 由于治疗系统采用一个 1.8m 直径(比原样机 1.6m 大一些)的超导同步型回旋加速器,该加速器本身装在治疗室,质子源直接与一个高精度束流传递系统和整形器件相连,从而直接将 250MeV 质子传递给患者.

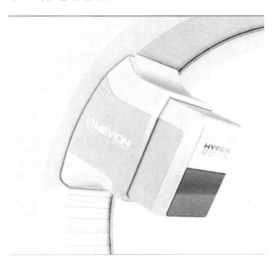

图 4-55　Mevion-Hyperscan 束流传递系统的外形图

Mevion-S250 系统没有束流传输线和偏转磁铁,因此在每次变换能量层时不需要束流返回,由于不再用这种复杂返回方法,从而系统更简单、切换更快. Hyperscan 束流传递是不再基于点的扫描技术,而基于层的扫描,即束流在一个肿瘤体积中的一个能量层上进行扫描. Hyperscan 能使一个能量层转到下一个能量层的时间大大短于其他的扫描系统,在此同时又能提供快速的 X-Y 扫描来控制束的位置,从而达到在几秒时对整个肿瘤的体积进行铅笔束扫描. 由于上述的一些特性,Hyperscan 的关键特性可用下述五点来描述,即照射野可提升,具有在全 OIS 集成下的管状治疗工作流程(streamlined Clinical Workflow),具有亚毫米的高精度束流位置指针、快速体积和层次重扫描能力,支持标准的束流开断阀接口.

Hyperscan 技术还比一般的铅笔束扫描对动态肿瘤具有更大的容错能力,对患者本身位置和肿瘤的移动具有较低的灵敏度,因此这对改善调强质子治疗的性能非常有利. 当前人们对移动靶的治疗十分重视,经常讨论如何控制移动以及如何管理治疗的不确定性和增加治疗传递的容错能力,因此在 Mevion 的研制中十分重视移动靶的治疗性能. 在 Mevion 的束流传递设计中,一方面用快速的层扫描和容积扫描的传递方法使治疗时间更短;另一方面利用呼吸门技术,只允许在呼的 4s 内有束流,使治疗和运动无关. 而 4s 内暂停呼吸患者也能承受,这样就能基本上解决靶运动带来的误差问题. 当然还可以进一步研发,使动态肿瘤的治疗做得更好.

(2)Mevion-S250 将提供两种可选的治疗传递方法.

在 2014 年 9 月 Mevion-S250 引用 Hyperscan 扫描技术之前,Siteman 癌症中心

的 S. Lee Kling 质子治疗中心的首台 Mevion-S250 在治疗时使用散射的治疗传递方法,为此,Mevion 开发了一种"Mevion's DirectDose 技术"来保证治疗时要求的高能质子的治疗. DirectDose 是一个精确、先进的束流传递和整形技术,精确地调制和整形照射用的质子束,使治疗束性能完全符合治疗计划中的治疗参数的性能要求. DirectDose 本身是一个模块结构,支持大多数先进的放疗整形技术.将 DirectDose 的束流调制技术和机器人定位与多维图像等技术相结合后,Mevion-S250 达到传统的质子治疗装备不可能做到的照射靶的精确水平.

目前 Mevion-S250 又开发了 Hyperscan 铅笔束扫描技术,前面已谈过 Hyperscan 的许多优点.世界上的癌症类型千变万化,而这两种可选的束流传递方法必然各有其优缺点,各适用于某些类型的癌症患者,因此 Mevion-S250 向用户提供两种可选的治疗传递方法是十分必要的.

(3)开发使用先进 Hyperscan 技术的 RayStation 治疗计划系统.

2014 年 9 月,Mevion 医疗系统和 RaySearch 实验室正式宣布进行合作,RaySearch 给 Mevion-S250 质子治疗系统开发一个先进治疗计划系统,该系统支持 Mevion-S250 当前的各种运行方式,特别针对新开发的 Hyperscan 铅笔束扫描技术和利用 Hyperscan 的快速铅笔束传递能力的优点而开发一个先进的治疗计划解答. Mevion 和 RaySearch 都是质子治疗市场中的领先者,二者的合作必然会产生一种协作配合:一方面能使放疗师最大限度地利用 Mevion 的优越技术,从而完美地实现 Hyperscan 快速铅笔束扫描传递能力;另一方面在功能强大的 RayStation 治疗计划工具中引入 Hyperscan 技术,这二者的结合能给患者提供更先进的治疗关怀.

Mevion-S250 2013 年 12 月在 St. Louis 市的 Siteman 癌症中心的 S. Lee Kling 质子治疗中心首次运行,开始时在这个系统上是采用体积传递方法,即利用一个通过一系列的整容积(full-volume)重复扫描来传递剂量的自动扫描系统. Hyperscan 方法是在 2013 年 12 月以后才用在 Mevion-S250 系统的治疗上.除上面的首台外,有六台 Mevion 在美国各地建造中:Oklahoma 大学的 Stephenson 癌症中心;在 New Jersey 州 New Brunswick 的 Robert Wood Johnson 大学医院;在 Florida 州 Jacksonville 的 Ackerman 癌症中心;在 Cleveland 的 Florida 大学医院 Seidman 癌症中心;在 Washington D. C. 的 MedStar Georgetown 大学医院;在 Orlando 的 Florida 大学医院 Health 癌症中心.

Mevion's DirectDose 已获美国 FDA 批准,但 Hyperscan 还在开发中,还没有得到美国 FDA 的批准. Hyperscan 技术还需进一步完善,用户若选用 Mevion-S250,由于建造需时间,所以在建成前有充分的时间来选用 Hyperscan 或容积性(volumetric)系统.

(4)开发一个使用 Hyperscan 技术的 Philips' Pinnacle 治疗计划系统.

Mevion 医学系统和 Philips 放射肿瘤系统宣布合作,将 Mevion-S250 的 Hyperscan 技术引入 Philips'Pinnacle 放疗计划系统.

当前 Pinnacle 支持 Mevion 系统. 新的合作着重使 Pinnacle 进一步支持 Mevion 的 Hyperscan. 在美国第一个在 Mevion-S250 上使用 Pinnacle 的是 Orlando 的 UF Health 癌症中心.

Mevion CEO Joseph Jachinowski 认为,Mevion-S250 本身具有快速的基于层和容积扫描的束流传递能力,一次治疗仅需几秒,大大快于当前一般的点扫描治疗,加上 Hyperscan 又有精确的束流定位精度以及对患者和肿瘤运动有很大的容差和宽容,这样一个具有快速治疗、精确定位和对位移不灵敏优点的专利治疗方法在今后的质子治疗界会具有大好的前景.

(5)Mevion 宣布已和一个融资机构达成协议,对有兴趣采购 Mevion-S250 的用户提供融资. 这样对于 Mevion 的用户,除去常规的贷款方法,可提供另一种融资方法.

Hyperscan 技术的引入和另一种融资方法都表示 Mevion 将继续对改进全球的质子治疗应用承担起责任,Mevion 将不遗余力地去除当前在常规质子治疗系统中的大空间、结构复杂和价格昂贵这些弊病,尽可能以患者所需的要求来发展质子治疗事业.

4.8.8 有关 Mevion 的最新事件

(1)①2015 年 8 月 5 日根据 ChinaBio 消息,中国私募股份厚朴(HOPU)投资集团和中国渊明(YUANMING)投资集团共向 Mevion 投资 2 亿美元,并成立一个 ChinaJV 合营公司,Mevion CEO Joe Jochinowski 告诉 ChinaBia 记者,Mevion 将帮助 ChinaJV 在华制造和销售 Mevion 的产品. ②2015 年 2 月 17 日,加拿大政府已确认先进的质子治疗方法有益于治疗癌症患者. 联邦政府的公共卫生部门已批准在加拿大各地安装和使用质子治疗装置. Mevion-S250 质子治疗系统将是首台获得加拿大卫生部门批准引进的质子治疗系统.

根据加拿大癌症协会的资料,2014 年新增诊断为癌症的有男性患者 97700 名和女性患者 93600 名,这些新增的癌症患者大部分适用质子治疗,如肺癌(男性新增者的 13.7% 和女性新增患者的 13.3%),脑和中央神经系统的癌症(男性新增患者的 1.7% 和女性新增患者的 1.3%),前列腺癌(男性新增患者的 24.1%),以及乳腺癌(女性新增患者的 26.1%).

根据加拿大儿童癌症基金会估计,加拿大现有儿童癌症患者一万名,而其中大部分(如脑部肿瘤、成神经细胞瘤和恶性肉瘤)都适用质子治疗.

加拿大卫生部门认为,当前有许多种癌症治疗方法可供加拿大的医界使用,但 Mevion-S250 是质子治疗系统中最具有创新性开发成果的代表,从而使当前市场脱离过去那种又贵又大,并将很快被淘汰的技术. 若在加拿大全境,安装若干个Mevion-

S250 代替安装一个又大又贵的系统,则能使广大患者获得又快又好、价廉的癌症治疗.

(2)2015 年 1 月 28 日,在 Oklahoma 大学的 Stephenson 癌症中心的 Mevion-S250 系统已完成验收测试并进入治疗调试.

(3)2014 年 11 月 3 日,Mevion 医学系统已将 Mevion-S250 质子加速器运到 Orlando 卫生部门的 UF Health 癌症中心.

(4)2014 年 9 月 15 日,Mevion 和 RaySearch 宣布进行战略上的合作,开发一个供 Mevion-Hyperscan 用的先进治疗计划系统.

(5)2014 年 9 月 11 日,Mevion 医学系统在 Mevion-S250 平台上引入 Hyperscan 技术.

(6)2014 年 9 月 5 日,MedStar Georgetown 大学医院将第一个质子治疗中心引入 Washington D. C.,将安装一台 Mevion-S250 质子治疗系统,治疗成人和儿童癌症患者.

(7)2014 年 4 月 14 日,Mevion 医学系统宣布和日本 Chiyoda Technol 公司合作,以推广 Mevion-S250 质子治疗系统在日本的销售使用.

(8)2014 年 2 月 18 日,在 St. Louis 市的 S. Lee Kling 质子治疗中心的 Mevion-S250 质子治疗系统上治疗第一个儿童患者.

(9)2013 年 12 月 19 日,在 Mevion-S250 质子治疗系统上治疗第一个患者,患者颅底上患有一种十分罕见的软骨肉瘤(chondrosarcoma).治疗十分成功,医生们的初步治疗经验认为 Mevion-S250 的工作流程和传递时间与当前的图像引导放疗技术很相像.

(10)2013 年 9 月 23 日,在 Washington 大学医学院和在 Barnes-Jewish 医院的 Siteman 癌症中心的 Mevion 进行总调,以准备在年底治疗第一名患者.

(11)2013 年 6 月 25 日,Mevion 医学系统获得 5500 万美元的担保以加速它的具有革命性的治疗技术的部署和调度.

(12)2013 年 5 月 30 日,Mevion 医学系统将具有革命性质子治疗技术的 Mevion-S250 系统运抵 Oklahoma 大学的 Stephenson 癌症中心.

4.8.9　后记

几十年来,质子治疗发展到目前的地步,但质子治疗装置还停留在价高、占地大、建造期长的水平,只有大城市、大公司、大医院才能问津,大多数的肿瘤放疗单位只能望洋兴叹.医务界有识之士早就提出,要使质子治疗推广和普及,必须将质子治疗装置的体积、占地做成像常规放疗用的电子直线医用加速器那样的规模.技术界有识之士也提出,必须用创新和跨越的新技术、新方法来设计、制造加速器等.上述情况在 21 世纪前一直是梦想,一直没有突破.

进入 21 世纪后,各种新方案由设计进入实施,新技术、新工艺,如 DWA 法和激光加速器等纷纷问世.本节介绍的 Mevion-S250 超小型质子治疗系统就是诸多新方案中已向"常规放疗用的电子直线医用加速器"方向有革命性进展的一个质子治疗装置.

在系统结构上,Mevion-S250 超小型质子治疗系统有很大的创新.它从根本上彻底改变现有质子治疗中心的占地广的结构,能像常规放疗用的电子直线医用加速器那样,加速器跟着旋转机架一起转,在加速器技术方面,采用超导技术,使加速器做成如此小型,都是革命性的改进.任何技术的完善都需要时间,Mevion-S250 超小型质子治疗系统现已突破质子治疗装置小型化的关键难关,相信 Mevion 的全面改进指日可待.

目前虽然美国放疗界对此系统有很高的评价,并寄予很大的希望,但是至今此系统还没有大量临床治疗的经验.美国有些放疗专家对此也有保留意见,但大多数业内人士对此系统的成就给予高度评价.此系统还有待进一步完善,其前途还是要由今后的大量临床实践效果确定.中国的医疗投资界对此以积极关心和谨慎的态度为妥.

4.9　比利时 iBA Proteus-ONE 质子治疗系统

4.9.1　前言

比利时 iBA 公司为了适应用户希望小型化的要求,专门开发出紧凑型 Proteus-ONE 新型单治疗室系统.这种单治疗室系统采用一个专门设计的超导同步型回旋加速器,加速器至治疗室的束流传输路径更短,旋转机架也更紧凑,大概是目前旋转机架的质子治疗系统配置的 1/3.这些新技术使加速器的质量和功耗降低 3/4,将加速器安装在治疗室的外面,从而使患者肿瘤周围的正常组织处的平均中子剂量仅为旋转机架用散射方法治疗时中子剂量的 1/7.Proteus-ONE 开发的优势在于利用已有且已经验证的 iBA 技术,包括笔形束扫描质子传输方式和先进的治疗计划软件,提供集成三维 CBCT,环绕患者旋转获取详尽的肿瘤影像,占地面积最小,缩短了建造质子治疗中心所需的时间,降低了粒子治疗成本等.为了确保所有工作时间内的最安全的治疗,扫描控制器每秒进行一百万次检测,允许每秒对安全程序进行六万个安全程序项目的检查,从而即使发生重大事故,能在毫微秒的时间内快速处理,对人身也无危害[20].

4.9.2　总体设计思想

根据上面的要求,作出如图 4-56 所示的 Proteus-ONE 总体设计安排.从图可见质子治疗系统的三大主要部件,既要把部件的体积本身做得尽量小,还要把彼此之间的连接长度做得尽量短.具体而言,一方面要设计一个小型加速器(S2C2),一个紧凑型旋转机架和卷动地板(compact gantry and rolling floor),一个治疗头(NZL)和CBCT;另一方面要将束流输运线和能选系统做得很短,把治疗室(treatment room)空间安排得更人性、更舒适和对治疗更方便.

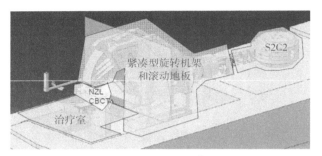

图 4-56　Proteus-ONE 总体设计安排

4.9.3　总体安排

图 4-57 是 Proteus-ONE 部件的安排,采用尽量少的磁铁实现能选、输运和旋转等功能的束流线.从图可看出加速器引出束经两块聚焦磁铁后,即用一块楔形石墨来选择能量,再用安装在旋转机架入口处的一块二极磁铁来选择能谱和发射度.

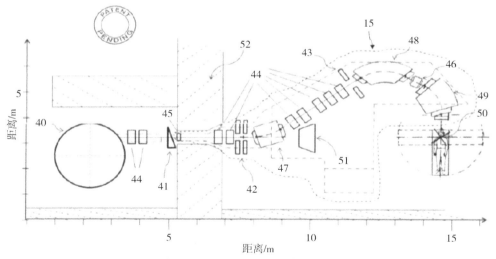

图 4-57　Proteus-ONE 部件的安排

根据上述设计思想,作出如图 4-58 所示的平面总体图,从图可以看出,若不包括辐射屏蔽墙的设备,Proteus-ONE 的占地长 19m,宽 7.3m,面积在 200m²;若包括辐射屏蔽墙在内,占地长 27.3m,宽 12.8m,面积在 350m²,相当于两个电子直线加速器的大小.

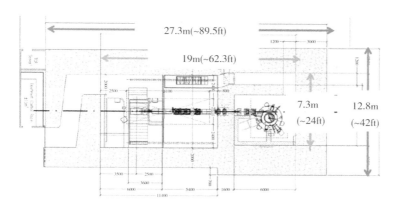

图 4-58 Proteus-ONE 的平面总体图

4.9.4 加速器

设计指导思想:要加速器半径小,则必须提高磁场,需用超导,但为了保持等时性,磁场值必须随着半径增大而变高,补偿因相对论效应增加的质量.增高的磁场自然会形成散焦,因此要在磁极峰和谷处形成交变磁场梯度才能恢复聚焦,只有满足上述这些要求,才能做成紧凑型加速器.

采取的具体措施:唯一可行的解决方案是在机器中用弱聚焦提高磁场的方法来保持束聚焦,在磁面的峰和谷之间没有磁场梯度,磁场随半径降低.上述这种设计不能保持等时性,因此必须用变频,这种加速器即称超导同步型回旋加速器,简称 S2C2.图 4-59 是 S2C2 示意图.

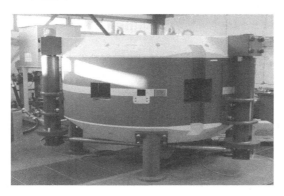

图 4-59 S2C2 示意图

S2C2 的技术指标:直径 2.5m,高 2m,质量小于 50t.用标准高质量叠片磁铁,用 NbTi 制冷剂自由线圈,被动静磁引出,全自动运行,230MeV 能量,20nA 平均束流,供 PBS 用,若需要,很易提高到 150nA 流强. 在 230MeV 时的引出效率大于 50%,PBS 时是 1kC/s 的束流脉冲重复率,若需要,可将能量再提高到 250MeV.

4.9.5　220°旋转机架和滚动地板

　　iBA 将开发的第一个紧凑型旋转机架投入市场,它的旋转角度只有 220°,比原来的 360°要小,但使用起来更方便,给放疗师一个开放式治疗环境,使医生和护士在患者定位时更容易接近患者,能更关心患者并改善治疗定位过程.这个 iBA 220°紧凑型旋转机架在患者友好、可靠操作和快速运行三个要求中找到一个完美的平衡条件.iBA 开放式紧凑型旋转机架治疗室具有下列优点:给患者和工作人员提供一个最优和舒服的出入和操作,以及更精确、更快、更价廉的患者定位过程.

　　Proteus-ONE 考虑到尽可能将治疗室布置得舒适一些,在旋转机架上使用了滚动地板.图 4-60 是旋转机架和滚动地板.这种地板有下列优点:患者在作图像和治疗阶段都感到愉悦和舒适,医务工作人员更易关心患者.这将原来冷冰的气氛变成温暖的环境,对各方面都有益处.

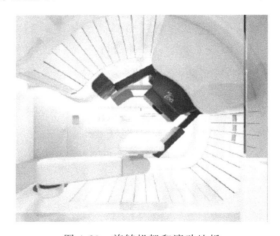

图 4-60　旋转机架和滚动地板

4.9.6　有关其他系统

　　(1)束流传递的主要性能.

　　量程:0.5～32g/cm²;照射野:20cm×24cm;束点尺寸:3.5mm(230MeV);源到轴距离大于 3m;对运动肿瘤具有重涂功能;具有管理运动靶的万能束流触发接口.

　　(2)有关系统软件:和 iBA Proteus-Plus 相同,参见 4.6.5 节.

　　(3)RPPS:RPPS 也用在 iBA 的 Proteus-Plus 质子治疗系统,有关其介绍参见 4.7 节.

　　(4)2.5 维直角相交的 X 射线荧光透视法.这个系统也用在 iBA 的 Proteus-Plus 质子治疗系统,有关其介绍参见 4.7 节.

　　(5)三维 CBCT——图像引导的质子治疗(IGPT).这个系统也用在 iBA 的 Proteus-Plus 质子治疗系统,有关其介绍参见 4.7 节.

(6)环境的好处.

若给治疗室创造一个优良的环境,能减少患者及其家属的焦虑,工作人员能与患者更好地交流,工作更加高效和舒心,从而能改善医院的工作流程,增加治疗的患者数.iBA 出资在 Proteus-ONE 上做了试验,76％的工作人员感到满意.图 4-61 是 Proteus-ONE 的治疗室优雅的装饰和环境.

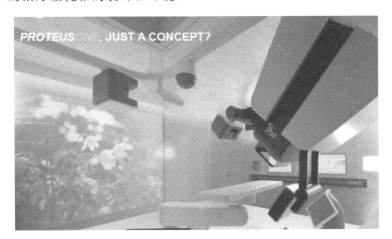

图 4-61　治疗室优雅的装饰和环境

4.10　美国 CPAC-DWA 型质子治疗系统

4.10.1　前言

原则上,若能设计出比当前使用的更小型的新型加速器,就能研制出更小型的质子治疗装置.美国 California 州 LLNL 在研制一种新型激光防卫武器时,研制出一种在 1m 长的介质壁加速管内能将电子加速到 1MeV 的新技术,根据已获得的实验数据,证实若采用一个 2m 长的介质壁加速管,就能将质子加速到能治疗体内深部的各种肿瘤的能量值.这项称为"介质壁加速器"(DWA)的军用成果可以用来制作性能更好的小型质子治疗装置.2007 年 3 月首先由 LLNL 和 California 大学签订一个合同,通过此合同再将该技术的许可证发给美国 Tomotherapy 公司,允许该公司合法利用 DWA 成果于民用开发.Tomotherapy 公司出资,研制开发这台基于 DWA 技术的小型质子治疗装置,并要求这台质子治疗装置既要符合标准放射治疗的规范,其价格又要低于 2000 万美元.此外,研制的 DWA 要求能装配在常规小型直线加速器内,再安装到旋转机架上,使 DWA 能以患者为中心进行旋转.加速器的输出质子束流要聚焦在旋转机架的等中心点,对患者的肿瘤进行质子治疗.此 DWA 还能在治疗过程中改变质子束流的能量、强度和截面,从而能进行当代最先进模式的质子治疗,即对治疗年轻患者中大型和复杂肿瘤十分理想的 IMPT.

Tomotherapy 公司决定在 California 大学的 Davis 癌症中心进行患者临床测试治疗,在完成临床试验后,由 Tomotherapy 公司上市.图 4-62 是 DWA 外形示意图.DWA 是一个长约 2m,能加速质子能量到 200MeV 的直线形加速器,一层层的 Blumleins 存储器和独立触发点火开关与介质壁,形成一个虚拟的行波加速器.束流是脉冲型的,其脉冲宽度是毫微秒级,脉冲和脉冲之间的每一个脉冲的能量、强度和宽度都是可变的,工作重复频率至少有 50 周/s,旋转机架有 200° 的旋转,中子剂量本底很低,系统能提供先进的 IMPT.

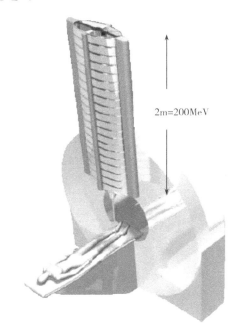

2m=200MeV

图 4-62　DWA 外形示意图

4.10.2　工作原理

介质壁加速的基本原理简述如下:一个介质壁加速管,其管壁高度绝缘,管内抽真空.管壁的绝缘能承受短距离内加速质子到高能量所需的高电场梯度,然后用一种称为 Blumleins 的存储器串接起来,安装在介质壁加速管内,并使每个串接的能量存储器充能量.串接的 Blumleins 存储器按规定程序顺序进行点火.这种顺序点火能在介质壁加速管内形成一个高速切换的高压传输线,产生一个沿绝缘体向前移动的电场.只要使电场的向前传播速度和质子的前进速度相同,一个 2m 长的介质壁加速管在顺序点火后,就能将质子连续加速至最高值.

图 4-63 是样机中 Blumleins 存储器和激光点火开关工作图. 从图中可见, 质子源经过聚焦线圈, 将质子注入一个高梯度绝缘管 (HGI) 内, 在绝缘管外面, 包有四个 Blumleins 存储器, 有一个激光器通过分布光导接到每一个 Blumleins 存储器的 SiC 光导开关. 当激光点火后, 在介质壁上产生一个高梯度电场使质子加速. 加速器在运行中, 允许改变 Blumleins 存储器上的能量大小和点火的时间, 从而在点火后, 改变被电场加速的质子的能量和强度两个参数. 适用于质子调强扫描治疗.

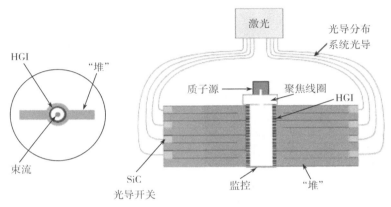

图 4-63　Blumleins 存储器和激光点火开关工作

为了实现上述过程, 除研制 Blumleins 存储器外, LLNL 还发明了一种又快又准的激光点火开关, 以满足上述点火技术要求. DWA 小型质子治疗装置的设计工作十分复杂, 要涉及上万个零部件, 小至螺丝, 大到磁铁, 都要装配在可转动的机架上, 精密度又要求特别高, 如此巨大的设计工作是借助于先进而高效的软件工具来完成的. 此外在新装置中, 只需用低电流常规磁铁, 中子玷污很小. 采用上述基本工作原理制作的这种新型 DWA, 有人也称介质壁感应加速器, 通过一个绝缘的介质壁将重叠的脉冲形成线和束流相耦合, 在这种多层高梯度绝缘体内, 可产生高达 100MeV/m 的梯度, 做成高能的加速器. 实际上, 实施十分复杂. 为了研制出一个紧凑型质子 DWA, 开始时首先要研制一个紧凑型脉冲功率装置, 又要研制开关, 气体、油、激光感应表面的光导和闪光, 介质、陶瓷、脉冲形成技术, 对称和非对称 Blumleins 存储器等技术. 开始考虑用高压气体间隙点火, 可小于 1ns, 但难以达到所需的低电阻和电感. 后选油开关, 但有 1.4ns 的时间晃动 (显然太大). 后又选光导开关, 最后获得满意的指标. 开关可在 27MeV/m 梯度工作, 高临界场强可达 300~400MV/m, 高热导率能获得小于 1Ω 的闭合电阻性能. 最近又测量了最优波长, 光导开关性能等. 关于介质, 经多次研制, 最后采用金属和介质交替、耐受一般介质梯度四倍的多层绝缘体, 即高梯度绝缘用作 DWA 介质壁. 关于开关, 最后采用线性 SiC 光导开关, 允许兆周级重复工作频率.

在研制过程中, 全部指标分以下几步走: 最初设计是 25MeV/m, 并走向 3m,

75MeV,最后走向更高梯度,再做成小型直线,并可旋转成旋转机架,简化束流传递,最后才能形成产品.

　　为了进行上述大量研制,特制造一个测试加速器单元,即一个具有 5.5MeV、2kA、70ns 电子束的加速器,用于样机的试验测试. 图 4-64 是研制中实验装置的 Blumleins 存储器和 DWA-HGI 实物情况.要全部实现这个先进新型 DWA 质子治疗装置还需大量科研工作量,非一两年能完成,需耐心等待.

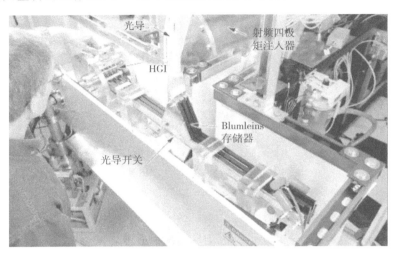

图 4-64　　在实验室的 DWA 样机系统

4.10.3　目前的情况

　　新型 DWA 质子治疗装置将会是十分理想的质子治疗用的加速器,是一个完全基于新原理、具有划时代创新技术的科技成果.此方案中的各个方面,从各种专用部件到各类特殊系统,都要重新设计、详细测试、系统优化,有极大的难度和工作量. 由于此方案对普及质子治疗具有划时代的重要性,美国科技界、医疗界、政府有关部门都给予大力支持.仅以人力支持为例,2009 年 LLNL 成立了一个有 18 个专家的工作组,直接参加此项目的研制工作,还提出了不同的模型方案,专用于解决某种关键部件的攻关和试制.到目前为止,所有重大的技术难题已基本解决,关键部件已试制成功,原则上不会再有不可克服的难关.

　　2010 年 5 月 31 日,日本原子能专署医学研究中心在发表的进度报告中提到:他们已成功地建立了一个 120MeV 的质子输运样机,DWA 有 60MeV/m 的加速梯度,质子束的直径小于 1cm,发射弧度小于 10mrad. 质子能量达(1±2%)×120MeV. 这些成就已奠定了完成此项目的基础,今后他们要向设计目标前进.人们充分认识到今后还有大量工作要做,还需克服许多困难,还需若干年的试制开发,但人们相信这个项目必定成功.

在 2012 年 5 月的 PTCOG51 会议上,有关 DWA 研制的消息如下:2007 年 3 月,美国 Tomotherapy 公司利用 LLNL 的 DWA 成果研制粒子治疗装置,到 2010 年还没有克服技术难关.美国 Tomotherapy 公司决定成立一个下属子公司,即 CPAC,专门从事用 DWA 技术研制和开发商用的紧凑型粒子加速器.CPAC 计划首先攻克三大创新技术难关:一是研制一种耐高梯度电场的绝缘体,以制作加速管;二是研制一种小尺寸、超高速、超高功率的高频开关,以产生高加速电场;三是制作一种能耐超高电压的介质材料,作为装置的电绝缘.CPAC 在攻克上述三个技术难关后,先进行样机研制,然后再研制一种正式的可供商用的创新的紧凑型粒子治疗装置.

CPAC 先后对研制 DWA 宣布下述计划:2011 年 2 月,CPAC 宣布首先研制质子的治疗装置.质子能量要高于 150MeV,价格要低,尺寸要小,能比现在常规用的质子治疗装置有更大的灵活性.计划先做出一个样机,能引出所需强度束流的加速器,在完成此样机的一年后,能获得具有调强的合格的治疗束流.希望在 2013 年上半年将装置运到治疗场地进行总调.2011 年 7 月,CPAC 宣布完成第一个商用 DWA 预研样机系统的建造,在此基础上将研制开发第一个商用 DWA 系统.此系统用的加速梯度开始时约 20MeV/m,随后九个月再提高到 40MeV/m,最终再超过 50MeV/m.

2012 年 5 月,CPAC 宣布一个 DWA 的样机已在 CPAC 运行了约 18 个月.今后计划开发的 150MeV 的 DWA 质子治疗装置可以适用于多种癌症,其价格要远低于目前的市销质子治疗系统,占地大大减少,建造周期大大缩短.能满足所有需用质子治疗的用户的要求.

2012 年 11 月,CPAC 向 South-west 肿瘤中心的质子治疗中心售出第一台 CPAC-DWA,这第一台系统是一个 FDA 已批准的单治疗室,固定扫描,开始时能量为 50~150MeV,用于治疗胸部、头颈部、中央神经系统和眼等肿瘤,约占当前所有放射治疗肿瘤类型的 54%.随后升级到更高能量(215MeV),束流线可移动到更多方向后,则估计此装置可治疗绝大多数的肿瘤.为了更有利于此装置在今后的推广和普及,CPAC 不准备为其专门兴建土建,而将它装在一个现成的建筑里,其大小相当于能装两个常用电子直线加速器的房间,只需稍加修改即能使用.

CPAC 在 2012 年 11 月 13 日宣布上面的新闻后,至 2014 年 9 月没有再公布更新的消息,因此也不知在 South-west 肿瘤中心的质子治疗中心的第一台 CPAC-DWA 的进展,估计有很大的困难,详细情况未知.但 CPAC 又提出一个新方案,颇有新意,现摘录如下,供读者参考.

4.11　美国 CPAC 的新方案——Petite 肿瘤质子枪

根据 2014 年 7 月 6 日的报道,美国 CPAC 公司的科研人员提出一个紧凑型质子治疗的新方案,新方案是一个长 13ft 的直线型质子加速器,价格约 3000 万美元.它是在一个电场线(electric line)中产生电磁场加速质子,不需要辐射屏蔽.这个新方案称为 Petite 肿瘤质子枪,可能在 2015 年上市.

图 4-66 是 Petite 肿瘤质子枪的系统示意图.先用一个双等离子管(duoplasmatron)产生一个氢等离子体,再用一个脉冲磁场将带正电荷的质子拉出来.用一个偏转磁铁将这些质子流集合成质子束团,然后进入一个注入器,在注入器中有一个微波场将质子加速到 $5×10^6$ m/h 以上后进入加速腔.与此同时用一个激光器产生一个光脉冲,这个光脉冲再分别进入不同长度的光缆.当质子束团进入加速腔时,光脉冲刚好撞击腔的第一对电场线,触发产生电子,所导致的电磁场将质子束团加速.这样只要使光脉冲向随后的电场线的触发时期与质子的前进时间保持同步,则可将质子一直加速到光速的 1/2,此高能质子束就能用于治疗.所有的过程用一个时钟来控制,考虑到移动患者比移动设备容易,所以用一个由机器人控制的患者定位椅作为患者的治疗定位.

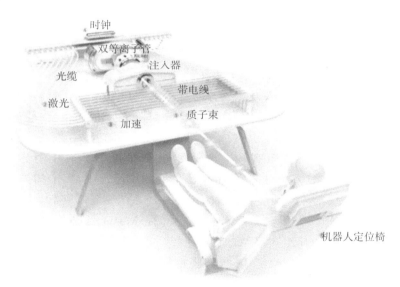

图 4-65　Petite 肿瘤质子枪的系统示意图

4.12　其　　他

4.12.1　美国 Optivus 公司的 Conforma-3000 质子治疗系统

美国 Optivus 公司的 Conforma-3000 质子治疗系统是根据 Loma Linda 的经验而商品化的一个产品.Loma Linda 很有名,是世界上第一个专用质子治疗中心,从开业至今已治疗了近两万名患者,疗效在全球闻名.但此 Conforma-3000 质子治疗系统至今还没有售出一台.

4.12.2　日本三菱多治疗室粒子治疗系统

日本的质子和重离子治疗中心基本上都是国家投资建造的,也基本上是由三菱公司总承建造的,如 HIMAC、兵库、群马,都是特定设计,不是三菱的商销产品.此外,三菱也公布过它们有商销产品,但未见国外用户订购过,所以难以介绍.下面介绍日本最新的几个粒子治疗中心[21].

1. SAGA-HIMAT(heavy ion medical accelerator in Tosu)

(1)2010 年 2 月开工,基于 GHMC 的设计,2013 年开业.

(2)共有三个治疗室,开始时用两个螺旋束摆动法治疗头,其中一个有垂直和水平传递系统,另一个有水平和 45°传递系统.

(3)第二期即第三治疗室内用 NIRS 研制的快速三维多重扫描方法的垂直和水平扫描法.

(4)神奈川县癌症中心于 2014 年开业.

(5)2014 年,日本有 5 个重离子治疗中心和 8 个质子治疗中心,共 13 个粒子治疗中心.图 4-66 是 SAGA-HIMAT 重离子治疗中心.

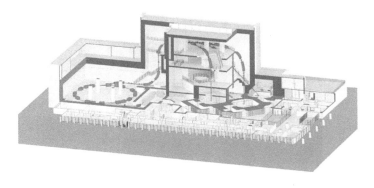

图 4-66　SAGA-HIMAT 重离子治疗中心

2. 四国,冈山,津山中央医院质子治疗中心

图 4-67 为四国,冈山,津山中心.

(1)这是三菱最新的一个质子中心.

(2)这是三菱在日本的第 9 个装置.

(3)有高剂量束流传递系统,所有深度的剂量率由 5Gy/min 增加到 15～20Gy/min,照射时间为原来的 1/4.

(4)新治疗头:有粗束扫描 US 和细束扫描 PBS.

(5)PBS 快速扫描,从 20mm/s 增加到 100mm/ms,束径由 10mm 降到 5mm.

(6)将于 2016 年 3 月开业.

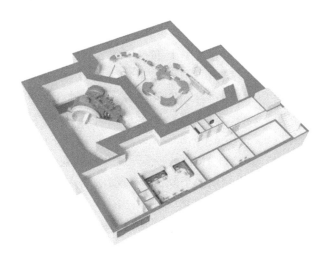

图 4-67　四国·冈山·津山中心

参 考 文 献

[1] 刘世耀. 2010－2013 年全球质子治疗装置的销售榜(上). 世界医疗器,2013,(8):51-54.

[2] 刘世耀. 2010－2013 年全球质子治疗装置的销售榜(下). 世界医疗器械,2013,(9):48-51.

[3] Chia B. Varian ProBeam. 2013 Spark Design Awards™,2013.

[4] Varian Medical Systems. ProBeam™. Varian Medical Systems Particle Therapy GmbH,2012.

[5] 刘世耀. 论 Varian ProBeam 质子治疗系统的先进性. 世界医疗器械,2014,(5).

[6] Varian Medical Systems. Varian Medical Systems Redesigns its ProBeam™ Proton Therapy User Interface. News Releases SEOUL,Korea. 2012.

[7] Advanced Particle Therapy's CEO offers some advice on what to see at this year's show. Domed Business News. 2013.

[8] Rocken H. Varian superconducting cyclotrons,Varian medical systems,Accelerator seminar. 2013.

[9] Schillo M. Superconducting cyclotrons,Variens medical systems. AIME Superconductivity CIEMAT,Madrid,2013.

[10] Varian Medical Systems. Development of intensity modulated proton therapy. IMPT 2nd Workshop on Hadron Beam Therapy of Cancer,Erica,Sicily,2011.

[11] Varian. Acuity Cone-Beam CT acquisition and reconstruction too. 2005.

[12] Hiramoto K. Synchrotron technology for proton beam therapy. PTCOG 46 Educational Workshop.

[13] Acceptance test results of Protom proton therapy technology exceeds expectations. 2014.

[14] 刘世耀. 下一代的美国 ProTom Radiance 330™ 质子治疗装置. 世界医疗器械，2012，(8)：46-48.

[15] Bertrand D. Recent developments in proton accelerators. Erice Workshop on Hydrotherapy，2011.

[16] Tsutsui H，Hashimoto A. Design study of a superconducting AVF cyclotron for proton therapy Sumitomo Heavy Industries，Ltd. ，Japan Cyclotrons 2013，Vancouver，Sep. 16，2013.

[17] iBA. Bringing the most advanced radiation therapy to the cancer care market. Annual Results Conference Call，2013.

[18] World's first Mevion-S250 proton therapy treatment delivered at Barnes-Jewish Hospital. December 19，2013.

[19] 刘世耀. 划时代的 Mevion-S250 超小型质子治疗系统. 世界医疗器械，2012，(7)：51-54.

[20] Jorgen Y. Review on cyclotrons for cancer therapy. Proceedings of Cyclotrons，Lanzhou，China，2010.

[21] Mitsubishi. Mitsubishi electric to install proton beam therapy system at Tsuyama Chuo hospital，Japan. 2013.

第 5 章 质子治疗系统的质量保证体系

5.1 基 本 概 况

5.1.1 质量保证的必要性

图 5-1 是美国《纽约时报》2010 年 1 月 24 日发表的一篇纽约州卫生局的专文《放射提供新的治疗,也同时给出伤害》.这份报告是对放疗(包括质子治疗)中的错误的统计(错误并不等于事故,但明显给患者带来伤害).2001～2009 年在纽约州共发生621 次放疗错误,平均每次有两个单项错误.这个报告说明当前的放疗工作中严重缺乏质量保证(QA).其原因有四个方面:教育、验证、文件和通信,而其中缺乏"质量验证"更是关键,这个缺点应是医疗界的责任.随着技术的发展,治疗系统越来越复杂,各类错误越来越多,后果也越来越严重.完善质子治疗系统的质量保证体系更具有重要意义和必要性[1].在国际权威的文件中将质子治疗系统中的"质量保证和验证"定

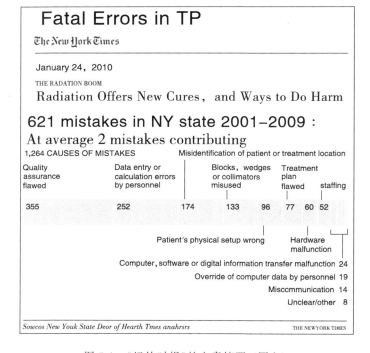

图 5-1 《纽约时报》的文章摘要（原文）

义为:"为了在可能的最低副作用情况下达到最佳的治愈率,在一个多学科的癌症治疗过程中以最佳的次序,确保将正确的剂量传递给在患者适当位置上的相应的肿瘤体积内."本章专门对质子治疗系统的质量保证体系进行分析,分别对质子治疗中的误差,铅笔束点扫描的质量验证,铅笔束点扫描 QA 的测试模板与伽马指示(gamma index),以及质子治疗系统的质检要求和指标进行较详细的分析及论述.

5.1.2　放疗"错误"和"误差"的根源和类别

放疗中必然存在误差,只要该误差小于允许容差,则是允许的;但若"误差"大于允许容差,则变成"错误"是不允许的.从不同角度,可以有不同的放疗误差根源和类别,以期用不同的方法,减少或消除与本单位有关的放疗错误,达到更好的治疗效果.下面分别从行政领导和医疗两个角度来分析在放疗与质子治疗中发生的错误和误差的根源及类别.

1. 行政领导角度

从图 5-1 可以看出,美国纽约州卫生局对 2001～2009 年在美国纽约州发生的1264 个放疗错误的分析如表 5-1 所示.

表 5-1　美国纽约州卫生局对 2001～2009 年在美国纽约州发生的 1264 个放疗错误的分析

1	缺乏质量保证的措施	28.8%
2	个人的数据输入和计算有误	19.9%
3	没有对患者和治疗场所进行识别	13.8%
4	错误使用挡块和补偿器	10.5%
5	患者物理准备建立工作有误	7.6%
6	治疗计划 TPS 不全	6%
7	硬件故障	4.8%
8	工作人员失职	4.1%
9	其他(计算机升级,软件等)	5%

2. 医疗角度[2]

对同样一个放疗错误,从医疗角度看往往重视其在医疗领域属于哪方面的问题,而不管是谁做的,这对减少错误、提高放疗的完善性有更直观的价值.表 5-2 是通常在放疗工作中的两类错误,即"物理和 TPS"与"系统和设备"的错误.

表 5-2　通常在放疗工作中的两类错误

物理和 TPS	系统和设备
不正确和不相符的基础数据	缺少质量验证
对 TPS 缺乏了解,使用不当	不适当的调试方法

物理和 TPS	系统和设备
对开发或楔形场的计算错误	不完整的质量验证
治疗过程改变后的计算错误	对治疗计划缺乏独立检查
总剂量和分剂量之和不符	剂量测量不当
TPS 中剂量计算错误	有关设备硬件容差过大
选用 TPS 中不适当的数学模型	有关系统参数容差过大

5.1.3　质量保证体系

1. QA 的一些定义

(1) AAPM Report 46,TG40 文件中的"QA"定义.

为了使一个产品或服务项目满足已给出的质量要求,从而为用户提供一定的信心(排除一切合理的怀疑)所必须进行的那些计划的或系统的(指定期发生的)动作(指测试某些事).

(2) AAPM Report 47,TG45 文件中的"QA 的目的"定义.

例如,在治疗中的束流传递,为了避免(指使发生概率减到最小,一旦发生也尽量限制其作用)因机器工作不正常而给治疗带来错误以及确保放疗传递的安全性和精确性.

(3) QA 需要的频率.

(a) 与被测试参数的稳定度成反比,被测试参数越稳定,QA 需求次数越少.

(b) 一个被测试参数的非故意的偏差越大,QA 需求次数越多.

(c) 若对被测试设备了解的实际经验越多,则根据运行安全需要,可以改变 QA 次数.此次数可变多,也可变少.

(4) QA 的需要频率和例子.

每日都要 QA,如治疗头内的 MU 游离室的精度.

每月一次 QA,如照射野的剂量均匀度.

每年一次 QA,如旋转机架的等中心度.

使用前一次,如新的喷嘴使用前的检验.

(5) QA 涉及的工作项目.

QA 时,必须涉及许多不同的工作项目,虽然设有 QA 专职岗位,但实际上,在质子治疗中心,不论是领导还是医师、物理师都需参加 QA 工作. QA 涉及的工作项目很多,例如,定期验证,软件测试,放射管理,记录巡视(chart rounds),治疗计划,治疗参数和剂量测量等.

（6）患者的治疗流程 QA.

患者的治疗流程 QA 是流程中的每一个步骤 QA 的总和,即在下述治疗流程中:
从 CT 诊断—靶区描绘—治疗计划设计—数据传送—治疗硬件—治疗束传递的每一
个步骤都有相应的 QA.

（7）QA 的分类和职责.

图 5-2 是 QA 的各个部门的责任图.
整个治疗系统 QA 分为治疗 QA 和设备
QA 两种,前者只涉及患者治疗中有关部
门的质量检验,后者涉及治疗设备有关部
门的质量检验.图 5-2 中的上面一部分是
治疗 QA 的范围,下面一部分是设备 QA
的范围.因此一切有关治疗中出的问题,
责任在治疗 QA;一切有关设备中出的问
题,责任在设备 QA,职责分明.

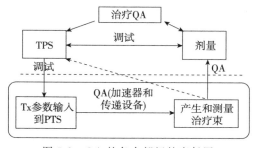

图 5-2　QA 的各个部门的责任图

治疗 QA 的主要任务是保证患者治疗的照射剂量是治疗计划中规定的照射剂
量.因此治疗 QA 首先要涉及 TPS 和剂量两个专题,即必须进行 TPS 的调试,使
TPS 的治疗参数值等于治疗计划值.必须进行剂量的测量,使测量的剂量值和 TPS
的治疗参数值的差值小于允许容差.TPS 的调试中也必然涉及剂量,因此图 5-2 中
TPS 和剂量之间有调试过程.再看设备 QA,设备 QA 的主要任务是保证治疗计划中
规定的治疗方案通过加速器、束流传递和治疗头等设备转换成治疗所需的治疗束,
由于设备 QA 的输入数据由 TPS 提供,而输出数据专供治疗 QA 用,所以有图 5-2
中的连接方法.图 5-2 用简单的连接说明了 QA 的分类和职责.

2.QA 体系

国际上没有对 QA 体系权威的定义和规范,现将作者的认知归纳如下:

（1）从广义角度可以理解 QA 体系应涉及有关质子治疗的所有方面,只要该方面
的任何因素会涉及质子治疗的安全和完善,那么就应该将这方面纳入 QA 体系.例
如,供水和供电必然会影响治疗,因此水和电应纳入质子治疗的 QA 体系.这样将一
切和质子治疗安全有关的方面都纳入质子治疗的 QA 体系,显然是不现实的.因此考
虑从狭义方面或另一思路来理解和处理质子治疗的 QA 体系.

（2）从狭义上理解,虽然水电部门不管,但涉及质子治疗设备的进水进电必须管.
那些应该管,哪些不该管,用这样的思路无法解决问题.人们从另一种思路来处理质
子治疗的 QA 体系,即建立以"患者治疗"为中心的 QA 体系.当前的质子治疗的 QA
体系基本上分为五个层次,即治疗准备时的系统运行和维护,治疗准备时的定期
QA,患者治疗前的 QA,患者治疗中的 QA 和患者治疗后的 QA.这五种检测工作可
以将一切潜在的、低发的、隐蔽的错误及时发现并消除,形成一个完善的 QA 体系.由

于这方面的发展至今还未完善,有关这方面的资料不多,下面只作一些简要说明.

(a)第一层次是系统的运行和维护.

任何质子治疗中心都有一个质子治疗系统和设备的运行和维护班,负责系统的开机和停机,保证治疗期间的系统和设备的工作安全与稳定性,进行失效前的预先维修等,确保接近 100% 的开机率等.换言之,质子治疗系统中的关键设备如加速器和旋转机架的硬软件的质量都由专人监视和管理,使医务人员专心治疗,无后顾之忧.

(b)第二层次是治疗准备时的定期 QA.

第一层次可以保证治疗系统和设备能正常工作,但不能确保机器运行的工作参数是治疗需要的起始参数.此外,除加速器,还有许多其他专用设备,如患者定位系统和图像系统等的质量必须在任何时刻都确保其精确度.为了达到上述治疗要求,各治疗中心都采用了定期 QA 的质检制度,其要点是为了满足治疗对各参数的短时间和长时间稳定度要求,将定期 QA 分为每日 QA、每周 QA、每月 QA、每年 QA 和不定期 QA 五种,按照设备的特点和治疗的要求制定出每日 QA、每周 QA、每月 QA 等必须进行的质检项目和验证指标的严格规范.第二层次不但保证治疗系统和设备能正常工作,而且也保证机器的基本运行参数是治疗所要求的运行参数,如输出剂量等.所以定期 QA 是质子治疗中的第一个重要环节.

(c)第三层次是患者治疗(前)的 QA.

第一和第二层次的质量保证措施都是为所有患者创造可靠的治疗条件和环境,但并不与任何特定的患者有直接关系.同样,第一和第二层次的质量保证措施都是确保全部患者的某些相同治疗要求,但不能满足任何特定患者的特定要求,这是 QA 体系中不可忽视的问题.为此提出一个专为特定患者的特定要求的第三层次,即患者治疗前的 QA.

患者来中心治疗的核心是先制订一个治疗计划(专门为某个患者设计),然后按这个特定的治疗计划进行治疗.患者最担心的是中心的治疗系统能否按照特定的治疗计划的要求进行治疗.为此提出患者治疗前的 QA,其目的是专门对这个特定的治疗计划进行质量验证,保证这个按患者特定的治疗计划进行的治疗的质量.这个 QA 是在患者治疗前进行的,故称为患者治疗前的 QA.对患者个人,这是一个最重要的质量验证.

(d)第四层次是患者治疗期间的 QA.

若干年前,质子治疗中心基本上只限于第三层次,只要在这个层次实测的治疗参数与 TPS 治疗计划的要求参数的误差小于允许容差,则治疗计划通过验证,患者可以放心地进行治疗,一般不再有另外的患者治疗期间的 QA.第四层次只是近几年来在使用更先进的 IGPT 和 DAPT 等高级治疗法时提出的要求,目前患者治疗期间的 QA 刚起步,还在发展中.下面仅作概念性介绍.目前第四层次患者治疗期间的 QA 大概包含下述内容[3].

1)患者治疗定位的再验证

诸多因素,如肿瘤本身的收缩、变形和位移,人体的移动,使定位有再验证的必要性,因此一是在治疗的第一天要做"验证模拟试验";二是在进行每一次治疗前作一次预 Rx 正交(pre-Rx orthogonal) X 射线图像,以便为 TPS 提供一个适当的允许肿瘤的运动(intrafraction motion)容差;三是可以采用非正统的图像策略,如 PSI 的治疗室外的 CT 和 CBCT.

2)适应治疗的重新成像

为了适应治疗的重新成像需要,一是如果出现肿瘤退化现象或在正常组织内有生理上的变化(如在弯曲处积有黏液(mucus accretion in the sinuses)),则应对患者作重新成像的计划;二是重作适应性治疗计划.

3)采用 C^{11} 和 O^{15} 的 PET 图像技术

利用 PET 图像技术,可以精确地测出质子的真实量程,这对治疗某些结构复杂的癌症具有非常重要的作用.

(e)第五层次是患者治疗后的 QA.

文献中有如何对患者治疗后的疗效进行评估工作,如对患者治疗时用的 TPS,再作 Monte Carlo 来进一步验证其正确性,但未见有正式的患者治疗后的 QA 的规定,现仅举此例说明,也可知其一二[4]. 图 5-3 是用 Monte Carlo 方法对 TPS 的验证结果,该图的左图是 TPS 的治疗计划中的一个横向不均匀剂量分布图,而右图是用 Monte Carlo 方法对该治疗计划重新计算后的一张横向不均匀剂量分布图. 从图中可见,用 Monte Carlo 法计算的图中,在左侧中心有一个低于正常剂量约 20% 的凹点,该点已由测试水箱的实测所证实,但在 TPS 图中并不存在,这说明现在用的 TPS 往往反映不出许多细节而形成误差.

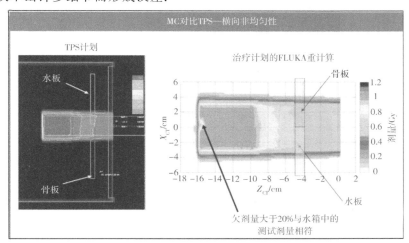

图 5-3 用 Monte Carlo 方法对 TPS 的验证结果

注:此图原是彩图,用不同彩色表示不同参变数或相同变量的大小,现用黑白图印刷,不同颜色只以不同灰度表示,大大降低视觉分辨率,请读者谅解

5.1.4　质量保证体系中的术语

有关质子治疗系统的质量保证体系的文献中,经常要涉及许多专用术语,若不了解这些专用术语的意义,往往难以看懂.表 5-3 为对摘自行业中的半权威性文章中的定义的归纳,仅供参考.

表 5-3　质量保证体系中的术语

质量保证(QA)	这是一个和放射肿瘤学中要做的许多工作都有关的重要命题,这个 QA 包含一个很大的具有"相互作用的治疗工作"的范围,如治疗的医学物理,患者在治疗时的实时数据,长期治疗后的跟踪和治疗效果分析等内容 为一个产品提供能满足在质量和安全上承诺过的要求的全部计划或系统的动作
验收测试 (acceptance test)	通过验收表明用户所订购产品的指标和安全(辐射和电气危险)标准已经完成,这个测试以制造厂方代表为主,有买方代表参加
调试 (commissioning)	在验收后进行的测试工作,从而能清楚地了解运行中的全部范围内的设备性质的有关技术特性 此调试工作包含:过程的准备,方案协议,指令,治疗服务用的数据,也包括标准操作程序的 SOBP 开发,QC 测试和训练
周期性 QA (periodic QA)	有规律地执行的 QA 手续,并允许进行评估
患者专用 QA (patient specific QA)	在患者特定的治疗计划或设备上的 QA 步骤
质量控制 (QC)	通过一种调节过程能测量出真实的质量性能,并和现存标准比较,这种过程一直到与标准值相符后才结束
QC 过程 (QC process)	①先定义出参数特性 ②根据定义的参数特性,测量该参数性能 ③将测量值和规定值相比较 ④若测量值在规定值之外,则可能需要控制动作,这时需规定一个能接受的容差
容差 (tolerances)	在测试时,能接受的与参考值相差最大的偏差,容差经常由某种装备所规定,一个测量值内含的不确定性也在容差之内 能接受的范围,若超过此范围则需校正作用,容差经常由某种装备和应用所规定
偏差 (deviation)	测量值和计算值或参考值之间的差值,偏差和许多因素有关,如束流中的位置,测试水箱和治疗计划的复杂度与剂量计算算法
不确定性 (uncertainty)	一个测量值的不确定性是包含在容差之内(首选)或在以后加上,典型的有算法、束流传递、束流特性、CT 数据和剂量测定等的精确度

5.2　质子治疗中的质量保证体系

5.2.1　治疗过程中"误差"和"质量保证"的矛盾统一

5.1 节已说明在质子治疗过程中,仅从医学物理角度,在 TPS 和剂量算法中存在许多不确定值.各种硬软件和系统也会产生各种非期望的,和理想值有偏差的,会给过程带来不同程度损害的,人们常称为误差(error)的负面因素(可以将前面的不确定值也认为如同误差一样的负面因素).通俗的理解可认为,除去只具有两种状态的数码数据,所有定量数据的这种负面因素有下列特点:一是可以有增加和减少误差的措施和方法,但永远无法消除这个误差,永远做不到完全理想的(误差=0)过程;二是如果允许实际过程的效果和期望完成的理想过程的效果之间可以有一个可度量的差距,那么也可以找出一些影响过程效果的参数允许容差值.实际中只要这些参数的实际偏差值小于允许容差值,则就允许进行这些过程.综合上述理由,为了正确处理"误差"和"严要求"这对矛盾,从而实现治疗目的,通常采用下述处理措施:

(1)先找出质子治疗过程中对治疗效果产生负面因素的各类参数.

(2)采用各种措施(硬软件反馈,优化,集成,整合提升等),尽量在现实可能的条件下使有关参数的误差为最小值.

(3)根据理性思考和实践效果,制定出上面那些参数值的允许容差值.

(4)采取各种实用优化策略(关键的、敏感的多检查,稳定的、皮实的少检查等)对治疗装置的硬软件的功能和有关重要参数进行质量验证;从检查、审定、实测直至重新校正的定期(日,周,月,年)和专用设备的 QA.确保机器在患者治疗前完全正常(但仍不能绝对保证在治疗时机器一定正常).

(5)鉴于机器工作正常不意味着其计算结果一定正确,因此还要在正式患者治疗前作患者治疗 QA,检查机器的实际治疗参数和靶区剂量分布与计算 TPS 的治疗参数和靶区剂量分布的偏差是否小于允许容差.

以上就是在允许治疗的前提下,用这种质量验证来统一"误差"和"严要求"这一对矛盾,达到治疗目的.

5.2.2　放射治疗中物理内在的不确定性

1. 前言

以患者治疗计划为界,将质子治疗过程分为两个阶段:在完成治疗计划之前的所有行为都属第一阶段,称为设计 TPS 阶段;第二阶段是在完成治疗计划后,交给质子治疗装置,实现治疗的阶段,通称执行 TPS 阶段.图 5-4 是医学物理师在设计患者TPS 时,从肿瘤诊断到准备患者专用部件,都留下许多无法确定的数值,通称不确定性,是形成误差的根源,如用 CT 诊断的图像来制作 TPS 时,仅"CT/HU"对"相对约性停止功率"(RLSP)的转换就引入一个小于 5% 的误差,意味着 TPS 的量程和肿瘤的真正量程就可能有小于 5% 的差异,从而使准确量程难以确定.医学物理师在划定靶区、估算半阴、计算剂量等过程中都会带来人为主观或设备客观存在的误差.这些在设计 TPS 时内含的不确定性(误差)是去不掉的.在治疗患者时,医生们只承认设计的 TPS,往往不再考虑这些设计中已内含的误差,而将计算的 TPS 作为质量验证的参考标准.一般患者还天真地以为计算机的 TPS 就是理想的治疗计划.

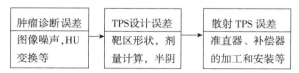

图 5-4　设计患者 TPS 时内含的不确定性(误差)

图 5-5 是在执行 TPS 到实现治疗阶段中所参与的有关误差图.在 TPS 送入质子治疗装置后,TPS 将所有设备应该运行的置定值送到各种装置,包括加速器、能选器、旋转机架直到治疗头内的有关部件.为此必须对上述各部件的工作进行检查,确保部件的误差在容差之内.但在实际中这会引起很大的工作量,所以这部分工作都预先安排在定期 QA 中完成.随后患者要进行精确定位过程,涉及激光、X 射线的粗定位,以及使患者肿瘤等中心点与定位床和旋转机架等中心相一致的要求.为了确保这些精确定位,必须对许多精密系统进行验证.机械精定位完毕后,进入用图像法的精准直,又要涉及对各种图像系统(如 DIPS、CBCT 等)的质量验证.由于束流各参数的偏差直接影响治疗的成败,所以还必须对束流和剂量参数进行检查和验证.当上述过程完成,正式照射之前还要进行患者治疗前的整体性 QA,只有这个整体性 QA 通过后才能正式治疗.

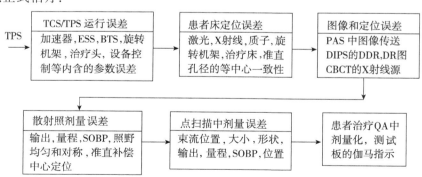

图 5-5　执行 TPS 到实现治疗阶段中的有关误差

2. 质子治疗中的不确定性来源

大部分质子治疗中的物理参数的不确定性源自医学物理本身内含的特性,与大部分质子治疗中的设备参数中的机械和电气的运行误差不同,二者虽然都会导致治疗剂量分布变坏,但机制不同,因此要用不同方法对待.先从基本放射医学物理角度来看,根据 Bethe-Bloch 原理,质子治疗中有关医学物理具有下列不确定性参数.

(1)平均激励能量 I.在质子治疗时,质子能使患者体内物质的原子和分子从常态变为激励态所需的能量并非定值,此值是由物质的原子和分子结构性质决定的,由实验测出,而不能从理论算出,如脂肪为 63eV,软组织为 71eV,水为 75eV,骨骼肌为 75.5eV.一般而言,I 值随原子序数成正比增加,其值在 20~1000eV 的范围内.放疗时质子进入人体,体内结构复杂,具体在患者治疗量程内,质子和各种不同物质的激励能量 I 值是变化不定的,只知道在 75eV 左右,因此是一个不确定值.

(2)停止功率.当质子进入人体时,快速质子将沿途物质(人体组织内的肿瘤和好器官等)的分子或原子游离,并将能量转交给它们.现将质子在人体内每单位长度所损失的平均能量定义为停止功率,测量单位是 MeV/cm.当质子速度接近零时,放出一个峰值能量.即布拉格峰,而每个质子的实际停止功率是不确定的.

(3)诊断时 CT 用的是 HU 数,现作治疗计划要用停止功率,因此要有一个 CT-停止功率的变换,而这个变换中内含不确定因数.

(4)图 5-6 是不同质子能量 I 值和量程、剂量的关系图.图中有三种不同能量(122MeV,183MeV,230MeV),对应量程为 10cm,25cm,30cm 的质子.假定每种能量的质子作用于三种不同 I 值的介质,I 值分别为 67eV,75eV 和 80eV.从图中可看出下面几点:一是能量越高,量程越大,但停止功率越小;二是能量越高,峰的离散越大;三是不同物质的平均激励能量不相同,测量相对量程也稍有差值,这个差值是不可控的,形成一个不确定性.

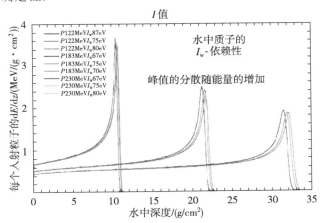

图 5-6　I 值和量程、剂量的关系图

注:此图原是彩图,用不同彩色表示不同参变数或相同变量的大小,现用黑白图印刷,不同颜色只以不同灰度表示,大大降低视觉分辨率,请读者谅解

(5)图 5-7 是 164MeV 质子入射到三种不同人体组织(骨骼肌、软组织和水骨骼肌).横坐标是深度,纵坐标是入射粒子的停止功率.软组织各有两种 I 值彼此差

±10％，其量程和停止功率的曲线峰差 0.7g/cm² 之多，这个峰差是不确定性之源.

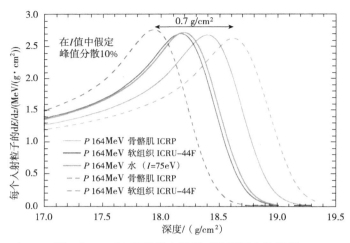

图 5-7　164MeV 质子入射到三种不同人体组织

注：此图原是彩图，用不同彩色表示不同参变数或相同变量的大小，现用黑白图印刷，不同颜色只以不同灰度表示，大大降低视觉分辨率，请读者谅解

（6）CT 数和停止功率函数.

图 5-8 是人体组织的 CT 数和停止功率之间的关系函数，图中的圆圈内指明同一个 CT 数（即相同的密度）对应有不同的人体组织的停止功率. 因此当从诊断的图像变换成治疗需用的停止功率时，同一 CT 值对应一个不确定的停止功率.

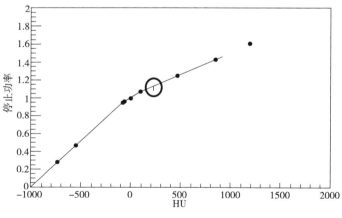

图 5-8　CT 数和停止功率之间的关系

（7）散射治疗中补偿器的定位.

图 5-9 是在补偿器的位置固定后，患者的肿瘤所在部分有位移和转动带来的照射误差. 图（a）是正确定位，肿瘤在照射内，图（b）是肿瘤有左移，图（c）是肿瘤有转动，后两者都引起误差. 严格说这种因机械和电气及图像上的误差并不属不确定性的范

畴,因此在质检中用每日、每月的 QA 来对待,而对付不确定性要用另外的措施,即不确定性和误差在某些情况下很相似,往往同样对待,但在某些情况下完全不同,必须分别对待.

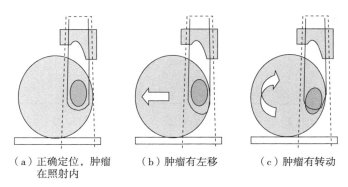

（a）正确定位,肿瘤　　　（b）肿瘤有左移　　　（c）肿瘤有转动
　　　在照射内

图 5-9　补偿器的位置固定带来的误差

（8）不确定性的根源和性质.

综上所述,质子治疗有下列不确定性:在线性的停止功率,在宽束的横向和纵向分布,在患者专用部件孔径和补偿器材料的放射厚度等.不确定性导致患者体内量程等误差为 3%～5%,若用先进剂量算法可将误差降到 2.5%,表 5-4 是不确定性的根源和性质.

表 5-4　不确定性的根源和性质

不确定性(误差)源	治疗前的不确定值	降低方法	缓和后的不确定性值
原始布拉格峰的固有量程不确定性	$\pm(1\sim3)$mm	没有	$\pm(1\sim3)$mm
SOBP 的固有量程不确定性	$\pm(0.6\sim1.0)$mm	没有	$\pm(0.6\sim1.0)$mm
量程的可重复性	±1.0mm	严格 QA	±0.5mm
补偿器本身	±1.0mm	补偿器材料严格 QA	±0.5mm
附件如固定件等	±1.0mm	对所有附件严格 QA	±0.5mm
CT	量程的 3.5%	采用专制的图像协议	量程的 $\pm(1.0\%\sim2.0\%)$
患者定位	±1.5mm	严格按规范	±1.0mm
患者体内移位	变化	严格按规范	±1.0mm
补偿器和患者相对定位	变化	严格按规范	±1.0mm
体内非均匀带来量程变化	±1mm	严格按规范	±0.5mm
CT 伪像	变化	严格按规范	±1mm
TPS 中对水中量程计算	变化	严格按规范和图像编辑	±0.5mm

续表

不确定性(误差)源	治疗前的不确定值	降低方法	缓和后的不确性值
TPS中对已知组织的量程计算	±0.5mm	没有	±0.5mm
多峰性图像配准	±1mm	用较好的剂量算法	±0.5mm
治疗传递(目标覆盖不确定性)	±(1~3)mm	采用专用图像配准协议	±(1~2)mm
治疗传递(剂量不确定性)	±(1.0%~3.0%)	严格 QA	±1.0%

3. 减少不确定性,改进质子治疗的方法

(1)依解剖结构而变化.用 IGRT/DART 随时监视这种解剖结构上的变化,采取相应的动态适形措施和皮实的优化方法.

(2)依内部的运动而变化.如用门控、训练和跟踪等方法,但至今这方面还未找到理想方案.

(3)采用准确的停止功率比(CT 数传换)措施.

(4)采用铅笔束调强方法.

IMPT 能传递相对更佳的剂量分布,但对如何保证 IMPT 的剂量传递和优化还需进一步研究.图 5-10 是用常规 X 射线、常规质子治疗和今后用 IMPT 三种治疗法对在胸腔内的一种癌症所作的模拟治疗计划的剂量分布图,从图右下角的剂量分布可以明显地看出,借助 IGPT、DART 和 IMPT 的各自优点,用 IMPT 治疗的剂量分布非常接近理想的适形分布.

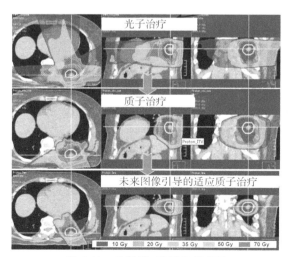

图 5-10　X 射线、质子和 IMPT

注:此图原是彩图,用不同彩色表示不同参变数或相同变量的大小,现用黑白图印刷,不同颜色只以不同灰度表示,大大降低视觉分辨率,请读者谅解

5.2.3 治疗中心的设备运行和常规定期 QA

为确保质子治疗装置的正常工作状态,并能产生治疗要求精度的数据.质子治疗中心都采用下述三种方法:一是有一个质子治疗运行维修班,全天候保证所有设备处于正常工作状态;二是建立一个常规定期 QA 和患者专用装置 QA;三是在患者治疗前进行患者治疗 QA.图 5-11 是设备运行和常规定期 QA 的工作原理图.

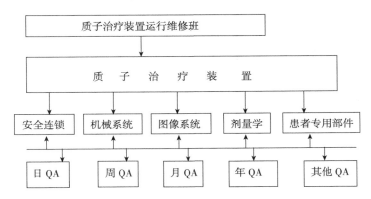

图 5-11 设备运行和常规定期 QA 工作原理图

(1)质子治疗装置运行维修班是确保质子治疗装置的所有设备处于正常工作状态的重要措施,实质上是确保质子治疗系统的质量验证的前提,因此作好质量验证,首先必须保证将系统运行好.

(2)在上述设备正常运行的前提下,再将易产生误差的设备分成五种类型,即图 5-11 中的安全连锁、机械系统、图像系统、剂量学和患者专用部件,分类检查.

(3)制定一个定期 QA 规范,即规定每日、每周、每月和每年要对上述五种类型中的哪些项目进行质量验证,并规定出要求的检查水平,从目视、测量到校正等内容.

5.2.4 剂量学 QA 和患者治疗前 QA

图 5-12 是质子治疗装置的患者治疗前 QA 工作原理图,回旋加速器的引出束流通过能选系统,选择所需的工作能量,然后通过输运系统和旋转机架,将加速器的输出束流(即治疗头入口处的束流,用束流能量、束流大小、束流形状、束流波形、束流流量等表示)送入治疗头,形成患者治疗用的束流,然后送等中心点.这里,若不算正式患者治疗照射工作模式,仅就质量验证的角度,有两种 QA:一种是将束流引向剂量仪,进行各种定期机器 QA 中测量和验证有关治疗参数用,如测量程、SOBP 等(Dose点那支);另一种是患者治疗前 QA(TPS 那支),这时将 TPS 治疗配方的所需设备参数送入装置,用治疗 QA 水箱模拟患者.运行后,将实测和计划治疗参数比较,若误差小于容差,表示此患者的治疗计划方案通过质量验证,允许进行治疗.

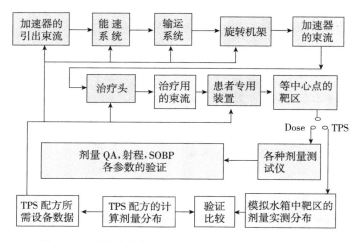

图 5-12　质子治疗装置的患者治疗前 QA 工作原理图

5.2.5　美国 M. D. Anderson 质子治疗中心的质量验证

美国 M. D. Anderson 质子治疗中心是美国著名的癌症治疗中心,引进了日本日立的 ProBeat 系统[5].

1. 定期 QA 检查

定期 QA 检查见表 5-5,其中深色仿宋体是每日 QA,楷体是每月 QA,斜体仿宋是每年 QA. 所有定期检查都分四个专业:

(1)安全. 检查各种有关安全的按钮、指示灯和监视器.

(2)剂量学. 对关键参数,如量程、SOBP 等每日要检测;对参数的均匀性以及与旋转角的关系等每月检测;对参数的更高精度的要求,如线性度、稳定性、精度校正等则每年一次.

(3)图像系统. 每日必须保证这一天患者治疗时图像系统(PPS、PAS、CBCT 等)都能正常使用,等中心也定位正确. 对这些图像装置的性能和精度,如彼此的等中心点、一致性、线性度、重复性等则每年检校一次.

(4)机械系统. 在患者治疗时,许多工作量和误差都与患者的定位有关,这些都涉及旋转机架,定位床,在散射治疗时治疗头内调制器等组件,患者喷嘴,准直器和补偿器的正确等中心定位,以及精密机械的调整,在每月和年检查分批完成. 在备注中补充了有关其他检查信息.

表 5-5　M. D. Anderson 的定期 QA 检查

安全	测量学	图像系统	机械系统	备注
关键的安全连锁	测量每 MU 的剂量;量程;SOBP;束点位置	图像系统的功能	患者定位系统的功能	计算机间的相互通信

续表

安全	测量学	图像系统	机械系统	备注
			每周检查定位等中心点	**每治疗室需 30min 检查**
门连锁,事故按钮	旋转角 0°,90°,270° 测 MU;量程;SOBP;对称性	检查 X 射线和质子视野的一致性	检查旋转机架的等中心点	每个散射旋转机架需 12～16h 检查项目
	检查量程的均匀度		治疗床平移精度,机械等中心	
	输出和旋转角的曲线		喷嘴水平运动精度	
			患者定位精度	
门连锁,事故按钮,辐射监视	剂量监视系统的校正重复性,线性度,有效性	X 射线系统 kVp,HVL 和定时器的精度	定位床的六维移动	用 LAEA-TRS-398 型带 PTW 30013 圆柱游离室校正
束暂停和流产按钮	每日 QA 剂量学基线常值检查	X 射线系统曝光重复性	喷嘴全面检查	
辐射指示光牌	检查 PDD,量程,SOBP 宽度,半阴,束宽等	X 射线系统的线性度	能量调制器全面检查	

2. 患者专用装置 QA

(1)散射治疗头 QA:准备安排测试需 15min,再进行 MU 验证.

(2)扫描治疗头 QA:用伽马指示准则判断质量验证能否通过.

表 5-6 是美国 M. D. Anderson 患者专用装置 QA.

表 5-6　M. D. Anderson 患者专用装置 QA

患者专用装置(扫描治疗)QA	患者专用装置(散射治疗)QA
QA 容差	MU 验证测量每个照射野视 10min,再加建立时间 15min
点剂量:在计算值 2% 或 2mm 之内	容差:计算值差 3%
二维剂量分布:90% 的点格要通过 2% 和 2mm 距离的伽马协定准则	外部容差:用孔径和补偿器 QA 的测量值,每个照野 10min(孔径必须和计划配合补偿器厚度容差小于 0.5mm)
若 QA 的结果超过允许容差则应有反应,明白不能符合的根源,并改正任何测量和计划事件	外部容差:对小视野重加工的临时二维剂量验证

5.2.6　美国 Scripps 质子治疗中心的质量验证

美国 Scripps 质子治疗中心是美国最新建成的一个质子治疗中心,装备着最先进的全部调强点扫描质子治疗的 Varian-ProBeam 系统,全部都用调强点扫描,年计划治疗 2400 个患者[6].

1. 定期 QA 检查

定期 QA 检查见表 5-7,其中深色仿宋体项目是每日 QA,带下划线仿宋体是每周 QA,楷体是每月 QA,斜仿宋体是年 QA.所有定期检查都分四个专业进行,即安全、剂量学、图像系统和机械系统.原则上,各个不同质子治疗的 QA 检查内容,基本上大同小异,但 Scripps 中心是最新的全扫描型质子治疗系统,除参见 M. D. Anderson 的安排外,再作一些补充.

表 5-7　Scripps 定期 QA 检查项目

安全	剂量学	图像系统	机械系统	备注
门连锁	PBS 体积辐射输出的一致性小于 3%	图像坐标的一致性（某角度小于 1mm）	激光定位小于 2mm	每日 QA 需时 15min
辐射区的监视器;有束指示器	水中质子射程小于 1mm		碰撞连锁完好	
	综合点格测试;将一固定点格传递给二旋角二能量,将测出结果和基准比较			测试参数;位置（Lynx 上点位）形状（X/Y 轴比）大小（X/Y sigma）的一致性
门连锁	质子输出一致性小于 2%	图像、床和照射的中心符合 1mm	激光在等中心符合 1mm	每日每周检查综合项目的分析
辐射监视器;有束指示器	备用监视一致性小于 2%	定标 1mm	激光离等中心 50cm 符合 2mm	一个 session（多射程和剂量）中传递系统全面情况
	质子截面一致性小于 2%	空间分辨率	Gantry 角指示小于 1°	
	质子射程一致性 1mm	对比度	治疗床定位精度 0.1mm	
		均匀和噪声		

年 QA:

在日、周和月检查中,着重一致性检查,即容差小于要求即认可. 在年 QA 中要用总调时用的校正设备和探测器对基准线与调试数据进行重新测量及验证;采用测量方法;水箱＋布拉格峰游离室;水箱＋Farmer 游离室;Lynx 闪烁晶体 Octavious XDR 游离室行列;绝对校正 IAEA-TRS-398 等

由于全部治疗头是点扫描治疗方法,点扫描治疗对束流参数精度有很高的要求,所以在定期的 QA 中,特别重视束流参数性能的检测;每天要检测束流输出的一致性和质子水中射程;每月要检测束流截面和束流射程的一致性,检查是否小于容差;每年要对一些数据重新校正,对剂量仪校正,还要作绝对的校正.同样因点扫描治疗要求更高的图像和治疗床定位,所以在机械和图像系统 QA 时,有更多高精度的符合性和中心定位 QA.

2.Scripps 的患者专用装置 QA

采用全部点扫描,扫描治疗头比散射治疗头的结构简单,但其中的束流性能的 QA 很复杂,这部分在患者治疗 QA 中进行.表 5-8 是美国 Scripps 中心患者专用装置(患者治疗前)QA.

表 5-8　Scripps 中心患者专用装置(患者治疗前)QA

1.每个患者的每个照射野在治疗前进行质量验证
2.每个照射野在三个不同量程下,用二维游离室阵列,测出三个横向截面图,并和 Eclipse TPS 的计算值比较,要小于容差
3.对每个照射野至少有一个点的剂量测量是用截面校正(cross calibrated)游离室,如 iBA-CC04
4.测量条件: 　(1)0°旋转角;所有照射野在 0°测量,并和计算值比较 　(2)有旋转角;所有照射野在计划中的角度测量,并和计算值比较
5.初始通过的伽马指示是 3% 和 3mm,90% 通过 最终通过的条件,根据总调和验证评估后再确定,通过准则在研究中

5.2.7　美国 McLaren 质子治疗中心的质量验证

美国 McLaren 质子治疗中心是美国最紧凑和价廉的质子治疗中心,装备被誉为下一代 Protom Radiance-330 质子治疗系统[7].定期 QA 检查见表 5-9,其中深色仿宋体项目是每日 QA,带下划线仿宋体是每周 QA,楷体是每月 QA,斜仿宋体是年 QA.所有定期检查都分四个专业进行,即安全、剂量学、图像系统和机械系统.原则上,各个不同质子治疗的 QA 检查内容,基本上大同小异,但美国 McLaren 中心是最新的紧凑、价廉的下一代质子治疗系统.从表 5-9 中可见,定期 QA 和患者治疗 QA 项目也都一样严格和齐全,并不因造价低一半而放松质量要求,相信在今后临床治疗中有很好的疗效.表 5-10 是 McLaren 中心患者专用装置 QA.

表 5-9　McLaren 质子治疗中心定期 QA 检查

安全	剂量学	图像系统	机械系统	备注
门连锁	质子输出和量程的精度	图像准直检查	床运动	每室每日 30min
辐射监视器和有束指示器	点束的位置和格式	PPS 校正精度	激光定位	
	剂量/MU 一致性检查	图像等中心精度	床等中心点	二维游离室阵列 二维光学剂量计
旋转机架和治疗床碰撞	三个参考照射场的输出精度	图像系统等中心度	旋转机架等中心测试	日周检查回顾

续表

安全	剂量学	图像系统	机械系统	备注
	三个参考照射场的量程精度	图像和照射符合	旋转机架角精度	水箱，MLIC，二维游离室阵列
	点准直测试			
辐射和机械安全连锁	用 TRS-398 模式进行剂量校正	对已建立的指导册进行图像和机械系统的检查		
	验证 TPS 数据分集；点截面验证			
	剂量线性度；点位置精度；多个旋转角的剂量精度			

表 5-10　McLaren 中心患者专用装置 QA

患者专用 QA
允许在没有患者专用硬件即孔径和补偿器时将调制扫描束对患者传递治疗
患者专用 QA 将集中于剂量测量
每个患者 2h
容差：伽马指数 2%剂量，2mmDTA，90%通过

5.3　铅笔束点扫描的质量验证

5.3.1　前言

　　自 1946 年 R. Wilson 提出质子治疗建议以来，经过半个多世纪的努力，才有今天的发展地步．要使质子治疗在全球有更大的推广，还需进行大量的改进和提高．这种无尽头的质子治疗的开发和改进都有下面几个特点：一是使癌症的治愈率越来越高；二是使正常组织的受损率越来越低；三是使治疗价格越来越便宜；四是使治疗时间越来越短；五是使治疗安全和可靠性越来越高；六是使普通人获得质子治疗的机会越来越容易．从普通人使用质子治疗的角度来看，上述特点确实具有美好前景．如此美好前景为何要姗姗来迟，不一步到位呢？

　　俗语说"天上不会掉馅饼"，实现上面的美好目标，必须付出相当大的代价．这些代价具有下面几个特点：一是质子治疗的系统越来越复杂；二是所用设备和部件越来越先进；三是所用材料和工艺越来越创新；四是各种部件功能越来越丰富；五是各种治疗参数越来越精细；六是各类数据允许的容差越来越小；七是如何确保系统、设备和治疗的质量验证越来越困难,越来越重要[8-10]. 只有在一定程度上做到上述几点,才会掉下这个"馅饼".

几十年来,在上述思想的指导下,科研、医疗、技术等工作人员通过创新和奋斗,已为放疗界提供了 Varian-ProBeam、日立 ProBeat、iBA Proteus-Plus 235 等先进的质子治疗装置,他们尽可能减轻癌症患者的痛苦,将装置设计成"钥匙工程". 人们往往将钥匙理解成治疗中心的医学和技术人员能轻松地为癌症患者治疗,这有一定程度的误解. 现代先进的质子治疗技术的最终目的是将患者作为上帝,想尽一切方法使患者轻松愉快地治疗,同时希望工作人员也减轻工作量. 但是为了使质子治疗的工作人员能正确地治疗患者,现代先进的质子治疗装置都专门设计了一整套完善的质子治疗质量验证任务(分为装置、治疗方法和患者治疗专用部件三类). 装置越复杂,治疗方法越先进,则这套质量验证任务也越复杂,而忠实地执行规定精度要求的质量验证任务,是做好患者治疗工作的必要前提. 随着时代的进步,质子治疗中心的质量验证不仅越来越复杂,越来越精细,还越来越昂贵和费时,这又将成为快速发展质子治疗的瓶颈. 为了使读者了解当前先进的调强点扫描的质量验证的内容和难度,特作这方面的介绍.

5.3.2　系统的整体(设备和治疗)QA 的工作流程

任何一个质子治疗装置的质量验证的目的是确保能正确地治疗癌症患者,但在实际治疗时,要涉及几百种设备、上千种部件、上百万种组件,其中任何一个组件损坏都有可能对患者造成损害. 因此要确保治疗的万无一失,绝对安全可靠,绝非易事. 目前所用的最先进的质量验证方法都需安排两个不同的 QA 过程,才能达到这个目的. 每天都有一个每日设备 QA(其中含有一个早晨 QA,即上班前作一次较全面检查,确保当天治疗,也带有交接班性质),对规定的设备或治疗参数进行测量验证,每日设备 QA 只是对质子治疗装置的某些关键部件和系统进行定性或定量的测试,只要证明这些设备是正常工作即可. 然后在患者正式治疗前再执行一个患者治疗(前)QA,这时系统性地对所有设备的工作参数都用 TPS 治疗配方所需的设备工作数据,再用模拟水箱代替患者,对拟用的治疗参数进行实测,并将实测值与 TPS 的要求治疗参数相比较,若小于容许容差,表示通过 QA,允许治疗. 有关患者治疗(前)QA 在图 5-12 中已详细介绍过. 下面再次从整体质量保证体系角度来看 QA 工作,鉴于 QA 的重要性,必要的重复提及是需要的,这样可加强理解和记忆. 图 5-13 是质子治疗中心的质量验证和设备与治疗参数间的关系图.

图 5-13 可以清楚地全面表示系统的整体 QA 流程,图中间的左边三个方框表示加速器输出的设备参数能量、形状、大小、流强等,通过治疗头后转变成束流治疗参数,即量程、剂量分布、剂量率、SOBP、束斑大小、束斑位置等. 质子治疗中心的质量验证中的定期 QA 通过四个部件的功能块(安全连锁,定位机械,图像系统和剂量测

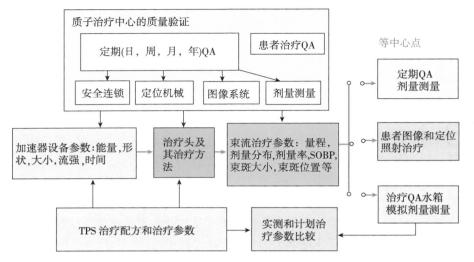

图 5-13　质子治疗中心的质量验证和设备与治疗参数间的关系图

量)的检查,实现对加速器等设备的 QA.此外,由于治疗头和治疗方法比较重要,往往专门成为一个独立的 QA 项目.完整的质子治疗装置有三种工作模式:一是定期 QA 中的剂量参数的验证测量,即每日机器 QA 中的量程、SOBP、输出剂量等的参数验证;二是患者治疗(前)的 QA,这时将 TPS 治疗配方的所需设备参数输入装置,用治疗 QA 水箱模拟患者,运行后,将实测和计划治疗参数比较,若误差小于容许,表示此患者的治疗计划方案通过质量验证,允许对患者进行治疗,可以运行第三种工作模式,即患者治疗模式.

5.3.3　铅笔束点扫描治疗头的硬件结构

图 5-14 是 iBA 专用调强铅笔束点扫描治疗头,从图可以看出其结构很简单,参数不多,原理简单,但其实际运行过程十分复杂.从旋转机架输出的束流进入治疗头后,先通过一对四极聚焦磁铁将束流聚焦成一定大小后,再经过一个 X 扫描磁铁和一个 Y 扫描磁铁进行扫描,束流穿过治疗头的输出窗,将束流打在患者肿瘤处.要成功实现治疗必须满足下面几个条件:一是在任何条件下,必须使束流扫描后在等中心

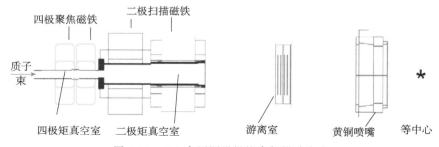

图 5-14　iBA 专用调强铅笔束扫描治疗头

点的三维体积剂量分布等于患者的肿瘤体积分布;二是治疗头输入束的任何参数(大小、位置、方向、截面等)的变动都不会影响输出的剂量分布(这点显然做不到);三是在此瞬时情况下不能采用局部的稳定反馈方法.

因此只有从束流源头处采用各种稳定措施,使聚焦磁铁、X 扫描磁铁、Y 扫描磁铁、可进/出的 X 射线源输入治疗头束流的任何参数(大小、位置、方向、截面等)都非常稳定,有很小的容差,才能达到点扫描的质量验证[11].

有关铅笔束点扫描对束流的性能要求,既是一个十分重要的命题,也是一个十分复杂的命题,束流如同人体中的血管,医学中血管牵连全身,在质子治疗中束流牵连全部设备.有关铅笔束点扫描束流性能将在第 6 章中详述,但在本章中为了对铅笔束点扫描本身有全面了解,也必须介绍束流的一些性能要求.前后命题虽相同,但内容不重复,起互补作用,特此说明.

5.3.4　点扫描束流参数的性能要求

1.点束流的大小[12]

不同厂家的装置,点束流有不同大小,同一厂家不同时间,也有不同的参数.这里仅以 iBA 产品为例说明:iBA 的第一版无四极矩的 MGH PBS 时的束宽(1σ)约 12mm.iBA 的第二版有四极矩的 MGH PBS 时的束宽(1σ)约 6mm.图 5-15 是 iBA 的有四极矩的典型点束流横向分布图,σ 可降到 5.6mm.

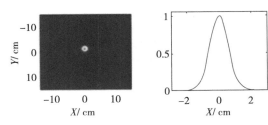

图 5-15　有四极矩的典型点束流横向分布图($\sigma=5.6$mm)

图 5-16 为在德国 Essen iBA 专用扫描治疗头等中心处空气中测的束点大小,在实际治疗时这就是射入患者皮肤处的束流,从左到右分别为量程 32cm、$\sigma\sim4$mm,量程 20cm、$\sigma\sim6$mm,以及当在靶前加一个 BPM 后束流在一个横向要伸长变形.

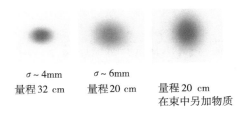

$\sigma\sim4$mm　　$\sigma\sim6$mm

量程 32 cm　　量程 20 cm　　量程 20 cm
　　　　　　　　　　　　　　在束中另加物质

图 5-16　Essen 等中心处空气中测的束点大小

2. 束流宽度

图 5-17 为在不同的旋转治疗室角度下测量束宽和量程间的关系,横坐标是质子量程,纵坐标是束宽,用毫米表示.由图可见,随着量程变大,束宽会变小.不同旋转机架,不同角度,束宽也有变化.从图中可以看出,束宽的稳定度优于 15%,在等中心处的束流大小约 13mm.

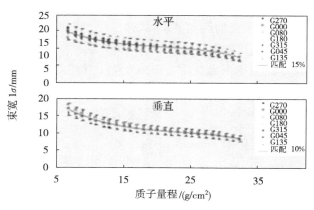

图 5-17　束宽和量程间的关系

3. 束流位置

图 5-18 是在等中心点处,旋转 0°、90°、180°、270°测出的束流位置的精度,横坐标是量程,纵坐标是束流位置.上图是水平,下图是垂直,要求的束流位置的精度是 20% 的 σ(当点 σ 是 10mm 时,则是 2mm),从图中可看出,水平方向束流位置随量程的最大变化在 ±2mm,而垂直方向变化在 ±1mm(这是几年前的数据,最近的束流位置精度可在 1mm 以内).

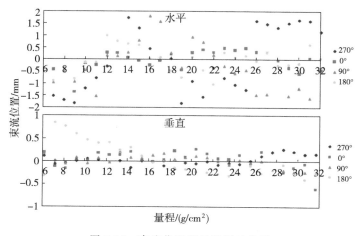

图 5-18　束流位置和量程间的关系

4. 精确电荷权重

控制电荷权重有三种方法:一是时间驱动;二是电荷驱动;三是用反馈法从电荷率控制束流.MGH 采用后两种方法,有下面特点:一是低电荷权重时宜使用低强度质子流,最佳点权重精度是 0.8×10^{-4}Gp,此值也是扫描的最小权重单位,图 5-19 是质子流和权重精度间的关系,可见质子流过强,分散性更大.

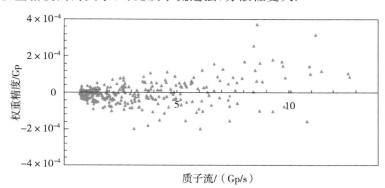

图 5-19　质子流和权重精度间的关系

5.3.5　点扫描时的动态质量要求

1. 束流能量变化

当扫描从前一层转下一层时要改变能量,对回旋加速器,用能量选择系统的楔形石墨块来改变能量,能量改变有一个时间滞后,图 5-20 是 iBA 束流能量变化曲线(30g/cm^2,20g/cm^2,7g/cm^2 三个量程),都需 1.5~2s,可见要快扫描必须减小此值.

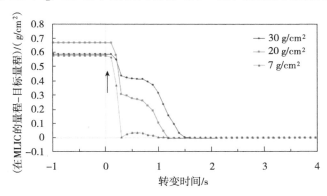

图 5-20　束流能量变化

2. 一立升照射 2Gy 所需的照射时间

(1)当前对治疗移动的肿瘤还没有十分满意的方法,但 IGPT 和快扫描是很好的方法,加快 PBS 的速度,具有现实意义.图 5-21 是给一立升照射 2Gy 剂量所需的 74s 照射时间,能量转换时间若能减到每层 800ms,则总时间即可减到 43s.

层数	15
总共点数	1500
变能量总时间（3s/层）	42 s ＊
总有束时间	20 s
附加移动时间	1.7 s
附加置定时间	8.3 s
附加在终点的总延时	1.5 s
总和	74 s

＊将升级到1.5s/层

图 5-21　点扫描的照射时间

（2）治疗时间的进展.

近几年内点扫描治疗时间有很大的进展.这里的进展是指治疗时间越来越快,对于一个 10cm×10cm×10cm 的体积,照射每立升 2Gy 所需的照射时间如下:

2008 年 12 月,FBPTC 用 12mm σ 的大束点用了 5min50s.

2009 年 9 月,WPC 用了 5min30s;2010 年 3 月,WPC 用了 4min20s.

2010 年 4 月,WPC 用了 2min29s;2010 年 6 月,WPC 用了 1min56s.

2011 年 7 月,WPC 用了 1min36s;2013 年,WPC 用了 57s.

由此可见,点扫描在 2010 年有很大进展,已进入实用和推广阶段,目前各生产商为进一步减少治疗时间而努力,iBA 提出过一个仅用 10s 的方案,相信不久的将来减少至 30s 以下是完全可实现的.

5.3.6　iBA 点扫描治疗用束流的尺寸

1.iBA 万能治疗头扫描束在空气中的尺寸

图 5-22 是在 PBS 工作模式的 MPRI iBA 万能治疗头的扫描束在空气中的束流尺寸.由于从扫描磁铁到患者间没有真空,所以束流点的尺寸变大.图上有不同量程时（6.8cm,16.8cm,27.8cm）的横向截面图,其束流尺寸当量程为 6.8cm 时为 6mm,当量程为 27.8cm 时为 14mm（这里束流大小是半个宽度,即相当于 1σ 来计）.

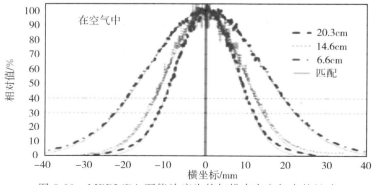

图 5-22　MPRI iBA 万能治疗头的扫描束在空气中的尺寸

2.在患者体内的束流尺寸

在患者体内的束流总尺寸是空气中的原始束流尺寸和人体内散射引起的散射尺寸之和.图 5-23 中,红点是散射截面,浅蓝色点是空气中的束流尺寸,深蓝色点是二者之和,即体内束流尺寸.

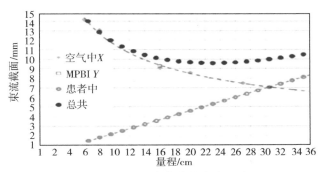

图 5-23　在患者体内的束流尺寸

5.3.7　患者治疗前的质量验证过程

各中心都有不同的治疗前的质量验证过程.

(1)美国 Scripps 有下述规定:对每一个患者的每一个照射野,用二维游离室陈列在不同深度测三个横向截面并与 Eplicse 中的计算值比较;每一个照射野至少要有一个点剂量测量是用校正游离室(如 iBA Dosimetry CC04).测量的设置:①旋转机架 0°.所有的照射野在 0°要重新计算,所有照射野在 0°测量.②计划的旋转机架角度.所有的照射野在计划的旋转角测量并与计算值比较.通过准则正在开发中,开始要有 90%通过 3%/3mm,在治疗时的通过准则要在调试和验证期间再作评估和决定.

(2)美国 M. D. Anderson 有下述情况:点剂量一般用有游离室的人造玻璃水或MatriXX 仪;深部剂量测量用固体水箱中的 MatriXX 仪;每一个照射野的二维剂量验证用 PW 中的 MatriXX 仪在 3～5 个不同深度进行;每次测量用 30min 准备和升温,每个深度测量要 10min;每个患者还需用 4h 作测量前的准备,测量后进行数据分析和提供报告.

患者专门扫描束的 QA 容差:计算值的 2%和 2mm 内;对二维剂量分布的 QA容差是 90%通过 2%或 2mm 距离的伽马准则;如果 QA 超过容差,则不能通过,并发出信号指出不通过原因和改正建议.

(3)美国 M. D. Anderson 其他的一些单独做法:研究质子点扫描的治疗方法,如单次 Fraction 优化(SFO)方法,多次 Fraction 优化(MFO)方法;H＋QA 为质子点扫描 QA 的独立的剂量计算模型;皮实的优化模型;自动点位置记录文件分析软件;加速部分 Breast 的治疗等.

5.4　铅笔束点扫描 QA 的测试模板和伽马指示

5.4.1　前言

近年来，铅笔束点扫描已呈取代散射法之势，成为目前质子治疗癌症方法的主流．铅笔束点扫描法的治疗剂量分布，对加速器、能量选择器、旋转机架的各种设备参数及其稳定度非常敏感，对束流参数（如束流位置等）的允许容差很小，超过容差是绝对不允许工作的．因此在进行患者点扫描治疗的 QA 时，必须有一种能对患者实际治疗的靶区剂量分布和 TPS 配方的计算靶区剂量分布的差距是否允许治疗的判别验证方法，这是能否实现患者点扫描治疗质量验证的关键．点扫描专用 QA 测试模板和伽马指示法是这个关键 QA 中的两种关键工具，具有非常重要的作用[13,14]．

前几章曾多次提及铅笔束点扫描的患者治疗（前）QA，为配合测试模板和伽马指示的内容，再次对患者治疗（前）QA 作如下说明：在铅笔束扫描治疗头内，仅有的少数调制和调节量都不会影响束流的形状．束流从治疗头输出后是一个在空气中的束流输运过程．因此容易建立一个模拟铅笔束扫描治疗头的数学模型．这个模型的输入是计算的点扫描模式的质子 TPS 配方（治疗头入口束流），而其输出是计算的治疗患者用的治疗束流，即治疗患者肿瘤的计算剂量分布．再将同样的计算的点扫描模式的质子 TPS 配方输入真实治疗用的质子治疗装置，运行此装置后得出一个"治疗患者肿瘤的实际剂量分布"，对这两个（计算和实际）质子剂量分布进行比较，再用一个伽马指示判断实测的治疗肿瘤的剂量分布能否使用．

5.4.2　建立治疗头的束流数学模型和患者治疗 QA 流程

1. 治疗 QA 流程

在质子治疗系统的总调试 TPS 时，首先要建立束流数学模型，这个模型必须满足在质子治疗装置上所作的 BDL 测量数据（depth-dose profiles and spots）．

图 5-24 是建立治疗头的束流数学模型和患者治疗 QA 流程的原理图．

（1）在此，首先用 BDL 测量数据建立一个描述治疗头性能的束流数学模型，称为描述源文件（source description file）．

（2）作一个将 QA 测试模板图案作为治疗靶区剂量分布的 TPS 治疗配方文件，称为 QA 测试模板图案的 TPS 文件（plan description file）．

（3）将 TPS 计划文件送入变换门，经过治疗头的数学模型变换后，产生计算的 QA 测试模板的图案（相当于靶区计划的治疗剂量分布），用 MathWork 软件作出计算的（QA 测试模板的图案）计划剂量分布图．

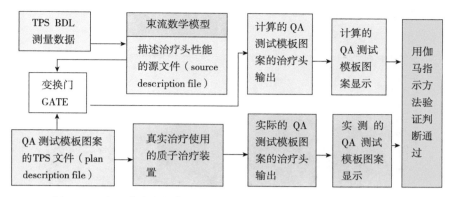

图 5-24 建立治疗头的束流数学模型和患者治疗 QA 流程的原理图

(4)将 TPS 计划文件送入使用的质子治疗装置,给出一个实测的(QA 测试模板图案)剂量分布图.

(5)计算的(QA 测试模板图案)剂量分布图和实测的(QA 测试模板图案)剂量分布图的差别只是前者用理想的治疗装置产生,而后者用带有各种容差的实际治疗装置产生.

(6)用伽马指示方法,比较计算的和实测的两个(QA 测试模板图案)剂量分布图中每个像素上的剂量值的差值,若小于允许容差,表示虽然真实的质子治疗装置中各种参数有许多误差,但运行后实测的治疗用剂量分布和计算值的偏差还是在容许之内,算通过验证,允许正式治疗.

2.建立治疗头的束流数学模型的要求[15]

(1)此数学模型必须满足在质子治疗装置上实测的 BDL 的下列测量数据:从 100~226.7MeV,5MeV 增量,共 27 个能量,在五个地方(−20cm,−10cm,等中心,+10cm,+15cm)测量空气中的束斑.

(2)治疗头入口的束流特性:能量 E_0 和能散 σE 与实际装置上治疗头入口束流特性相同.

(3)治疗头出口后的光学特性:束流空间分布(束流或束点大小)σX 和 σY;角散分布;X 向的 $\sigma\theta$ 和 Y 向的 $\sigma\phi$;束流发射度(束流大小和散角的相空间)X,θ 和 Y,ϕ 与实际装置上治疗头出口后的光学特性相同.

5.4.3 Lynx PT QA 测量仪

这是一台基于闪烁体的高分辨率敏感器(scintillator-based sensor),图 5-25 中,Lynx 安放位置的有效工作面是 30cm×30cm,有效分辨率小于 0.5mm.配有 omni-Pro-IMRT 应用软件和 Dicom RT 输出.用单击和移动法都能测量,特别优化用于铅笔束扫描的质检测量仪.Lynx PT QA 测量仪可以直接放在 PBS 治疗头的后面,当患者治疗 QA 时,治疗头出口的具有 QA 测试图案的质子流就会在闪烁屏上显示出,可用摄像机记录保存[16].

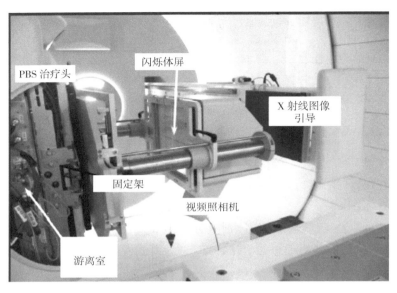

图 5-25　Lynx 安放位置

5.4.4　测试板及其图案

这是 iBA 在研制铅笔束点扫描工作中采用的一个判别准则,实际上是判别一个肿瘤靶区的实际剂量分布是否符合 TPS 要求剂量分布的准则,是验证沉积剂量分布的符合度的一个数学模型,是粒子治疗中一个非常重要的准则.

1. 点扫描用的测试板及其图案

图 5-26 是 iBA 用于研制点扫描的测试剂量分布图[17],从此图的上面和右边的两个剂量与坐标的关系图可以看出,在测试板上的剂量分布既有平坦均匀的,可用于均匀扫描,也有各类不同梯度变化的,可用于调强治疗,能充分满足研制中的测试目的.这也是铅笔束点扫描 QA 用的测试模板的全图,是一幅从一个数学模型推导出的点扫描用的测试图案.在这个图案上显示的几何图形可以在测试中反映束流的某种性能及其失真的误差.图案上的颜色表示剂量的大小,深蓝表示剂量为本底最小值,红色表示最大.在进行患者治疗 QA 时,这幅原始图案就作为标准的参考图案.然后用这幅参考图上的几何图案和颜色分布作为一个治疗计划 TPS 要求的治疗剂量分布.将这样一个特定的对应的 TPS 作为质子治疗装置的输入数据,而在等中心点实测出一幅对应参考图案的实测图案.比较实测和参考图案,两幅图的各点信号之差就能反映点扫描方法所引入的误差大小.若差距小于允许容差,则表示通过,允许治疗.

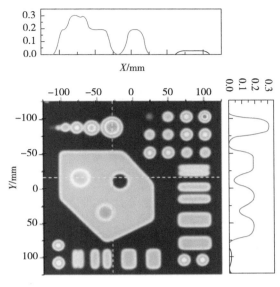

图 5-26　测试板和剂量分布图

2. 测试板上六种不同的图案

测试模板上有六种不同的图案,分别用于分析不同的物理参数. 图 5-27 是分析不同物理参数时所用的单独图案,图(a)是测试模板的全图;图(b)是根据在四个角上和中心的五个圆中的剂量分布来分析点束流的性能(束斑,束截面和束不对称倾斜度);图(c)是根据五个不同直径圆内的剂量分布来分析束流的截面尺寸;图(d)是根据右上角的许多圆点中的剂量分布来分析束流的亮度;图(e)是根据左上角的多边形内剂量分布来分析多边形的边缘半阴和暗束流本底;图(f)是根据左下角六个条形来分析图像的分辨率.

(a)伽马指示　　(b)点束流　　(c)束流截面尺寸　(d)束流亮度　(e)多边形和暗束流　　(f)MTF

图 5-27　分析不同物理参数时所用的单独图案的性能

5.4.5　伽马指示的判别准则

先简单描述数学模型的基本物理概念. 若要判断一个给定的(如测量、处理后的)剂量分布和参考(如标准、计算、原始的)的剂量分布,在给定允许的剂量误差和距离误差条件下,二者是否符合,需要用下面两个判别准则:一是"相同坐标上的剂量差准则",简称 DD(dose difference)准则,即如果在给定和参考剂量分布图上,任一个相同位置点上,二者的剂量差小于允许值,则算二者相符;二是"同剂量值点之间的距离准则",简称 DTA(dose to agreement)准则,即如果在给定和参考剂量分布图上,任一个相同剂量的点上,二者的距离差小于允许值,则算二者相符.这是判断两个剂量分布符合的基本物理概念.可将上述基本图像化解成下述数学模型:

$$伽马指示\ \gamma = f(DD,DTA,\Delta D,\Delta d)$$

即伽马指示 γ 是 DD 准则、DTA 准则、允许的剂量误差和距离误差的函数.在应用时,只要代入 $\Delta D,\Delta d$ 值,并对剂量分布的所有剂量点上进行 DD 和 DTA 运算,如果运算结果伽马指示 γ 小于 1,则算相符.

伽马指示的判别准则表达式的推导十分复杂,图 5-28 是其数学表达式,其中的符号意义如下:

D_m——验收时规定的最大剂量容差;

d_m——验收时规定的最大距离容差;

r_m——最大剂量;

r_c——剂量;

$r(r_m,r_c)$——剂量差;

$\delta(r_m,r_c)=D_c(r_c)-D_m(r_m)$——距离差.

$$\gamma(r_m)=\min\ \{\ \Gamma(r_m-r_e)\ \}\forall\{\ r_c\}$$

$$\Gamma(r_m-r_e)=\sqrt{\frac{r^2(r_m,r_e)}{\Delta d_m^2}+\frac{\delta^2(r_m,r_e)}{\Delta D_m^2}}\quad;\quad r(r_m,r_e)=|r_e-r_m|$$

$$\delta(r_m,r_e)=D_c(r_e)-D_m(r_m)\qquad \gamma\leqslant 1\Rightarrow 通过$$
$$\gamma>1\Rightarrow 不通过$$

图 5-28　伽马指示的判别准则表达式

当实验剂量分布图和规定的剂量分布图作比较时,如果根据数学公式计算出的伽马指数小于等于 1,表示这个实验剂量分布图和规定的剂量分布图相符,满足验收时规定的要求,即在最大的距离容差 d_m 时的剂量容差小于 D_m,表示通过验证.反之,若大于 1,则不通过.有兴趣进一步深入了解的读者请参见有关文献.

5.4.6　判断调试方法实例

判断用连续扫描和点扫描的两种实际剂量分布是否允许治疗使用.图 5-29 是用测试板的图案形状与用连续扫描和点扫描分别作出各自的剂量分布图,(a)是验收测试板,(b)是期望的剂量分布,(c)是用连续铅笔扫描法测出来的剂量分布,(d)是用点铅笔扫描法测出来的剂量分布.图 5-30 是一个用上述判断准则算出来的二维的,在验收条件(2mm,3%)下的伽马指示图.由图可见两种扫描的伽马值小于 1,表示这两种扫描都可以通过测试.

复杂场：25cm×25cm 照射野，1nA，12mm 截面束流

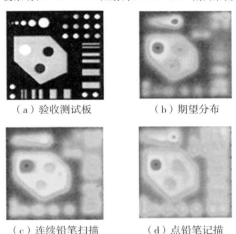

（a）验收测试板　　　　　（b）期望分布

（c）连续铅笔扫描　　　　（d）点铅笔记描

图 5-29　测试板的图案形状和扫描剂量分布图

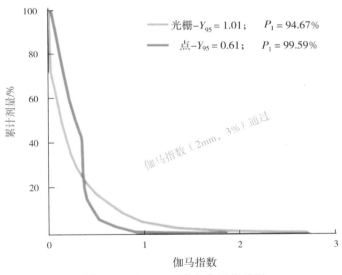

图 5-30　（2mm，3%）的伽马指示图

5.4.7　铅笔束点扫描患者治疗的 QA 过程

（1）先规定 QA 作图时所用束流参数值：

X 向束流 $\sigma=3.00$cm；Y 方向束流 $\sigma=2.00$cm；X 照射野 25.11cm；Y 照射野 25.57cm。

（2）要给出通过准则的条件，不同公司有不同值，现假定各种参数的允许误差是：伽马指示的剂量容差 DTA 为 2%，伽马指示的距离容差 dTA 为 1mm；点大小容差

为 1mm；点位置容差为 1mm，剂量精确度为 4%；线分辨率为 50%.

（3）根据测量图上的不同图案，可作下述数据处理和分析：

种类	1	2	3	4	5	6
名称	伽马判断	束点	束尺寸	暗本底	束强	条分辨率

（4）由上分析可得出 PBS 性能，例如：①旋转机架角度的依赖性；②量程的准确性；③减少照射时间.

5.4.8　点扫描束专用 QA 的参数分析

1. 束点分析

图 5-31 是用 iBA 测试图案的实验数据作束点分析，上面的三个小图分别是分析用的 PBS 的实验图案，使用的束流性能和判别要求，以及分析目录清单[18].

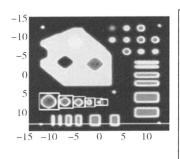

束流性能：	
X束流	σ2mm
Y束流	σ3mm
X照射野25.10cm	
Y照射野25.30cm	
要求：	
伽马指示	DTA 2%
	dTA 1mm
束点大小	1mm
束位置	1mm
剂量精度	4%
倾斜度	0.10
线分辨率	50%

分析目录清单

1. 伽马指数判断分析
2. 束点(beam spot)分析
3. 束尺寸(beam size)圆盘分析
4. 多边形面积和暗电流分析
5. 强度子弹(intensity bullet)分析
6. 分辨图案条(pattern bar)分析

四个角和中心的圆形图中的束点分析

	TL	BL	TR	BR	Center
X测量					
位置/mm	-12.14	-12.52	12.9	12.77	3.10
σ/mm	2.52	2.54	2.53	2.57	2.56
skewness	0.03	0.03	0.02	0.02	0.05
X误差					
位置/mm	0.03	0.04	0.02	0.02	0.06
σ/mm	-0.47	-0.42	-0.37	-0.43	-0.42
倾斜度	0.03	0.03	0.06	0.07	0.03

四个角和中心的圆形图中的束点分析

	TL	BL	TR	BR	Center
Y测量					
位置/mm	-12.14	-12.52	12.9	12.77	3.10
σ/mm	2.52	2.54	2.53	2.57	2.56
skewness	0.03	0.03	0.02	0.02	0.05
Y误差					
位置/mm	0.03	0.04	0.02	0.02	0.06
σ/mm	-0.47	-0.42	-0.37	-0.43	-0.42
倾斜度	0.03	0.03	0.06	0.07	0.03

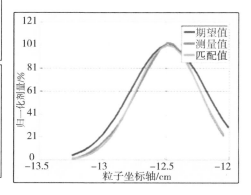

图 5-31　用 iBA 测试图案的实验数据作束点分析

每个束点有六种误差，分别是 X/Y 束流位置、σ 和不对称倾斜度. 图 5-31 左下方的两个图分别是 X 和 Y 的五个小圆的实测数据，这五个小圆分别为位于左顶的 TL、左底的 BL，右顶的 TR，右底的 BR 和中间偏下的 Center 上的小圆点. 将这些实测数据经过数据处理后，得出图 5-31 中右下的曲线图，横坐标是质子的坐标，纵坐标是归一化的剂量.

2. 束流尺寸分析

图 5-32 是用 iBA 测试图案的实验数据作束流大小分析，上面的三个小图分别是分析用的 PBS 的实验图案，使用的束流性能和判别要求，以及分析目录清单. 每个盘有四个误差，即 X 和 Y 向的位置与大小误差，举例如下：对一号盘的数据，测量 X 向位置为 -12.3mm，测量 X 向大小为 3.01mm，与计算值比较后，得 X 向位置误差为 -0.03mm，X 向大小误差为 0.14mm. 对 Y 方向同理，从这 24 个误差数据求出不同大小束流的失真值. 这里仅举两例，其他分析都相似.

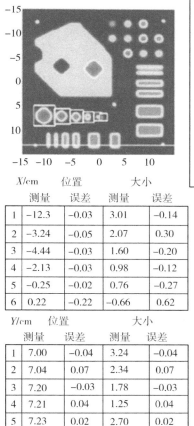

束流性能：
X束流　σ2mm
Y束流　σ3mm
X照射野 25.10cm
Y照射野 25.30cm
要求：
伽马指标	DTA2%
	dTA 1mm
束点大小	1mm
束位置	1mm
剂量精度	4%
倾斜度	0.10
线分辨率	50%

分析目录清单

(1) 伽马指数判断分析

(2) 束点(beam spot)分析

(3) 束尺寸(beam size)圆盘分析

(4) 多边形面积和暗电流分析

(5) 强度子弹(intensity bullet)分析

(6) 分辨图案条(pattern bar)分析

X/cm	位置		大小	
	测量	误差	测量	误差
1	-12.3	-0.03	3.01	-0.14
2	-3.24	-0.05	2.07	0.30
3	-4.44	-0.03	1.60	-0.20
4	-2.13	-0.03	0.98	-0.12
5	-0.25	-0.02	0.76	-0.27
6	0.22	-0.22	-0.66	0.62

Y/cm	位置		大小	
	测量	误差	测量	误差
1	7.00	-0.04	3.24	-0.04
2	7.04	0.07	2.34	0.07
3	7.20	-0.03	1.78	-0.03
4	7.21	0.04	1.25	0.04
5	7.23	0.02	2.70	0.02
6	7.43	-0.09	-0.09	0.34

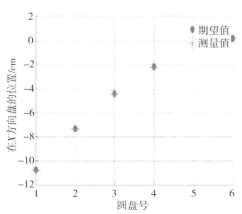

图 5-32　用 iBA 测试图案的实验数据作束流大小分析

3.多边形图案和暗电流流分析

图 5-33 是用 iBA 测试图案的实验数据作多边形图案和暗电流分析,图中上面的三个小图分别是分析用的 PBS 的实验图案,使用的束流性能和判别要求,以及分析目录清单.

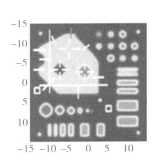

束流性能:
X 束流 σ 2mm
Y 束流 σ 3mm
X 照射野25.10cm
Y 照射野25.30cm
要求:
伽马指示　DTA 2%
　　　　　dTA 1mm
束点大小　1mm
束位置　　1mm
剂量精度　4%
不对称倾斜度　0.10
线分辨率　50%

分析目录清单

(1)伽马指数判断分析

(2)束点(beam spot)分析

(3)束尺寸(beam size)圆盘分析

(4)多边形面积和暗电流分析

(5)强度子弹(intensity bullet)分析

(6)分辨图案(pattern bar)分析

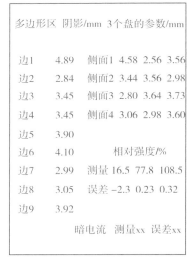

多边形区　阴影/mm　3个盘的参数/mm

边1	4.89	侧面1　4.58　2.56　3.56
边2	2.84	侧面2　3.44　3.56　2.98
边3	3.45	侧面3　2.80　3.64　3.73
边4	3.45	侧面4　3.06　2.98　3.60
边5	3.90	
边6	4.10	相对强度/%
边7	2.99	测量 16.5　77.8　108.5
边8	3.05	误差 −2.3　0.23　0.32
边9	3.92	

暗电流　测量xx　误差xx

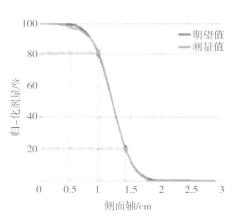

图 5-33　用 iBA 测试图案的实验数据作多边形图案和暗电流分析

5.5　质子治疗系统的质量验证及其质检指标

5.5.1　前言

在 5.3.4 节中描述了在实用中点扫描用束流参数的一些性能,即点束流的大小、束流宽度和位置,精确电荷权重的性能.在 5.3.5 节中描述了点扫描时的有关动态质量要求,即束流能量变化,变束流权重(调强),一立升照射 2Gy 所需的照射时间.在

.3.6 节中描述了当前实用的扫描束流尺寸,即扫描束在空气中的尺寸和在患者体内的尺寸.这些内容说明质子治疗系统中的不同参数都有相应的定量和定性要求,有些要求很严格,允许容差很小.一个设计者很希望知道,面对一个具体的质子治疗系统,应如何对待和处理有关束流性能的要求.这个命题貌似简单,实际很复杂,至今没有具体的设计方法.现尝试归纳当前这方面的一些实际情况.

在 5.3.7 节中描述了点扫描用的 iBA 的测试图案,归纳出这种测试图案有下列几种功能:一是测试在测试图案上的剂量分布情况;二是当用这种测试图案经点扫描照射后,能比较测试板上的实际不均匀度和参考不均匀度的差值;三是利用伽马指示能判断这个质子治疗方案能否用于治疗;四是根据测试板上的信息能分析 PBS 的各种参数性能,如半阴变化、束点分析、束流大小、束流的亮度等.根据测试板图案中的所有信息,通过伽马指示判断和分析,就能定量地分析和判断各种剂量分布图,得出不均匀度的定量数据,判断能否用于安全治疗等.

本节具体作出上述三种参数分析图.一是图 5-31 所示的束点分析,若在一定的伽马准则精度(DTA、DD 值)通过以后,在此图上实测出来的点束流的位置、σ 和不对称倾斜度值的误差都是在允许容差之内,都能满足这次测试的精度要求;反之,若因某个参数的误差太大而不能通过,则表示这个误差不能满足这次测试的精度要求,才导致不允许通过.二是图 5-32 所示的束流的截面尺寸分析,若在一定的伽马准则精度(DTA、DD 值)通过以后,在此图上实测出来的点束流的位置和截面大小值的误差也在允许容差之内,都能满足这次测试的精度要求.三是图 5-33 所示的多边形的边缘半阴和暗束流本底,若在一定的伽马准则精度(DTA、DD 值)通过以后,在此图上的测试数据可以得出不同方位的边线半阴和圆盘亮度等参数,而这些测出参数的容差也都能满足这次测试的精度要求.

有关这方面的信息,至今公开发表的也仅上述几种,概念多,实践少,有待进一步发展.

.5.2　质检的最终目的和判断方法

上述说明影响质子治疗系统质量的因素既多又复杂,仅点束流本身的基本性能,位置、截面、σ、束强等每个静态参数的变化都会影响最后的剂量,能量变换速度、流强变换速度、扫描时间常数等每个动态参数的变化也都会影响最后的剂量.为了满足最终的靶区内剂量均匀度的要求,难以用对所有有关参数提出不同的要求,如允许容差等方法来解决,必须另找出路.

考虑到目前的加速器束流指标和稳定性等性能是一百年来加速器发展的产物,质子系统生产商在此历史基础上也在大力创新改进,但还不是设计什么就能定制什么.既然质检的最终目的只是满足最终的靶区内剂量均匀度的要求,那么紧紧抓住这个特点,即不管其他有关参数如何变化,只要在最终的测试图案中,还能使对应满足治疗要求的伽马准则通过,也就达到了质检的目的,至于随后的一切分析则都不会影响这次的质检工作.因此质检的流程似乎只需要紧抓伽马准则通过这一关来判断能否满足治疗用.

5.5.3　影响剂量不均匀度的束流参数因素

目前的技术水平还不能随心所欲地控制束流的性能,因此只能紧抓伽马准则通过这一关来完成质检任务.从逻辑学角度,明知参数的不稳定会严重影响伽马准则的通过,又说不管这些参数变化,力争通过伽马准则,这种说法明显是自相矛盾的,所以这个结论也是自相矛盾的.但是人们之所以不用直接解决束流参数的稳定性,根本原因是"当前的技术还难以一步到位解决束流参数的稳定性",所以才不得不提出上述做法,退一步讲,上述做法是有条件的,即必须首先在力所能及的可能范围内采取各种措施来降低有关参数的实际运行偏差才有可能,通过伽马判断仅是上述降低有关参数的实际运行偏差的努力结果.从理性上看,若希望通过伽马准则,使实际剂量不均匀度和期望的参考剂量不均匀度完全相同,则所有的点束位置和大小应该都固定不变,误差为零,这种理想状态是做不到的.同样,人们从实际经验中得知,凡这些参数的稳定度越差,得出的剂量不均匀度也越差,反之,若要求得出近似期望的剂量分布,必须提高这些参数的稳定度.但人们都知道,提高参数的稳定度是非常困难的,不像调电压那么简单和可操作.提高某参数稳定度,如减少束流位置漂移值,本身就是一个科研题目,不是一个运行员的职责任务.所以在一个运行过程中,人们仅确认本系统的稳定度指标,而不会有立即提高某参数稳定度的想法和操作.

在众多设备和束流参数中,有两种不同类型:一种是对剂量本身的影响不明显,如量程、照射野等参数;一种是对剂量和剂量均匀度有明显影响,主要有束流位置、束流截面、束流流强和束流轨迹.每种参数稳定性有系统和随机两种因素,随机误差可用多次喷涂方法去除,主要的难点是系统误差.

为了进一步提高质子治疗的精度,各有关研究单位和公司都投入大量的人力财力来研究如何使束流参数更稳定,特别对调强的点扫描治疗方法,采取各种措施降低系统误差是当前提高质子点扫描稳定度的关键.

5.5.4　伽马判断 DTA 和 DD 参数与各主要参数稳定度的关系

允许不同剂量均匀度的治疗要求的质量验证都是用相同的测试图案,但用不同 DTA 和 DD 值的伽马指示准则的通过来判别的.而最后能否通过与所用的质子治疗系统的有关实际束流参数的性能有关,即稳定度好的系统很易通过,而稳定度差的系统不能通过.当前的数据和实际经验还不能明显地给出一个伽马判断 DTA 和 DD 参数与各主要参数稳定度的关系图表,但可以给出"QA 中实测治疗精度和装置容差间的关系"这样一种大致对应定量关系.

5.5.5　确定质子治疗系统的质量验证指标

在实际中,不同阶段和不同目的都有不同的质子治疗系统的质量验证指标.相应可有不完全相同的内容,在 5.2 节中介绍美国 M. D. Anderson、Scripps 和 McLaren 三个质子治疗中心的质量验证时,曾介绍对已正式开业正常治疗的所有定期检查都分四个专业:

(1)安全.检查各种有关安全的按钮、指示灯和监视器.

(2)剂量学.对关键参数,如量程、SOBP 等每日要检测,对参数的均匀性以及与旋转角的关系等每月检测,对参数的更高精度的要求,如线性度、稳定性、精度校正等则每年一次.

(3)图像系统.每日必须保证这一天的患者治疗时图像系统(PPS、PAS、CBCT 等)都能正常使用,等中心也定位正确.对这些图像装置的性能和精度,如彼此的等中心点一致性、线性度、重复性等则每年检校一次.

(4)机械系统.在患者治疗时,许多工作量和误差都与患者的定位有关,这些都涉及旋转机架、定位床、在散射治疗时治疗头内调制器等组件,患者喷嘴、准直器和补偿器的正确等中心定位,以及精密机械的调整,在每月和每年检查分批完成.在备注中补充了其他有关检查信息.

现在把常规定期检查的时间再向前推进,即中心在刚建成开业时的质量验证检查,根据一般的销售商规定,当用户按照销售商的建筑界面文件将土建和通用装备完工后,中心现场即移交销售商,负责从安装、分调到总调,完毕后再由销售商负责一次验收质量检查,主要有两类:一是功能检查,即验证系统在安全、剂量学、图像系统和机械系统方面的所有功能件的功能是否正常;另一类是对销售商在合同中承诺的有关治疗参数保证值进行测试验证.若通过这次质量验证检查,就算通过验收,表示合同执行完毕,销售商将场地和设备移交用户,因此验收的质量验证是最重要的一个质量验证,应格外予以重视.

在通常的验收项目中,如对安全系统、图像系统、患者定位系统、剂量系统都有类似的验收条款,对散射治疗法也有类似的治疗参数和保证值,但对点扫描治疗法的治疗参数可能有不完全相同的定义和数值,一般点扫描应具有下列治疗参数:

(1)对一些基本的治疗参数,如最高和最低量程、单能布拉格峰和 SOBP 的后下降沿、最大照射野等有一个保证值.

(2)对照射野和整个照射体积内的剂量均匀度也得给出一个保证值,在点扫描情况下,可以用如 Lynx 闪烁晶体矩阵来测出 Pattern 测试图,再用伽马指示来测出图的不均匀度和点束流的变形.

(3)照射野的横向剂量均匀度也得给出一个保证值,在点扫描情况下,可以用如 DigiPhant 中的 Maritix 测出横向剂量均匀度.

　　（4）照射野的纵向剂量均匀度也得给出一个保证值，在点扫描情况下，可以用如Zebra 的串接探测器测出纵向剂量均匀度.

参 考 文 献

[1] Jäkel O. Quality assurance for particle beam therapy. PTCOG Educational Workshop, Essen,2013.

[2] Palta J R. Understanding the uncertainties in proton therapy. PTCOG Ducational Session,2010.

[3] DeLaney T F. Clinical quality assurance for particle therapy. PTCOG Ducational Session,2010.

[4] Jäkel O. Quality assurance for treatment planning systems. PTCOG Ducational Session,2010.

[5] Sahoo N. Quality assurance Implementation in proton therapy centers. UT MD Anderson Cancer Center,2012.

[6] Mascia A. Scripps Proton Therapy Center: Configuration and implementation. Proton Symposium,Annual AAPM Meeting Indianapolis,Indiana USA,2013.

[7] Sung Y P. McLaren Proton Therapy Center. McLaren Proton Therapy Center,McLaren Cancer Institute McLaren-Flint,2013 Particle Beam Therapy Symposium,2013.

[8] Chiu-Tsao S. Patient specific quality assurance for IMRT and VMAT. First AFOMP Online Symposium,2011.

[9] Lomax T. Proton therapy: Application and quality assurance. GSMP/FMH Physics Lectures 2011,Centre for Proton Radiotherapy,Paul Scherrer Institute,Switzerland,2011.

[10] Matt P. Clinical physics and treatment planning. MDACC Proton Therapy Center,1st Annual MD Anderson Proton Therapy Center Workshop,2013.

[11] Kooy D H. QA for scanned beams. F H Burr Proton Therapy Center,Massachusetts General Hospital & Harvard Medical School,Boston MA 02114,2012.

[12] Clasie B. Implementing a proton beam scanning system within an operating clinical facility. MGH Cancer Center,2010.

[13] Flanz J. Quality assurance accelerator and beam delivery. PTCOG 49 Educational Workshop.

[14] Bentefour H,Clasie B. Experimental comparison of pencil beam scanning method using the gamma-index criterion. Ion Beam Application,S. A. ,Belgium.

[15] Grevillot L,Bertrand D,Dessy F. A Monte Carlo pencil beam scanning model for proton treatment plan simulation using GATE/GEANT4. Phys. Med. Biol. ,2011,(56):5203-5219.

[16] Kreydick B. A new quality control system for detecting defects in proton range modifiers for proton therapy. Department of Physics,Northern Illinois University,2013.

[17] Furukawa T. Beam monitors of NIRS fast scanning system for particle therapy. Proceedings of IBIC2012,Tsukuba,Japan,2012.

[18] Bertrand D. Recent developments in proton accelerators. Erice Workshop on Hadrontherapy, 2011.

第6章 质子治疗系统的调试

6.1 引 言

本章专门介绍质子治疗系统的调试,在工程技术中,不论什么专业,如机械电气、航空造船、食品制药,处处有调试.调试是一个非常广义的术语,内含丰富意义.质子治疗系统的调试一般有下面两种调试类型.一种是当用户向销售商订购一套商品质子治疗系统时,首先要通过各种不同的调试手段验证系统的质量和合同中的性能指标,并使该商品成为一个可治疗患者的质子治疗中心.当运行中系统发生故障时,要通过调试来寻找故障,恢复工作.当用户想要在订购的系统上自行开发一些硬软系统时,也必须进行有关的调试工作.另一种是工作单元本身是一个研制开发质子治疗装置的研究所或工厂.那么对每一个创造性设计和开发的样机都要用实际调试来验证,调试更是质量检查和验证的必要手段.上述这两种不同的调试目的,会带来不同的调试内容和方法.本章叙述的调试以前一种类型为主,也涉及少数研制工作和新项目开发中的专用调试工作.

6.1.1 调试的目的

调试是一种技术术语,也是一种日常用语,如新买来的家用电器安装后都要调试一下,看看各指标是否正常,空调不凉要调试一下,热水器不热也要调试一下.以上仅以日常生活为例说明调试的普遍性,但调试的内容远不止于此.从广义理解,调试是一种用实践方法来证明特定的理性思考和结论是否正确,或者实践和理论已验证正确的仪器和装备,一旦因故障而丧失功能后,通过调试来找出故障,修理并恢复原有功能.结合质子治疗系统的具体情况,前者属于研制中的调试,通过调试来证实一个创新结构、一个新的方案或一个新的工艺是否正确,而后者相当于一个成熟可用的装置在安装后的调试或者出现故障后的调试.本章的质子治疗系统的调试对象,主要是成熟可用的装置在安装后的调试,这种调试的过程比较简单,调试的目的只是恢复原有的性能指标,能正常和安全可靠地治疗患者.也列举一些由用户自行开发的新项目的调试工作,这种调试的过程比较复杂,调试时间也较长,不仅具有质量验证的意思,更具有验证某种创新概念和技术方案正确性的意思.

6.1.2 调试的类型

一般而言,医疗装置的调试分为定性和定量两种,前者着重基本功能,不太强调装置的数据精度,而后者主要是针对大型诊断和治疗装置,不仅看基本功能,更着重于装置的有关临床性能指标和数据精度.对诊断和治疗两种不同装置而言,诊断只是测试,测试数据的误差会影响诊断的精确性,原则上虽可能导致治疗错误引起致命事故,但不会直接带来致命危险.而治疗装置则不同,装置的治疗参数偏差过大,不仅没有治疗效果,而且还会带来致命的伤害.因此对治疗性医疗装置,特别是超大型、高度复杂、昂贵的质子治疗装置系统,有关的治疗性能指标和数据精度都必须进行精确的定量调试测定.从治疗的角度来检验质子治疗系统的性能,通过验收测试来确保质子治疗系统,可以绝对安全、可靠和高性能地治疗患者.虽然从医疗角度,我们只对装置的临床治疗性能和指标感兴趣,但是系统治疗指标是由成百上千的仪器设备和各种硬软件系统,经过技术和医疗上整体集成而形成的.没有各种硬软件设备的正常工作,也就没有这些治疗指标.因此要对治疗性能指标和数据精度进行精确的定量测定,首先要对有关硬软件设备的技术性能指标进行精确的定量测定.设备性能指标和装置的治疗性能指标之间具有复杂的函数关系,从而使测试质子治疗装置的治疗性能具有很大的难度,具体表现在下述各方面:

(1)每个治疗头通常都有许多可选量程(如 iBA 标准散射治疗头有八种选择模式,即 B1~B8 八个挡),每一个挡都对应一定的患者体内射程、照射野和能量调制范围.因此购买方要检测每个治疗头的挡的治疗性能,否则难以确定所购买的质子治疗系统的总体系统性能.

(2)多数的治疗性能,如阴影、后沿剂量下降和平均剂量率等都是患者体内射程、照射野等参数的函数.所有此类治疗参数值并不是一个恒定不变的值,而是随不同的其他治疗参数值的变化而变化.往往一个单独的治疗参数值仅在特定的测试条件下是正确的,并不能代表质子治疗系统的整体性能.

(3)设备的重要技术参数性能会影响测量临床的治疗参数值,如较大的束流发射度要增加辐射本底,从而增加阴影.束流的能量分散度、治疗用的质子束的能谱会影响肿瘤后沿的剂量下降值.如果将能量选择系统的能谱调节狭缝调小一些,以便得到一个较快后沿下降所需的 $\Delta E/E$ 值,则随之也将降低平均剂量率.当旋转治疗头旋转到不同角度时,如果其等中心点的误差变大,就会降低患者的定位精确度,就要影响对患者的治疗精度.

上面列举的种种因素,在正式测试系统的治疗性能之前,必须检验(视察或测试)有关重要设备的技术性能和参数,如加速器的束流性能测试,旋转台的运动与定位精度测试,固定治疗头的定位精度测试,有关束流输运系统中的部件(如停束器、束流测量探头、准直器等)的功能与位置测试.但是这类测试内容太多又太复杂,必须有一个仔细而科学的安排,既不能对每个部件都测试,使测试工作量大,成本太高,时间太长,又不能因忽视某部件的检测而得出错误的检测结果.

验收测试有明确的目的,在供应商完成治疗装置后,用户通过验收测试来验证和确定治疗装置的治疗参数已达到或优于合同中的保证值,证明此装置能满足合同中规定的所有安全和治疗的性能要求,用户可以接收.而调试的对象要广泛得多,既可大到如验收时所需整体装置的宏观调试,也可针对某个系统、部件、过程、硬件、软件进行调试,达到研究、运行、入库等不同目的.验收测试和调试的内容与步骤,涉及有关方面的深度和广度往往有所不同.例如,在订购的治疗装置完成后,供应商只为用户对治疗参数进行测试验收,而不需涉及设备的指标和参数,也不需检查系统各部分工作正常与否.这是因为验收测试的结果只有"通过"和"不通过"两种.只要通过,则当然说明系统的设计和运行也一定正常.反之,若不"通过",用户根本没有必要了解其理由,只需告知供应商,不能接收,下次再验.若装置发生重大故障,经维修后进行调试,这时的调试目的不仅是"行"和"不行",而是必须能重新工作,恢复原来的设计指标.例如,发现定位有问题,查定位,发现定位控制有问题,检查控制,直到发现故障根源,维修并恢复正常.不同调试目的有不同调试方法和深度广度.例如,对一个研制开发项的调试,若实测指标低于设计指标,则必须追根寻源.相反,定期 QA 的调试,仅需测量若干代表参数,达标即可.因此,所有调试内容依其最终目的而异.对质子治疗中心,大部分调试是运行和维修后的质量检查和验证,小部分为研制自行开发新项目的调试.上面的介绍也说明验收和调试有很大的差异,当然涉及的需测试参数、测试方法和测试精度也有很大的差异.

6.1.3　调试的系统型号

虽然从物理原理来看,各种不同型号的治疗系统的技术调试原理基本大同小异,但在具体工艺和方法上有所差别.考虑到当前在国内能订购的国际商销质子治疗系统型号并不多,而国内有关研究所和工厂研制的质子治疗系统至少 2017 年后才能供应市场,下面我们仅以当前国际上最流行和销售量最多的质子治疗系统为典型例子来介绍质子治疗系统调试的内容和方法.

6.2　比利时 iBA Proteus-Plus 系统的调试

6.2.1　前言

iBA Proteus-Plus 系统[1-3]是全球第一个商销专用质子治疗系统(严格而言,美国 Loma Linda 是全球第一个专用质子治疗系统,初期属公助集资公益事业,建成后才筹建公司). iBA Proteus-Plus 系统用的 P235 型回旋加速器在初期由 iBA 和日本住友公司合作研制(iBA 将日本住友研制的 NCC 也算自己的销售记录).该系统也是当前全球使用最多的一种质子治疗系统类型,现有约 30 台在运行和建造.

2000 年以来,iBA Proteus-Plus 系统在旋转机架的结构、治疗头、患者定位系统和应用软件方面有不少改进和升级,而在回旋加速器、能选和输运系统的原理、结构、部件、工艺等方面,虽然有所改进,性能稍有提高,但是可以说束流产生系统的束流性能参数仍基本不变,十五年来的实践证明当初的设计是正确的(但并不是说非常理想,不需再改进).

由于调试的经验越来越丰富,系统的缺点随着调试次数的增加不断暴露和改进后,安装后的调试工作量越来越少,调试时间也越来越短.可以想象,在第一次样机的调试中问题最多,之后的调试中问题就越来越少.在本书介绍调试时,根据手头资料,尽量从第一次调试中的问题开始,即使有些问题已成历史.这样可以使读者更深刻地理解调试的实质.下面介绍的有关束流产生系统的调试主要是基于 2007 年韩国国立癌症研究所引进的 iBA Proteus-Plus 系统的调试内容.有关 iBA Proteus-Plus 系统治疗参数的调试内容大都引自美国 Florida 质子治疗中心.本节的重点是 iBA 的系统,而不关心是哪个质子中心的 iBA 系统.

6.2.2　束流产生系统的调试

束流产生系统是从回旋加速器开始,通过束流引出、能选系统和束流输运,送入治疗室.在治疗室内,或通过旋转机架送入治疗头,或直接送入固定束的治疗头.调试这一段束流线的目的是将加速器产生的引出束流调试成治疗头入口所需要的束流性能,即能量、能散度、束流强度、位置、截面、发散度等(工程术语)送入治疗头,使治疗头通过治疗头内部的有关功能(散射、调制、能移、扫描),在治疗头输出治疗所需的治疗参数(量程、调制度、照射野、后沿下降、横向半阴和剂量率等(医用术语)).在一个质子治疗系统中,通常以治疗头为界,治疗头前的束流用工程术语,治疗头后的束流用医用术语,虽然工程和医务工作人员都知道这两种术语之间的关系,但都遵守这种行业用法.因此在调试这一段束流线时,都用工程术语,在治疗头输出后,用医用术语.

1. 回旋加速器

通常情况下,加速器在工厂中总调测试完毕,质量指标调试正常后才能启运,因此运到治疗中心现场组装,稍加调试即能恢复出厂指标,况且每个中心在调试时也有不同情况.为了使读者对回旋加速器调试有一个完整的概念,下面介绍回旋加速器全面调试的主要内容.在制造厂总调时的主要调试项目有:磁场的迭代法 (iterative procedure of field mapping),磁极的垫片填充调整(pole pieces shim adjustment)和粗调"回旋的等时性"特性等.当加速器运到现场重新安装后,首先要恢复磁铁、高频和真空等系统的运行工作,并用加速器本身的束流精调"回旋等时性"特性等,调试引出系统引出的束流满足质量指标. 在调试初期, 因事故而停止束流的现象时有发生, 在检查发现原因并经改进后, 大有好转, 现在都能长期正常运行. 在初期调试时发生事故而停止束流的主要原因如下:

(1) 高电压的工作模式. 当束流强度调整机制使束流强度降至零值时, 高频电压应降到 50kV 以下, 这时暗电流维持在 50pA 以下, 工作才能稳定, 还能将束流的残余剂量降到可忽略不计值.

(2) 真空度差. 回旋加速器 D 形盒内的"非金属真空 O 形密封圈"的辐射损害是引起真空变坏和高泄漏电流的两个主要因素.

(3) 离子源也是停止束流的原因, 后来找出主要原因是弧电压调节回路的绝缘损坏, 此外, 回路两个电极之间的间隙太小, 若灰尘积压过多, 就会在离子源塔内产生电弧或短路.

上面三个项目经过改进后, 束流停止现象明显减少, 保证回旋加速器能正常工作, 然后再对束流进行精测精调, 直到引出电流达标. 最后为了使回旋加速器的引出电流聚焦在能量选择器的石墨块上, 在加速器的引出线上安装两块四极聚焦磁铁和多丝状的截面游离室. 将束流调整于能量选择器的束流中心, 将束流截面的 σ 调到 $1 \sim 1.5$mm. 这时加速器段调试完毕, 进入能选段调试.

加速器的引出束的发射度用引出线上的两块四极聚焦磁铁和截面靶测定, 改变四极聚焦磁铁的电流, 也就改变束流的相空间, 使靶上束流截面也变化. 通过对这些测量数据进行处理, 就能得出引出束流的水平发射度是 11mm • mrad, 垂直发射度是 13mm • mrad. 而束流输运线的接受度(admittance)由降能的高电压数值确定, 可高达 30mm • mrad, 远大于引出电流的发射度.

2. ESS 段的调试

能量选择器由石墨制成, 安装在一个旋转鼓状物上, 鼓状物能旋转 150 多个角度, 每个角度使对应束流通过不同的石墨厚度, 从而降低不同的能量值. 能量选择器后的束流能量在 $70 \sim 235$MeV, 能量分辨率高于 $1 \sim 2$MeV, 相当于等效水量程 1mm 左右. 为了避免多次库仑散射(MCS)引起的束流发射度的增加, 使有效的有用束流减少, 用强聚焦方法使能量选择器石墨上的束流截面的 σ 为 $1 \sim 1.5$mm. 在能量选择器上游专设 X 和 Y 方向的导向磁铁, 将束流准直在束流轴的中心. 此外, 在能量选择器下游专设一个可调的准直器, 阻止有用发射度以外的束流向前传送.

在 ESS 中最大动量分散度的地方安放一个水平和垂直的狭缝装置, 通过调节狭缝的间隙限定通过束流的能量及其能散度, 在调试时为了验证这个能量和能散度是否确实是设计要求值, 可在后面输运线地区临时建立一个测试平台, 用一个测试水箱和并行板游离室测量水中的纵向深度的剂量分布, 这样就能进行上述质量验证, 图 6-1 中第三点即用于这个能量校正过程.

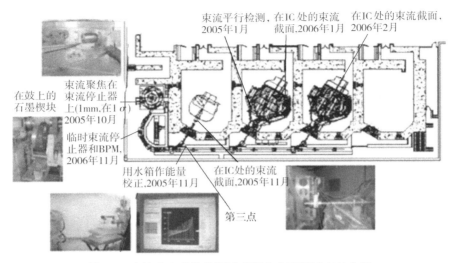

图 6-1 束流产生系统的调试范围和主要调试点的位置

ESS 段引出的束流强度与被降低能量值和所需束流的发射度品质有关,降能越大,损失有用的束强越大,要求束流发射度越小,有用束强也越小. 图 6-2 是在一个特定要求情况下测出的 ESS 输出能量和流强的关系,从图中可以看出实测值和理论值基本相符. 在实际治疗时,高能量束流的传输效率大都在 20% 以上. 回旋加速器引出的束流强度足够大,不会影响治疗要求. 但在 70MeV 低能量时传输效率甚至会低于 5%,这样就难于提供大的流强了.

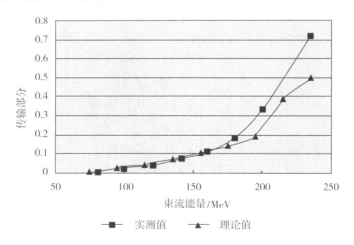

图 6-2 ESS 输出能量和流强的关系

ESS 还有一个剪裁作用,即要使送出的束流性能满足治疗的需要,例如,当治疗要求送出的单能布拉格峰的后沿下降不大于 1mm 时,这意味着 ESS 送出的束流的能散度必须很小,即 ESS 段中的能量狭缝间隙要调得很小. 这种接近极限条件下的束流性能更能反映 ESS 系统的优越性能,图 6-3 是在 70MeV 时测出的布拉格峰曲线,难以使其后沿下降很陡.

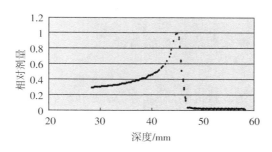

图 6-3　70MeV 时测出的布拉格峰曲线

3. BTS 段的调试

从 ESS 出口处,由四极聚焦磁铁组成的聚焦段和消色散的二极偏转磁铁组成的输运系统将束流送到每一个治疗室.主输运线上的束流通过两块 30°的偏转磁铁将束流转向治疗室,通向固定束流治疗头的方法很简单,在固定束的治疗头入口处安装一个截面靶,只要将截面靶上的束流斑点调到设计期望的参数即可.

通向旋转束流治疗室要复杂得多,偏转磁铁将束流转向治疗室以后,在引入治疗头前,束流还要通过一段旋转机架上的电子光学段,这一段也是由偏转磁铁、聚焦磁铁和六极磁铁等部件组成,但需要有一个圆形对称相空间的性能,俗称圆束流(round beam).只有这种光学性能,才能使旋转机架上的治疗头在不同旋转角度下的剂量输出保持恒定不变.虽然从原理上看比较简单,至今 iBA 已有调过几十台的经验,现在调试速度也很快,似乎一次就成功,但实际上对于全球各大质子治疗中心,对于不同的旋转角度,束流有关参数(如位置、截面和强度)还是有变化,并非固定不变值,这些在定期 QA 中不要忽视.在整个输运线的调试过程中,TRANSPORT 程序发挥了很大作用,图 6-4 是用 TRANSPORT 计算出的 230MeV 质子束的束流包络,从而大大提高了调试的工作效率.计算出的 230MeV 质子束流从 ESS 开始一直传递到第一个旋转机架的束流包络线,根据这个计算值,与用一个多丝截面靶的实测值进行比较和调整,很顺利地得到最终的调试结果,实测值和计算值相符很好,工作效率也高.此

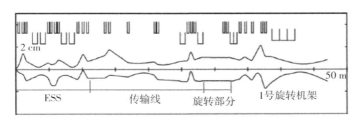

图 6-4　TRANSPORT 计算出的 230MeV 质子束的束流包络

外,通过 TRANSPORT 程序可以得知,治疗用的束流的发射度大小可以从 BPM 上测出的截面值来推算,束流能量 180MeV 以下的束流发射度主要由降能器上的多次库仑散射确定,而 180MeV 以上能量的束流发射度仍保持加速器引出时的性能.

6.2.3　旋转机架,定位床和治疗头的调试

1.旋转机架的调试

这是一台专门设计的旋转机架,所有的二极偏转磁铁都处在同一个平面.它能转动 360°以上的角度,虚拟源离等中心约 2.3m(即治疗头的入口到等中心的距离),旋转机架的结构要求非常坚固和稳定,从而当几十吨重的磁铁在转动时,支架不会产生微小的机械变形.旋转机架最重要的质量指标是当转动 360°后等中心点的三维方向的移动误差,即旋转机架等中心点的 X,Y,Z 位移误差都要求小于 1mm.达到这个指标并非易事,从设计、材料、焊接、结构等各方面都要进行许多试验和调试.这些调试工作都在制造厂内进行,一旦样机检查定型,从使用者角度,在现场安装后,必须再度调试到等中心点的误差小于 1mm.图 6-5 是旋转机架的等中心点的 X,Y,Z 三个坐标值和旋转机架转动角的关系.从图可见旋转机架的等中心点位移总误差小于 $1m^3$.

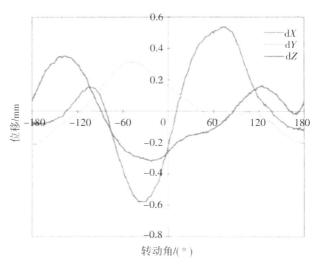

图 6-5　旋转机架的等中心点的误差

2.定位床的调试

在质子治疗系统中,理论上要求将患者肿瘤定位在病床的等中心点,质子束也正确定位在等中心点.当治头疗随旋转机架转动时,在不同方位时等中心点没有位移,质子束就能始终准确地照射在等中心点的肿瘤上.但实际上,不可避免要引入下面三个误差:一是旋转机架的等中心点位移的重复定位误差;二是质子束的方位重复校正误差;三是患者定位床的重复定位误差.这三个误差确定了旋转治疗束的位移总误

差. 前两种定位误差曾进行过测试,都在亚毫米数量级,对患者定位床的重复定位误差也进行过测试,图 6-6 是对早期用的(现在都改用机器人控制,具有更高的重复定位精度)患者定位床作许多次定位后的误差分布,从图中看出,不论哪个方向,其误差都在±0.2mm 以内. 根据上面的这种调试和实测数据,人们才能说目前质子治疗时的定位精度能小于 1mm. 十多年来,各部件的稳定性精度都有所提高,但总的定位精度仍在亚毫米级,在 1mm 之内,仍未见小于 0.1mm 之说.

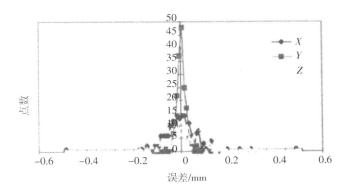

图 6-6 患者定位床定位的误差分布

3. 治疗头的调试

iBA 通过近十年的研制开发,目前在质子治疗系统上提供两种治疗头:一种是万能治疗头,所谓万能是指该治疗头具有 SS、DS、US 和 PBS 四种不同的质子治疗方法;另一种是专用 PBS 治疗模式. 在 2010 年前订购的系统无一例外都用万能治疗头,而之后订购的系统大都选用专用 PBS 治疗模式的治疗头. 图 6-7 是美国 MGH-NPTC 的装有双散射模式的万能治疗头的旋转束治疗室,从图中可清楚看出治疗头上主要部件的所在位置. 第一个散射器和量程调制器装在环形主机架的后面,地方狭

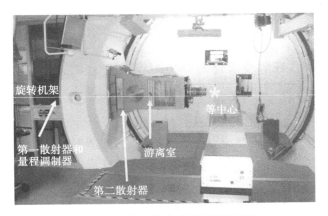

图 6-7 双散射模式的旋转束治疗室

小,维修不便,而第二个散射器和游离室安装在治疗室的治疗头内,装卸方便得多.散射治疗头的机械结构相当复杂,特别是能量调制器部分,既精细又复杂,转动快,控制多,的确是一件工艺精品.可以设想,要获得目前良好的治疗性能,调试中会有不少困难,由于这一部分的调试是工厂研发部门和质检部门的任务,所以在本节中也回避了这个艰难任务.

专用 PBS 治疗模式的治疗头外表结构简单,实质很精密.前几章中多次作过介绍,所以不再重复.图 6-8 是美国 MGH-NPTC 装有 PBS 治疗头的旋转束治疗室,从图中可看出四极棱镜和扫描磁铁的安装位置.当前全球已有三十多台用 iBA Proteus-Plus 系统的质子治疗中心,每个中心平均有 3~4 个治疗室,都装上述两种类型的治疗头,2012 年后新建的质子治疗中心绝大多数选用 PBS 专用治疗头.因此 iBA 的 PBS 专用治疗头将是全球最多和最流行的点扫描治疗头.

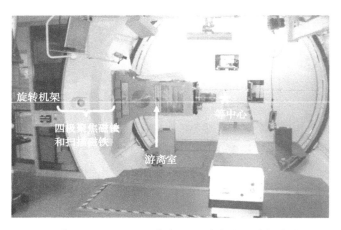

图 6-8　美国 MGH-NPTC 装有 PBS 治疗头的旋转束治疗室

点扫描探头内部部件很少,结构简单,技术难在扫描磁铁的精度上,在研制过程中曾花费了很长的时间.一旦成为商品,调试就不再费时,而贵在使用上.有关这两个治疗头的治疗性能前面已有介绍,不再重复.

6.2.4　OIS 和 TPS 在质子治疗系统中的作用

1.一个完整的 iBA Proteus-Plus 质子治疗系统的订货清单

这里摘抄一个 2014 年度的 iBA Proteus-Plus 质子治疗系统的订货清单,其中主设备有:1 套 C230(230MeV 回旋加速器);1 套能量选择系统;1 套传输系统;治疗安全系统;治疗控制系统;若干套旋转机架;若干套治疗头;1 套机械加工设备(若还选散射治疗头).辅助设备有:1 套质检设备;1 套肿瘤信息系统软件包(若干个电子病历许可证);1 套治疗计划系统(若干个治疗软件执照).

到目前为止,本章提及的比利时 iBA Proteus-Plus 系统的调试涉及上面订购单中的大多数部件,其中治疗安全系统和治疗控制系统没有单独提及,实际上在调试中一直在用,否则哪有安全和运行可言?没有提及的质检设备也在调试验证 ESS 的能谱时曾用过,机械加工则要在散射治疗时才需用.上述订购单中至今未提及,也确实没有用过的仅 OIS 和 TPS 两项.到目前为止,我们只调试了没有 OIS 和 TPS 的质子治疗系统,这样一个缺少 OIS 和 TPS 的系统又具有什么功能,能否直接用来治疗?一个完整的质子治疗系统为什么有必要将 OIS 和 TPS 两个软件整合进去才具有完美的治疗功能?下面对这些情况作必要的说明,可以使读者对质子治疗系统有一个更深刻的理解和认识.

2. 没有 OIS 和 TPS 的质子治疗系统

图 6-1 所示的系统是一个没有 OIS 和 TPS 的质子治疗系统.迄今为止,所有的调试内容都没有提及这两个软件,但我们确认图 6-1 所示的系统有质子束流输出,也能输出治疗肿瘤患者所需的剂量.若用测试水箱和探头,也可以测出量程和剂量等治疗参数.若将其输出剂量打在患者肿瘤上,照样可杀死癌细胞.当然因为缺乏许多必要的安全措施,这样做后不能判断是治疗还是"凶杀".因此下面尝试说明和归纳一个没有 OIS 和 TPS 的质子治疗系统的功能和局限性.

(1)能进行基本治疗参数,如量程、SOBP 调制度和后沿下降等的测试.

若在图 6-1 的系统治疗头出口处安放一个内含游离室的测试水箱,则可以测出如图 6-9 所示的纵向深度剂量分布图,从图中得出量程、SOBP 调制度、后沿下降等实测值.2007 年韩国在调试时,对于旋转散射束验收测试,共测试下面几项治疗参数:①根据类似于图 6-9 的测量,测出在双散射时的单能剂量和深度曲线,再求出90%线上的最大患者量程值是 4.6~28.2cm;②最大剂量率大于 3.0Gy/min;③有效 SAD 为 210~250cm(额定 230cm);④束流方向的剂量不均匀性小于 1.8%,X 方向的横向剂量不均匀性小于 1.38%,Y 方向的横向剂量不均匀性小于 1.67%;⑤量程可调节度小于 0.1cm;⑥RM(SOBP)可调节度小于 0.5cm;⑦后沿下降 0.45~0.6cm;⑧空气中横向阴影小于 0.5cm.

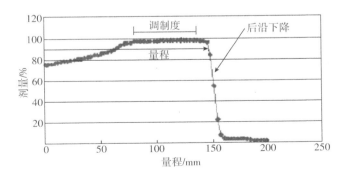

图 6-9　纵向深度剂量分布图

（2）能测出不同照射野大小时的剂量分布.

在治疗患者时,名义上照射野是指辐射所能到达的区域,肿瘤一定在此区域之内.但实际上,由于种种因素,不论是纵向还是横向.照射野内的剂量分布又与照射野的具体大小有关.下面对此初作探讨.图6-10是在不同大小照射野的情况下的深度剂量和横向截面.图6-10(a)为在相同的深度和调制度时,由于照射野的大小不同而测出的不同剂量深度曲线.从图6-10(b)可知,在小照射野1cm×1cm情况下的平顶有相当大的向下倾斜度,从而使最高量程时的剂量比大照射野3cm×3cm时减少40%之多.同样看图6-10(b),小照射野时基本没有平顶,从而实际上也没有照射野.

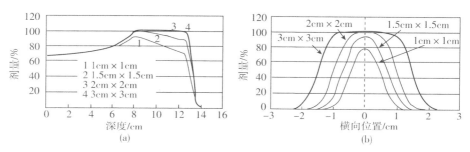

图6-10　不同照射野的深度剂量和横向截面

（3）进行稳定度的测试.

只测某一个束流参数,如束流位置的偏移,每隔一定时间间隔测量一次,并记录下来,连续一段时间,几天到几年,然后就能得出此束流参数的稳定度.图6-11是韩国测的剂量输出的稳定性,从图可见在两个月内的剂量输出的稳定差值在-0.2%～+1.5%.

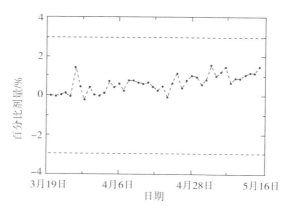

图6-11　剂量输出的稳定性

（4）一个离线TPS的手动质子治疗系统.

作者曾访问美国MGH癌症治疗中心,并参观了此中心所用的质子治疗装置,即美国哈佛大学的哈佛回旋加速器实验室(HCL),这是一个全球著名的癌症治疗中心,1959 年建成,至 1996 年停用,这个 160MeV 的系统治疗了 8000 多名患者.参观时看到设备非常陈旧,20 世纪 50 年代用的老式电表、电缆和开关还在使用,据他们介绍,20 世纪 60 年代没有计算机、CT 图像和自动反馈控制,但他们有 TPS,当时还没有在线和离线这个概念,只是用计算器作物理和剂量计算,求出治疗方案,然后用手动方法调节治疗头内的散射片厚度等,用机械方法定位患者治疗床.他们就在这种低水平技术条件下治疗了近万名患者.

从一个质子治疗系统的本质来看,若没有治疗计划方案,谈不上治疗,没有必要的医疗设备管理,一片混乱如何治病? 20 世纪 60 年代的 HCL 没有计算机的 TPS 软件,只有手算的 TPS,没有自动控制,但有人工的规章制度管理,所以也能治疗.在目前的概念中,若没有 TPS 和 OIS 这两个软件,则认为根本不能成为一个治疗系统.但这种看法在三十年前是不成立的.

我们对比哈佛的 HCL,则可以推论,如果用另外一个离线的 TPS 作治疗计划,用离线方式算出对应所需要设备的运行值,再用人工方式将设备运行值送入设备.在治疗前设计好严密的工作步骤和准备好事故处理的先后次序.在这种没有 TPS 和 OIS 两个软件的情况下,理应也可以像 HCL 一样治疗患者.因此是否可以认为,如图 6-1 所示没有 TPS 和 OIS 这两个软件的质子治疗系统至少可认为是一台离线 TPS 的手动质子治疗系统? 作者无意采用过去的落后技术,以及离线的 TPS 和落后的人工管理制度,放弃现代许多更安全和先进的方法,只是认为对事物的认知不要满足于表面的光彩,而应尽可能更深刻一些.

6.2.5　系统的整合和集成——加入 OIS 和 TPS 的必要性

1. OIS 的发展和目的

OIS 是一个全面的患者信息管理系统,其内容无比丰富,其条款又涉及许多领域,一般非医务人员很难全面理解.为了使读者有较深入的认识,下面对过去和现在的 OIS 的主要内容进行对比,可能会对现代的 OIS 的功能有一个更深刻的了解.

(1)20 世纪 60 年代的 OIS. OIS 是 20 世纪 90 年代的产物,20 世纪 60 年代已有"肿瘤"名称,但未必有"信息"之称,哪有 OIS? 因此应解释一下在 20 世纪 60 年代,用什么硬件和软件代替 OIS 的功能来实现质子治疗.无疑作者没有能力全面回答这个问题,但可以指出其中最重要和关键的因素,即用纸和笔来代替 OIS,或者回答,20 世纪 60 年代的 OIS 是由纸和笔完成的各种文册,记录了患者姓名等信息,作为管理和指导的依据.而当前的 OIS 和 20 世纪 60 年代 OIS 最根本的差别是摆脱纸质病历的束缚,为用户创造一个无纸、无胶片的工作环境.通过计算机将人工作业任务转换为内置各种安全功能的标准化电子工作流程,可大幅提升工作效率并节约成本.

（2）2000 年的 OIS. 2000 年已有许多类型的 OIS，这里只限定 2000 年 iBA 的质子治疗系统中所用的 OIS. 2000 年 12 月，山东万杰和 iBA 签订了一个质子治疗系统供货合同，其中没有 OIS，而是订购了一个患者管理系统（patient management system）. 当时这个系统已是一个无纸电子系统，其功能主要是承担患者治疗的管理任务，没有现在 MOSAIQ 肿瘤信息系统功能那么丰富，仅为了高效管理有关患者的治疗任务.

（3）2014 年的 OIS. 在 2000 年的电子版无纸患者管理系统的功能基础上扩充到目前的水平，下面以 MOSAIQ 为例稍作说明.

2. MOSAIQ 肿瘤信息系统的功能

MOSAIQ 是一套全面的患者信息管理系统，具有下述主要特点：

（1）有一个电子病历系统. 每一个患者有唯一的档案，在治疗中全部有关此患者的信息，如诊断图像、治疗计划、照射次数、执行情况、用医用药、其他科室转来协作的工作情况、手术住院、财务支付……都记录在此，一切命令也源于此. 用户和工作人员可根据需要随时随地获取信息，信息正确无误，全面真实，可靠性高，减少了治疗耽搁时间和患者等候时间，从而确保高度安全.

（2）有一个完美的技术集成与接口. 提供充分自由的选择权，可容易地从任何供应商选择最佳治疗技术，为患者的治疗创建独一无二的集成治疗模式.

（3）有一个确保患者绝对安全的"优化患者安全"功能. 当某事件偏离医务标准、范畴或治疗被阻止时，系统可通过转移、超时、自动提醒和协议对未完成的任务进行查询并向员工发出警告. MOSAIQ 执行治疗前的检查内容包括：确认患者身份、验证患者的定位等. 图 6-12 是 MOSAIQ 中的患者验证治疗的一页，记录着治疗处方中的有关重要信息，如照射野等.

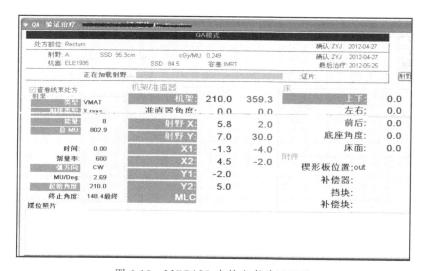

图 6-12　MOSAIQ 中的患者验证记录

（4）MOSAIQ 与加速器结合，在患者连续治疗的记录验证中，为计划实际执行与处方的一致性提供了质量保证，大幅提升了工作效率并节约了成本.

（5）MOSAIQ 的工作流程与病历的统一界面，能以快速可靠的方式与有关部门联络通信，如连接医院信息、诊断、计费及其他方面的系统，包含科室集中预约功能和集成式业务管理等. 也能帮助患者验证条码及生物辨识的患者标识，提供多层级的安全检查.

（6）保管治疗计划的信息，如摆位详细信息、固定装置以及参考影像的输入. 将患者电子记录中的治疗计划数据与加速器实现无缝连接. 将治疗计划数据保留在 MOSAIQ 中能使医务人员在治疗实施过程中受益，无需切换屏幕就能在整个治疗过程中访问存储在 MOSAIQ Data Director 中的的影像/数据等.

（7）负责影像管理，如复杂影像显示与发布三维查看器（如 RTP、XVI 及 iView GT 集成）；添加同步工具，如二维影像配准，容积影像；查看外部影像配准；MOSAIQ 智能功能的建立和治疗摆位工作流程管理等.

3. TPS 的意义和目的

当前生产供应商提供的质子和重离子治疗装置，是一个完整的具有治疗肿瘤功能的设备系统，能产生各种能量、视野、调制度的治疗用束流场，能加工制造患者需用的各种准直孔径和补偿器. 但设备本身恰恰不包括 TPS. 因此装置本身不了解患者的病情，也不知道如何用这个工具去治疗患者. 只有装置是不能治病的，必须在装置和患者之间安排一个媒介，知道如何去用这个装备来治疗特定的肿瘤患者. 这个媒介中的主角是设计和制订患者治疗计划与治疗方案的医务人员，他们能应用程序和参数等具体地给出执行方案. 把这些数据置入计算机后，在少量必要的人工决策和干预情况下（如患者确精定位准直中的某些步骤），先进的治疗装置就能自动完成这个治疗过程，从而解决上面提出的两个关键问题：设法将癌细胞全部杀死，减少正常细胞的死亡，达到治疗肿瘤的目的. 设计和制订患者治疗计划和治疗方案是一项十分复杂的任务，其中有大量的剂量计算以及大量的图像处理和数据处理任务. 一个高明的治疗计划专家，若不借助专用的工具，需要数日甚至数月时间才能完成一个治疗方案，这显然不能满足治疗的要求. 因此医务界专门编写一个协助医生设计和制订患者治疗计划与治疗方案的专用软件，该软件是一个应用软件，内含各种功能的应用程序，能快速、准确地按医生需要完成各种复杂的剂量计算、图像处理和数据处理. 从广义角度看，TPS 应包括一切与治疗计划有关的硬软件，但从狭义角度理解，该应用软件称为"治疗计划系统".

4. TPS 治疗计划工作的基本流程

在通常的治疗情况下，治疗计划的基本流程由下列步骤所组成：

(1)首先要有一幅患者肿瘤的诊断图像,肿瘤医生判定进行放射治疗所需的诊断图像可以是多元性的,即各种不同类型的诊断图包括单个的 CT/MRI/PET 图、经融合后的复合诊断图、带有人工的解剖参考标记的注册图等.

(2)肿瘤医生必须在这幅患者诊断图上精确地勾画和定义出各种不同结构,即肿瘤区、敏感器官、正常组织等,以备在照射治疗时,赋予不同剂量,分别对待.这个过程通常称轮廓勾画、区域分割等,是一个要求精确、复杂、费时费工的过程.因此,治疗计划系统必须提供各种自动、半自动和手动的勾画和分割工具,加速这个过程.

(3)肿瘤医生和物理师必须根据患者病情,从各种放射治疗模式中选一种最佳治疗方法.如果不能一次选定,也可选若干种治疗方法,分别制订出对应治疗计划,然后经方案评估,再选出最佳的治疗方案.可选的治疗方法有很多,如 X 射线、电子、质子和重离子,常规放疗法,先进放疗法(如 3DCOM、IMRT、IGRT、DART、呼吸门控、4DCBCT)等.

(4)放疗医生和医学物理师根据所用的治疗方法与治疗要求.制定出各种治疗参数,如照射次数、照射方向、照射剂量,通过剂量计算制定出各种剂量分布图等.由于剂量计算精度要求高,费时费工,所以各种治疗计划系统也都会提供各种先进剂量算法.

通过上面的四个步骤,就能得出一个初步的、原始的患者的治疗计划.

(5)利用计划系统中提供的有关虚拟模拟的三维定位工具,确定出患者精确定位的有关数据,如治疗等中心点的精确位置、激光的定位数据等.过去用 X 射线模拟机给出的二维定位参数,当前都已用 CT 模拟给出更精确的三维定位参数取而代之.

(6)使用系统提供的建立照射野的有关自动和半自动工具,确定出所需有关照射野的治疗参数,如照射野大小和方向、所用准直孔径、补偿器等尺寸参数.

(7)用治疗计划系统提供的图像编辑和后处理工具对所制订的治疗计划进一步优化,最后得出一个患者的完整治疗计划方案.

(8)若开始时制订出若干种不同的治疗计划方案,则要用计划系统提供的方案评估工具和方法,经比较从中选出一个使用的方案.如果开始时只制订一个方案,虽不必和其他方案作比较,但也要自我评估一下,没有问题才能确定下来.

(9)一旦对某个患者制订出一个治疗计划方案,在正式用它进行治疗前,还必须再进行方案的质量认证过程,这是一个十分重要的过程.

本节重点说明了当前 OIS 和 TPS 的功能与意义.调试了没有 OIS 和 TPS 的质子治疗系统,这样一个缺少 OIS 和 TPS 的系统只是一个离线 TPS 的手动质子治系统,实际上难以用于治疗.只有将 OIS 和 TPS 两个软件整合进去,才能成为一个完整的质子治疗系统,才具有完美的治疗功能.这就是必须将 OIS 和 TPS 整合集成进去的原因.

6.2.6　TPS 的初始调试

1. 前言

初始治疗调试是指验收时初始的治疗调试,比一般 QA 的治疗调试要复杂.验收时的初始治疗调试主要分为"系统功能与安全的测试"和"治疗计划系统的调试"两种,后者的主要任务如下:

(1)收集需输入 TPS 的"有关设备和治疗数据",使 TPS 软件内含现用的质子治疗系统的性能和特性的各种定量数据,成为这个特定的治疗系统的软装置,即 TPS 成为仿真治疗系统的仿真软件.

(2)用 TPS 计算值和实测量进行比较,如果二者差值小于允许容差,则算通过测试.图 6-13 是能量为 250MeV,量程为 28.5cm,SOBP 宽 16cm 的条件下的 SOBP 调制束的 PDD(percetage depth dose)图,一个是 TPS 计算出的曲线,一个是实测曲线,可看出符合度相当好.完整的"治疗计划系统调试"要进行许多种类似于图 6-13 的实测和计算曲线的比较,这里仅举一例.

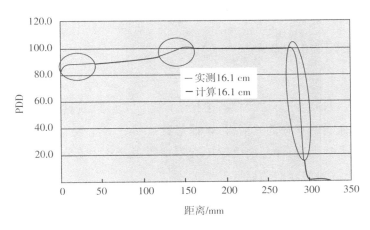

图 6-13　TPS 计算值和实测值进行比较

(3)当 TPS 的调试通过后,即可进行束流参数校正和有关治疗时需用的性能测试,如测量剂量和量程、调制度、照射野的变化关系,患者治疗 QA 和机器 QA 等.

(4)虽然 TPS 治疗计划既可用散射治疗法,也可用铅笔点束扫描治疗法,但不同的治疗法要用 TPS 中的不同算法和模型.因此在调试 TPS 时,散射治疗法有散射治疗的 TPS 调试法,铅笔束扫描治疗法有铅笔束扫描的 TPS 调试法,二者不要乱用.到目前为止,我们讨论的都是散射治疗的 TPS 调试法.

2. 治疗 QA

在通过初始治疗调试之后,表示供应商提供的治疗装置可以进行患者治疗.但是在对患者进行真实治疗之前,还必须进行治疗 QA 的任务,实际上是抽查上面 TPS 调试中的某项工作,检查一下是否还保持原有精度.图 6-14 是将用 Pinpoint(针尖)游离室在水中测的剂量分布与用 TPS 算出来的剂量分布进行比较,若差值小于容差则算通过.

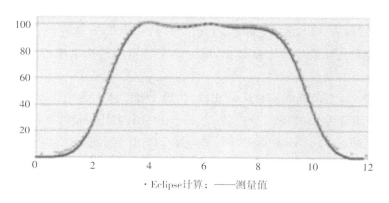

· Eclipse计算;——测量值

图 6-14　实测分布和 TPS 计算比较

6.2.7　散射治疗法的调试

1. 前言

当前虽然点扫描治疗有取代散射治疗法的趋向,无疑点扫描有其优越性,但散射法也有其特点,如在治疗眼部肿瘤时,单散射具有很好的疗效.在某些特定的体内肿瘤,双散射还有其优点,何况至今全球还有不少质子治疗中心在用散射治疗法.因此我们先简介一下散射治疗的调试情况[4].

2. 散射治疗头的 Eclipse 调试

在 TPS 初调后,为了验证 Eclipse 在应用散射治疗法时的准确性,应从各个方面对在应用散射法作治疗计划时所需用的 Eclipse 的计算值和实测值进行比较,下面是有关调试比较结果.

图 6-15 是在 Option B3 时的比较和在 Option B5 时的比较.其中(c)、(d)为相对剂量差值,而调试的目的就是看差值大小,若小于允许容差,则通过;若大于允许容差,则说明有问题,要设法解决.

图 6-15(c)和(d)为相对剂量差值,由图可见在深度 $10\sim12\mathrm{cm}$ 的区间容差比较大,这些误差往往是产生副作用的原因,为了使治疗精度更高,放疗界就会进一步研究这些误差的原因,并设法消除.但是事物是复杂的,这些误差可能是 TPS 本身用的数学模型和算法引起的,也可能计划本身有缺点或者只是测量不当所致,因此要做到计算和测量完全一致是一个相当艰难的任务.

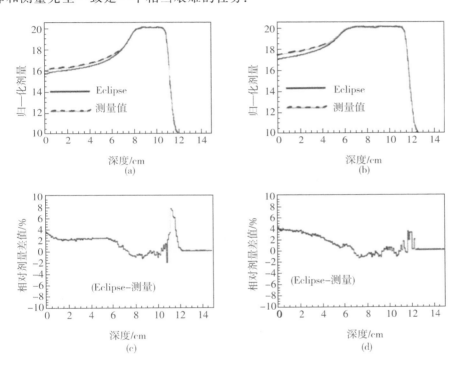

图 6-15　Eclipse 的计算值和实测值比较

(a)、(c)为 Option B3;(b)、(d)为 Option B5

3. 旋转治疗室双散射模式的 Eclipse 调试

Eclipse TPS 软件中的调试项目主要有下列分类:基本装置信息、模块置定、补偿器、量程调制器、第一和第二散射体、可选项 $1\sim8$ 等.Eclipse 还为各种项目分类提供许多种应用程序选用.若工作人员在调试时选用"双散射模式的 Eclipse 调试"的调试项目,从中选用了四种比较实际的计算值的应用程序:①比较开放空间的横向 X 方向质子流通量;②束流方向,即纵向的束流通量;③量程和调制度的剂量分布;④比较开放空间的横向 X 方向的阴影.这四种应用程序的结果显示大同小异,现只引用"比较开放空间的横向 X 方向质子流通量"的测试应用程序的执行结果,图 6-16 是此程序的执行结果的显示.由图可见,右上是横向的束通量分布图,右下是 Eclipse 计算值和实测值之差. 从结果看差值小于允许容差, 表示 TPS 和实测的符合度很好.

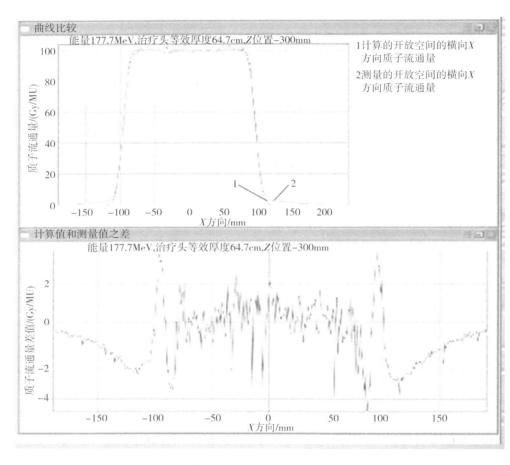

图 6-16　比较开放空间的横向 X 方向质子流通量

4. 患者治疗剂量计的测试

这方面有两项工作: 一是对照射场进行校正, 在校正测量时, 用 Farmer 游离室校正剂量输出, 用测试水箱校正量程和 SOBP; 二是对二维剂量分布进行比较, 即对在三维水箱中的测量估值和用 Eclipse 的剂量计算值进行比较. 图 6-17 是该程序的执行结果显示, 共分为五项: 1 是治疗计划给出的治疗参数和验证值; 2 是量程和调制校正; 3 是输出校正; 4 是总结照射野的建立参数; 5 是校正后照射野的量程和剂量分布图.

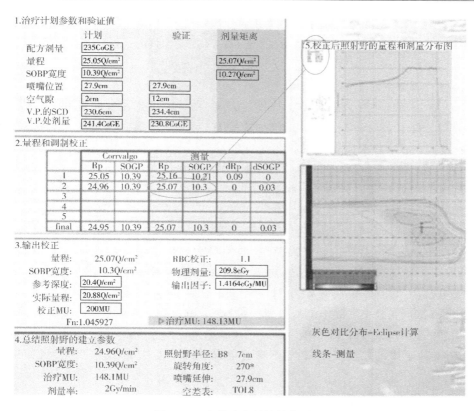

图 6-17　患者治疗剂量计的测试

.2.8　铅笔扫描法的开发和调试

铅笔束点扫描治疗方法早在几十年前就有人提出,瑞士 PSI 在 1992 年最早用质
点扫描治疗,iBA 公司最早开始研制 PBS 商品.2003 年左右全球开始掀起一股
BS 热,至今不衰.2014 年 6 月在上海的 PTCOG 53 会议上,美国 Varian、日本日立
iBA 的技术专题会上的主题都是"PBS-IMPT"(铅笔型束流扫描-调强质子治疗).
前全球粒子治疗界如此重视 PBS 是有原因的.但至今 PBS 的全部历史不足 20 年,
MPT 的全部历史不足 10 年,PBS-IMPT 的全部历史更短.因此开发和普遍实用
BS-IMPT 还得有一段时间.

到目前为止,医学界公认还没有创造出一种对移动肿瘤的最佳扫描治疗方法,至
PBS-IMPT,全球至今能进行这种治疗的中心屈指可数.应该说还正在发展中,都
够成熟.作者对这方面了解也限于表面.因此本节只能归纳和总结几年来 iBA 和
他单位在研制 PBS 方面的工作成就,仅供参考.

1.iBA 在研制铅笔扫描治疗方面的早期工作

自 2000 年以来,全球有许多单位都在研制扫描法,除先驱者瑞士 PSI 外,比利时

iBA 和美国 NPTC 研制的质子扫描项目开始最早. 在走过一段艰难而曲折的路程后，最终在 2009 年得到美国 FDA 的批准. iBA 在这段时间做出不少有益工作，现简述如下.

1）研讨铅笔束扫描的治疗方案

iBA 详细研究各种静态和动态扫描的方案，在可能做到参数精度和允许容差的剂量分布条件下，寻找一个现实可行的方案. iBA 总结五年多的经验教训，在 2007 年 7 月公布了万能治疗头的铅笔束扫描头性能：靶区一层一层照射，多次喷涂，呼吸门控，改进束点和阴影，不用专用孔径和补偿器，用量程位移器直达皮肤，可用调强，在最短的时间内对肿瘤进行适形治疗等.

2）确定了铅笔束扫描的重要参数

点扫描涉及的重要参数有量程、斑点、位置和流强四种，这些参数的随机误差用多次喷涂方法去除，主要是系统误差. 这四种参数的稳定性和准确性由下列器材引起：量程——ESS；斑点——可选的输运方案和磁铁电源；位置——扫描铁电源；流强——电流调节电路和快速剂量计的精度. 规定研制方案的允许偏差是：量程 ±0.5mm、截面 ±15%（额定值）、位置 ±0.7mm，电流 2.5%～3.5%. 此外必须考虑器官运动的影响，在实际中，没有不动的东西，如束流的位置、截面、强度都随时间在变，患者在照射中的位置在变，肿瘤本身的位置和大小也在变. 这些变化就使问题变得复杂.

3）确定最优的扫描方法

扫描方案与束流扫描方向有关，经研究，束流的扫描方向必须依束流垂直方向的平面一层一层扫，最后将全部体积照完，这样的剂量误差最小. 图 6-18 是正确扫描方向的原理图，应采用束流垂直方向.

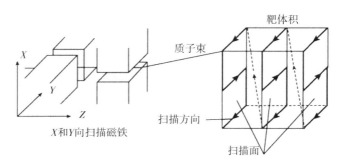

图 6-18　正确扫描方向的原理图

4）较早确定铅笔束扫描的实验方法

图 6-19 是 2008 年 MGH-Boston（即旧名 NPTC）进行 iBA 铅笔束扫描的实验方法和安排，它有两种扫描方法：一是连续扫描（又叫动态、光栅等，在治疗中质子束不中断）；另一种是静态点扫描. 前者束流不间断地在上下、左右、前后进行特定动态

轨迹的运动,束流强度可以根据需要进行调整;而后者束流是点点移动,若在某点上的照射剂量达到要求值,则停止束流,将束流移到下一个点,再依此法完成全部照射.由于每点剂量可以单独规定,所以点扫描可进行调强治疗.由图可见扫描系统有两个工作反馈回路:第一个是连续扫描调节回路,这时回旋加速器的引出束流由扫描磁铁直接进行扫描,而扫描束的流强通过 IC 和静电计进行自动控制,按需要的调强规律,通过离子源电源实现(这时另一个回路不工作);第二个是点扫描控制回路,在扫描到下一个点后,扫描停止,开始测量该点的流强,这是通过 IC 和静电计来实现的,当电荷积累到一定值后,即停止离子源,再开始下一个点扫描.

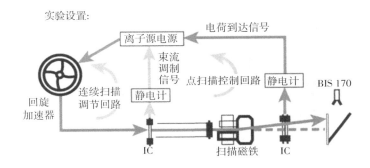

图 6-19　iBA 铅笔扫描的实验方法

5)开发出一种 PBS 测试图案来测试剂量不均匀度的调试方法[5]

图 6-20 是 iBA 测试开发的铅笔点束扫描的 PBS 测试图案.点束扫描治疗头研制成功后,关键是在此扫描治疗头输入一个理想扫描图案,在治疗头输出一幅实际测量图,iBA 提出用伽马指示法来测试理想和实测的剂量差值,就能定量地判断这种剂量差值是否允许使用.

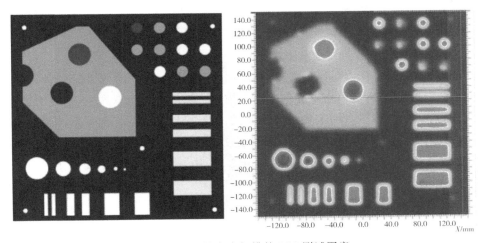

图 6-20　铅笔点束扫描的 PBS 测试图案

6) 伽马指示法的判别准则[6]

伽马指示法是 iBA 在研制铅笔扫描工作中采用的一个判别准则,是判别一个肿瘤靶区实际剂量分布是否符合特定分布要求的准则,是验证沉积剂量分布符合度的一个数学模型.这个判别准则已在全球广泛使用,其主要内容请见 5.8.8 节.

7) 研制全球最小的(指当时)点扫描用的点束

点束的大小对点扫描的均匀度有很大影响,太大或太小都不好,但当时的主要矛盾是点束截面太宽的点束,因此具有技术提高的价值.图 6-21 是最小的(指当时)点扫描用的点束,在 X 方向的 $\sigma=5.6\text{mm}$,在 Y 方向的 $\sigma=6.3\text{mm}$.图 6-21 上面两图为等剂量图,其中左图坐标大,图上确是一个点,右图坐标小,可以看出一个五彩同心圆,实际上是一个有剂量梯度的点源.

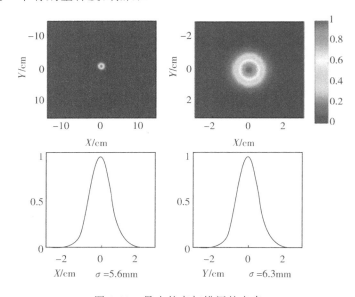

图 6-21　最小的点扫描用的点束

2. 点扫描中对束流的质量要求

点扫描对束流性能有很高的要求,iBA 在这方面做了很多有意义的科研工作.对点扫描中束流质量,一般可用下面的术语来描述:量程精度,束点大小,束流的重复度(时间函数),束流的对称性,束流的倾斜度,随旋转机架角度的变化关系,束流位置和量程的关系,iBA 的验收测试图案等.有关这方面的信息,在第 3 章中曾简单介绍过,这里更详细地予以描述.此外还应感谢 iBA 的 Robin Choo 先生提供下面的部分图表.

1) 量程精度

图 6-22(a)是要求的量程和实际测出的量程间的函数关系.理想的函数是通过零点的一条倾斜 45° 的直线(假定两轴的坐标相同,而图 6-22 显然未满足此要求),一切

偏离此直线的均产生误差,可作出如图 6-22(b)所示的误差和要求量程间的关系.由图可见误差值在 $\pm 0.05\text{g/cm}^2$ 范围内,此误差主要由加速器的性能决定.

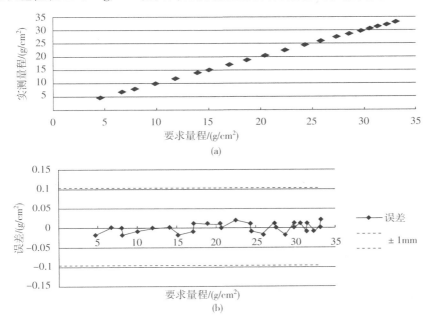

(a)

(b)

图 6-22　要求量程和实测量程间的关系(a)及误差和要求量程间的关系(b)

2)点束尺寸与介质和量程间的关系

图 6-23 是点束尺寸与介质和量程的关系.从图中可以看到,当量程在 30cm 时,万能治疗头在空气中和水中的束流 σ 分别为 4.0cm 和 7.2cm.专用治疗头在空气中和水中的束流 σ 分别为 3.0cm 和 6.5cm.当量程为 10cm 时,万能治疗头在空气中和水中的束流 σ 分别为 7.0cm 和 7.1cm,专用治疗头在空气中和水中的束流 σ 分别为 4.6cm 和 4.8cm.从上面数据可归纳出下面两个现象:一是不管什么治疗头,在低量

PBS点束尺寸

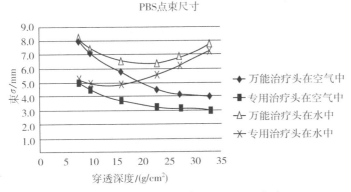

图 6-23　点束尺寸与介质和量程的关系

程时,在空气中和水中的束流大小趋于相同;在高量程时,因在水中的散射远大于空气中,所以水中的束流比空气中的束流要大得多.

3)点束尺寸和旋转机架角度的关系

从理论上说,只要旋转机架的电子光学系统有一个圆形发射度相空间图,点束的大小就和角度无关,但实际上做不到.图 6-24 是不同量程时质子点束的尺寸随旋转机架角度的变化关系.从此图可以得出下述几点:

(1)在低量程 4.1g/cm² 时,X 和 Y 的点束尺寸都在 7mm 左右,但随旋转角的变化误差也大,约±10%.

(2)在中量程 21.5g/cm² 时,X 和 Y 的点束尺寸都在 4mm 左右,但随旋转角的变化误差变小,约±5%.

(3)在高量程 31.5g/cm² 时,X 和 Y 的点束尺寸都在 3mm 左右,随旋转角的变化误差最小,约±4%.

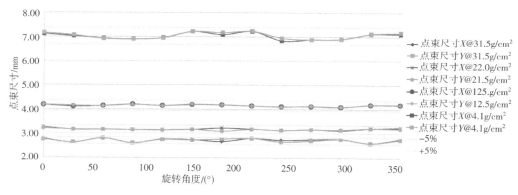

图 6-24　点束尺寸和旋转机架角度的关系

4)点束的非对称性

由于实际磁场中,X 和 Y 磁场的大小是不同的,对称只是相对而言,不对称是绝对的.这种 X 和 Y 磁场的差异导致圆形点束产生变形,引起点束的不对称性.图 6-25 是点束的非对称性定义,由图可知,束流非对称性一般用两个指标描述,即 0°和 45° 两种非对称性,其定义可见图中说明,束流的最大非对称性发生在低量程的 45°不对称度上,高达 12%,大于允许值 10%,须格外注意.

5)点束尺寸与非对称性和量程的关系

图 6-26 是 PBS 专用治疗头点束尺寸与非对称性和量程的关系,是在旋转角 0°、等中心点空气中点束在不同量程情况下的非对称性(即在 X 和 Y 两个方向上的束流截面尺寸不同).从图中可以看出点束的非对称性和量程关系不大,非对称度都在±1%,小于允许值±10%.若将此数据和图 6-24 中用万能治疗头的测试数据相比,可见 iBA PBS 专用治疗头性能有所改进.

铅笔束扫描状态

- 束流可重复性
  - 指标 ≤10%

$$非对称度 = \frac{\sigma_X - \sigma_Y}{\sigma_X + \sigma_Y}$$

$$非对称度45° = \frac{\sigma_{X45} - \sigma_{Y45}}{\sigma_{X45} + \sigma_{Y45}}$$

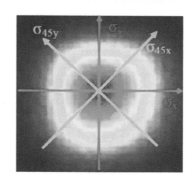

	30.5g/cm²	24.5g/cm²	7.72g/cm²
非对称度	0.64%	1.7%	0.18%
非对称度45°	6.73%	8.27%	1.2%

图 6-25　点束的非对称性

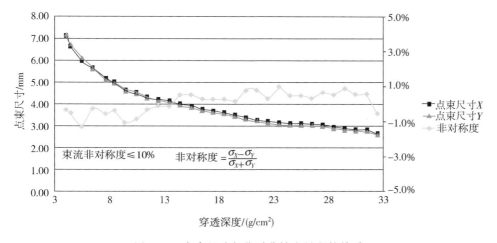

图 6-26　点束尺寸与非对称性和量程的关系

6) 铅笔点束的可重复能力

每次质子治疗需照射若干分钟,每个疗程要 4～8 周,因此在治疗期间要保证剂量的稳定性,必须使铅笔点束本身有很好的可重复能力. 图 6-27 是铅笔点束的可重复能力测试图,是在不同时间测量 σX 和 σY 随量程的变化曲线. 由此图可以得出,束流的可重复能力(即稳定度)很好,远小于允许值 5%(必须指出这是仅针对 iBA 系统而言,非一般规律).

● 束流可重复性

○ 指标≤5%

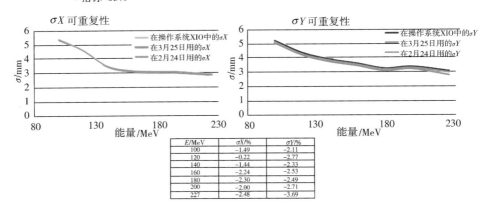

E/MeV	σX/%	σY/%
100	−1.49	−2.11
120	−0.22	−2.77
140	−1.44	−2.33
160	−2.24	−2.53
180	−2.30	−2.49
200	−2.00	−2.71
227	−2.48	−3.69

图 6-27　铅笔点束的可重复能力测试图

7)360°和 100MeV 束流的 σ

图 6-28 是 100 MeV 的束流在旋转机架的 0°～360°不同旋转角度的束流大小,即束流 σ(从原理上讲,只要做到两个方向相同的相空间的圆束流,则束流大小可与角度无关,但实际上根本做不到才进行此研究).由图可以看出,任一角度下的偏差在±10%以内,即 0°～360°不同旋转角度的平均束流 σ 是 5.37mm,不同角度的束流 σ 的偏差在±0.5mm 以内.

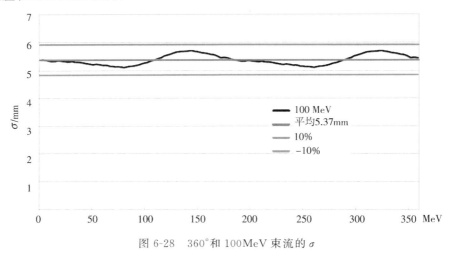

图 6-28　360°和 100MeV 束流的 σ

8)360°和 226.7MeV 束流的 σ

图 6-29 是 226.7 MeV 的束流在旋转机架的 0°～360°不同旋转角度的束流大小,即束流 σ.由图可以看出,任一角度下的偏差在±2%以内,即 0°～360°不同旋转角度的平均束流 σ 是 2.92mm,不同角度的束流 σ 的偏差在±0.2mm 以内.

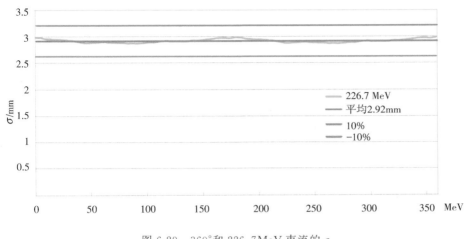

图 6-29　360°和 226.7MeV 束流的 σ

比较图 6-28 和图 6-29,可得出下述结论:不同的旋转机架旋转角度下的束流大小的误差与束流能量有关,能量越高,误差越小,能量越低,误差越大.具体的误差值是:当能量在 70～230MeV 变化时,在不同旋转角度时的束流的平均 σ 值为 8～2mm,σ 的误差由 $\pm10\%$ 下降到 $\pm1\%$ 左右.上面的数值不是由实测得出,而是图 6-28 和图 6-29 的部分实测数据的外推,不很严格,仅作趋向粗估,供读者参考.

9)伽马指示方法测量肿瘤容积内的剂量不均匀度

6.2.8 节中介绍过用伽马指示方法来测量肿瘤的剂量不均匀度,是指对一个二维的剂量不均匀度的测试方法,但在一个具体的肿瘤容积情况下,则必须用三维的剂量不均匀度的测试方法.为此我们用能量分割法将肿瘤容积分成许多单能量的二维的剂量不均匀度,然后对于每一个单能量的二维剂量用伽马指示方法来测量其剂量不均匀度是否小于允许值.如果每一个单能量的二维剂量不均匀度都小于允许值,则肿瘤容积内的三维剂量不均匀度也算通过.任意肿瘤体可能涉及 94 个能量,那么使用 94 次伽马指示方法,也就能测量三维的剂量不均匀度.

在实际中不需要作那么多次伽马指示判断,下面用三个不同能量作伽马指示判断,来看一下能量和伽马指示的关系.

10)226MeV、164MeV、100MeV 时的伽马指示判断图

图 6-30 是 226MeV 时的伽马指示判断图,其物理意义是比较参考图案(左图)的剂量分布和实测图案(右图)的剂量分布之差,这时用的伽马定义为 2mm 和 3%,即两个判断标准:一是图案上的同一个坐标上的剂量值,两图相差小于 3%;另一个是在两个比较图案上,相同的剂量的坐标不应大于 2mm.换言之,将允许的剂量容差以用户置定的伽马定义来表示.如果在伽马指示判断后,证明绝大多数的质子都能通过这个定义规定,则说明通过判断,实测的剂量分布的误差小于规定的允许值,所以允

许进行治疗.反之不能通过,说明实测的剂量分布的误差大于规定的允许值,所以不允许进行治疗.

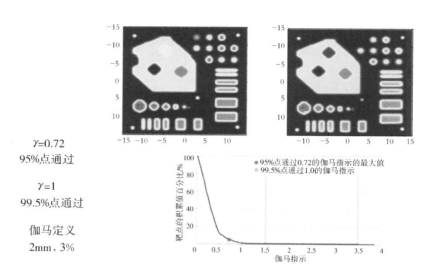

图 6-30　226MeV 时的伽马指示判断图

　　判断用的伽马定义的严和松完全决定于肿瘤的治疗计划方案.若离肿瘤近处有敏感器官,必须严格.若肿瘤四周全是脂肪,误差大些也无妨.因此判断用的伽马定义选用 2mm,3％还是 5mm,6％,都由医生决定.

　　现在比较不同能量时的束流伽马指示判断图,即图 6-30(226MeV 时)、图 6-31 (164MeV 时)和图 6-32(100MeV 时).前面已经知道,不同能量(即不同量程)的点束

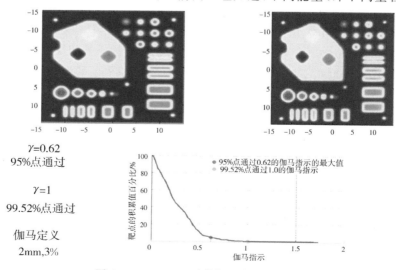

图 6-31　164MeV 时的伽马指示判断图

大小、对称性、位置都有不同,因此在同一个注入束流情况下,对于不同能量层,其剂量分布都不同,当然在患者治疗 QA 时,必须每个能量层的剂量分布误差都小于容差.反之,只要有一个能量层上的剂量分布误差大于容差,则不能用于治疗.此外可探讨一下能量高和能量低的层次的剂量分布哪一个更好些,对此作下述分析.现取图 6-30~图 6-32 中的伽马指示判断结果数据:

(1)三个图用同样的伽马定义 2mm,3%.

(2)三个图有不同的判断结果:

　　　　100 MeV：　95% 的点通过 $\gamma=0.51$;99.98% 的点通过 $\gamma=1$.

　　　　164 MeV：　95% 的点通过 $\gamma=0.62$;99.52% 的点通过 $\gamma=1$.

　　　　226 MeV：　95% 的点通过 $\gamma=0.72$;99.50% 的点通过 $\gamma=1$.

(3)从以上数据可得出:低能量层的剂量分布误差和高能量层的剂量分布误差在同一个数量级,基本相似,但是低能量层的剂量分布误差稍小于高能量层的剂量分布误差.

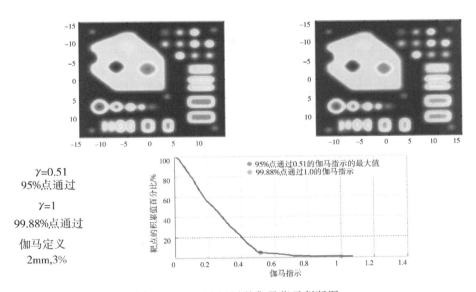

图 6-32　100MeV 时的伽马指示判断图

3. 铅笔扫描法对束流参数的要求和在线判断法

根据美国 MGH 对 iBA PBS 治疗头的研究实验,PBS 的治疗剂量分布的好坏与使用铅笔束参数的稳定性好坏直接成正比.由于这二者之间存在多参量的复杂变化关系,目前还没有给出它们之间的定量数学模型或关系公式.目前的铅笔束扫描法的在线调试方法仍采用现实可行的剂量验证方法,其具体步骤是:首先要对在治疗头入口使用的点扫描束物理性能有一个大致的了解,但不再对这些初始的点扫描束的有关物理性能的稳定性作定量的检测和验证;然后用 iBA 测试图作两个剂量分布图,一个是用 TPS 计算的剂量分布图,另一个是用治疗用的质子治疗系统实测的剂量分布图(这时是用 iBA 测试板图案作为治疗用的 TPS),并求出这两个剂量的差值分布图;最后用不同的规定允许误差值进行癌症的伽马指示的通过判断,凡能通过这个判断,即在允许的剂量容差下的可实用的治疗剂量.

根据有关文献得知国外在研制治疗计划并作出通过伽马指示的治疗计划的剂量非均匀度图时,都应该与治疗的肿瘤类型相结合,这样还可以用治疗效果来评价有关治疗工作.实际上,没有一种万能的研制治疗计划和通过伽马指示的剂量非均匀度图的方法,但是由于无法得到这方面的资料,所以为了说明一个概念,往往用对治疗某种癌症的束流参数要求,又用对另一种癌症的伽马指示判断,这明显不合适,但也是不得已而为之,敬请原谅.下面摘引 MGH 的调试信息举例说明.

(1)表 6-1 是对应 PBS 第一版本(无四极聚焦磁铁的最初版本)在治疗子宫内膜癌时对束流性能的要求.要求分为峰对峰的随机误差和层次对层次的误差两部分,从表可见,初期 PBS 对稳定度要求是十分现实的,但近几年,束流稳定度有很大提高,因此 PBS 版本走向更高,相应对束流性能的要求也有很大提高,详见第 5 章.

表 6-1　子宫内膜癌对束流性能的要求

	随机(峰对峰)	层次对层次(峰对峰)
量程/mm	± 1.5	± 1.5
位置	$\pm 20\% \, \sigma$	$\pm 20\% \, \sigma$
束宽/%	± 25	± 25
点束权重/%	± 10	± 5

(2)图 6-33 是在治疗前列腺癌时所作的计算值和实测值的剂量分布差值图.理想的治疗是这个差值等于零,但现在整个肿瘤照射区有不均匀分布,这样的不均匀度能否用于治疗就要用伽马指示来判断.

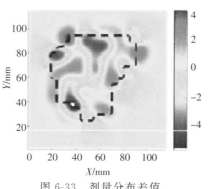

图 6-33　剂量分布差值

注:此图原是彩图,用不同彩色表示不同参变量数或相同变量的大小,现用黑白图印刷,不同颜色只以不同灰度表示,大大降低视觉分辨率,请读者谅解

从上述可看出,不论对束流稳定度的要求还是对治疗剂量的允许容差都和治疗的癌症种类有关,因为我们得不到这方面资料,所以举例不当,实属不得已.

(3)一幅伽马指示判断图.

图 6-34 是在头和颈部肿瘤治疗时用的一幅伽马指示判断图,图中有三条曲线,对应三种不同的剂量容许误差,即

$$(DTA,DD)=(1mm,1\%),(2mm,2\%),(3mm,3\%)$$

其中,DTA 是在图中相同剂量点间的距离;DD 是同坐标点上的剂量差值.纵坐标是相对体积.从图可以看出,若伽马指示通过率是 1,则 99.7% 的体积都能通过(3mm,3%)的允许容差,94.0% 的体积都能通过(2mm,2%)的允许容差,只有 68.50% 的体积能通过(1mm,1%)的允许容差.

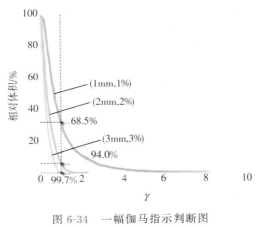

图 6-34 一幅伽马指示判断图

6.3 日本日立 ProBeat 系统的调试

6.3.1 日本筑波大学样机的调试

1. 同步加速器的调试[7]

日本日立第一台 ProBeat 质子治疗系统安装在日本筑波大学的质子治疗中心.图 6-35 是此系统的同步加速器,周长 23m,用一个 7MeV H^+ 直线作注入器,用两个水平凸轨磁铁将直线束流多圈注入同步加速器.2000 年 9 月开始束流调试,在等中心附近用一个测试水箱测出 250MeV 的布拉格峰,测出每个引出脉冲的电荷约 6nC,相当于 2nA 的平均电流,此值仅是最大辐照体积中 2Gy/min 的剂量率的 1/3.因此从 2001 年 3 月后一直在调试束流强度,一个月后每个引出脉冲束的电荷可提高到 16nC 以上.

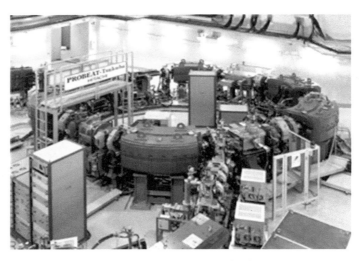

图 6-35　日本日立 ProBeat 同步加速器

　　在调试中为了防止在注入和捕俘期间由不同谐振引起的束流损失,将回旋加速器调谐工作点由设计值(1. 72,1. 74)改为(1. 72,1. 74).高频腔是一个带有 FINEMET 介质的非调谐型腔.质子注入后通过一个绝热高频俘获过程被捕俘.为了提高束流强度,在加速的高频电压上再叠加一个双调谐部件.加速到 250MeV 时的二极磁铁的最高磁场高于 1.7T,二极矩电源的电流纹波小于 2×10^{-6}(峰到峰).加速束流用水平 1/3 数量级的共振引出.表 6-2 是加速器的参数表.

表 6-2　加速器的参数表

粒子	质子
注入器	7MeV RFQ/DTL 直线
注入过程	多圈水平注入
输出能量	70~250MeV
超周期数	2
周长	23m
二极矩磁铁	60°磁铁,半径 1.4m
最高磁场刚度	2.57Tm
高频频率	1.6~8.0MHz
回旋加速调谐数 V_x/V_y	1.70/1.45 注入 1.683/1.450 引出
引出过程	横向 RF 驱动慢引出
重复率	0.33~0.5Hz (正常运行)

2. 旋转机架的调试

同步加速器引出的质子束通过 35m 长的束流线传送到每个旋转机架的等中心. 束流线上有 6 块偏转磁铁、18 块四极磁铁及 6 块水平和垂直校正磁铁. 这些磁铁用来调节旋转机架入口和照射点两处的束流参数和位置. 偏转磁铁的铁芯用片式钢片叠成, 从而减少涡流效应和磁铁本身的时间常数, 增加磁场的重复性精度和减少能量的转换时间. 旋转机架质量约 200t, 机械等中心误差都在 $1mm^3$ 之内. 对不同能量、不同照射体积的双散射方法作了剂量测量, 证实照射区域的平坦度完全满足治疗的要求.

3. 调试呼吸同步门控

图 6-36 是呼吸门控制的调试工作. 图中最上方的曲线是患者的呼吸信号, 每个呼吸信号的周期约 2s, 信号大时对应吸气, 信号小时对应呼气. 下面一个曲线是引出门的控制信号, 门信号的正脉冲部分对应肺在呼气, 这时肺体积保持最小值, 同时又保持相对较小的时间间隔. 再下面一个曲线是同步加速器的运行模式, 即在质子注入加速后, 束流在平顶段引出, 保持在环内循环旋转, 直到有触发信号后, 才真正引出束流并对患者肿瘤进行照射, 该曲线表示在任何运行周期情况下都能做到呼吸门控制和肿瘤照射之间的同步关系. 最后一个曲线是束流的引出信号, 只有当有信号时, 才有引出. 从图可以看出, 只有在正脉冲时, 即呼气期间, 肿瘤体积最小时, 才有照射. 当吸气体积变大时, 没有照射. 确保了照射体积和肿瘤体积保持严格同步的要求.

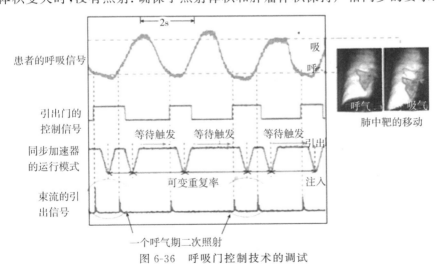

图 6-36　呼吸门控制技术的调试

4. 调试后的束流参数状态[8]

1) 束流强度

从 7 MeV 直线来的峰值注入电流是 6~8mA, 脉宽 20μs. 在多圈注入后用电流互感器测出的积累电流约 60mA, 相当于每个脉冲 2.3×10^{11} 个质子, 在高频俘获后用一个束团监视器测量质子数.图 6-37 是一个加速到 250MeV 的典型质子数测量图,到加速完毕时每个脉冲的质子数是 1.3×10^{11}.在加速期间,用修改散焦用的四极棱镜电流的上升率来测量与校正水平和垂直的调谐数.

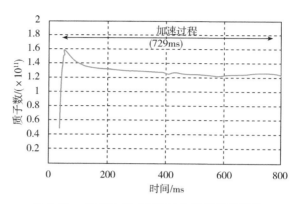

图 6-37 加速到 250MeV 的典型质子数测量

从注入到加速完毕的总效率约 55%.加速完毕后通过调控四极磁铁的电流,使水平调谐数变到 1.683,激励六极矩磁铁引起振荡,利用高频噪声形成隔离分界,产生的水平微扰就能使束流引出.这个微扰可以在几百微秒内终止束流,引出的效率大于 75%.在高能输运线上用法拉第圆筒测出的质子数是每个脉冲 1.0×10^{11} 个.

2)束流能量的测量

首先将质子加速到 70～250MeV 十个能量值,然后再进行其余能量值的加速和引出.测量是在高能输运线的直线段末处用一个多层法拉第筒(MLC)测出的.图 6-38 是 MLC 能量测量的结果.MLC 由 480 个铜电极层制成,每层的厚度相当于 0.94mm 厚的水层.

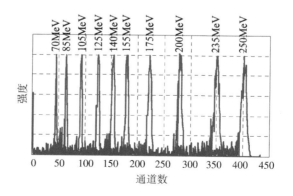

图 6-38 MLC 能量测量的结果

3)束流的稳定度和重复度

在治疗头的入口安放一个高分辨率的束流截面监视器来精密测定束流位置.这

个截面监视器由 0.35mm 间距的线栅制成,时间分辨率是 1ms. 图 6-39(a)是束流位置在 10h 内的稳定度测量,在测量期间,所有的运行参数都恒定不变. 图 6-39(b)是束流位置的重复度测量,在每一次测量后同步加速器和高能输运线的磁铁电源要断开并再启动. 上述这些测试结果表示束流位置的变化在 ±0.2mm 以内,此值能满足双散射法治疗时的照射面积的剂量均匀度要求,但在点扫描治疗时希望能再减少.

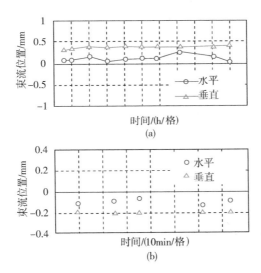

图 6-39　束流位置的稳定度测量(a)和重复度测量(b)

5. 日立 ProBeat 的最新版本

2005 年,美国 M.D.Anderson 购买日立 ProBeat 系统以后,2012 年日立又和美国 Mayo Clinic 签订两台合同,一台安装在 Rochester,另一台安装在 Phoenix. 这两台日立新型 ProBeat 系统全部采用点扫描的调强治疗方法,它有更精确的治疗功能、更好的控制照射剂量、更短的治疗时间及更轻的治疗副作用. 这两个系统都有四个旋转治疗室和一个供研究与开发用的固定束,采用紧凑设计,占地面积仅为原来的 40%[9,10]. 最近日立在日本北海道建成一台称为 ProBeat-RT 的最新型号的 ProBeat 系列产品,几乎所有的主要部件都重新按照"紧凑型"要求设计. 同步加速器周长由原来的 23m 降到 18m,环上偏转磁铁由 6 块降为 4 块,全部用调强点扫描治疗法,配有动态肿瘤的实时跟踪系统,故在 ProBeat 后加 RT(real time)二字表明能更实时地治疗体内肿瘤. 旋转机架设计得更小更灵巧,重新设计了点扫描治疗头. 这台日立系统也将是日立向美国 Moya 提供的两个系统的样机[11,12].

6.3.2　美国 M.D.Anderson 质子治疗中心

美国 M.D.Anderson 医院是美国著名的医院. M.D.Anderson 质子治疗中心是

美国第一个用调强的商用点扫描系统,也是美国第一个采用单次均匀剂量法治疗患者的中心.中心规定每个工作日的上午 8 点到下午 6 点是专供治疗和有关医学活动的时间.每月的平均工作开机率是 97.8%[13].

图 6-40 是 M. D. Anderson 中心的平面总图,从图中清楚地看到有关装备:第 1、2 旋转散射束治疗室;第 3 旋转扫描束治疗室;一个固定束治疗室,分为一个专供前列腺癌的大视野散射固定治疗室和一个小视野散射(眼睛)固定治疗室.在输运线的末端还有一个实验散射束室.加速器的主要技术参数是:能量 70~250MeV;能量分辨率 0.4MeV;每脉冲质子数大于 8×10^{10},脉冲宽度 0.5~5s 可变;束流慢引出长度 2~6.5s 可变;对于 14cm×14cm×16cm 的照射体积,剂量率为 2Gy/min.日立研制的呼吸门控制技术和日立加速器的可变运行周期相配合,允许患者在正常自由的呼吸情况下,高效地进行质子治疗,成为应用呼吸门控治疗肺癌最先进的场所. M. D. Anderson中心在短短的几年中,在质子治疗方面做出显著的成绩,成为当前全球公认的最著名的质子治疗中心之一,其主要原因是工程和医学、硬件和软件、运行和开发、学术和治疗各个方面的高手相聚,强强联合.日本日立的同步加速器技术在日本非常著名,日本高能物理所的同步加速器、对撞机和 B 粒子工厂都是日立制造的,产品稳定可靠.日立生产的第一台 ProBeat 样机的束流位置就非常稳定,这种可靠和稳定的束流性能刚好为点扫描治疗提供必要的硬件保证.与此同时,点扫描治疗必须涉及更高层和精确的医学与核物理知识,不熟知多次库仑散射的物理原理就开发不出高精度的点扫描治疗头的数学模型,不了解单高斯(SG)和双高斯(DG)的束流分布特点就难以开发出误差很小的质子剂量算法.表 6-3 为 M. D. Anderson 中心的医务工作人员表. M. D. Anderson 中心在医学物理和其他医学方面人才水平之高,人数之多,确实很少见.日立和 M. D. Anderson 中心的合作真是天作之合,希望能在质子治疗的研究方面做出更大贡献.

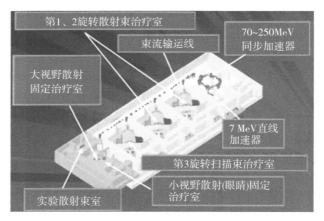

图 6-40　M. D. Anderson 中心的平面总图

表 6-3 M. D. Anderson 中心的医务工作人员表

工作人员	人数
医学物理师	7
医学物理师助理	6
放疗师	15
剂量师	8
放疗肿瘤医生	大于 50

日本日立的系统中既有散射治疗头,也有扫描治疗头.但后来 M. D. Anderson 中心决心开发一个高精度点扫描治疗头,并且在扫描软件方面做了许多高水平的工作,提高了点扫描治疗的精度,减少了副作用,提高了疗效. M. D. Anderson 中心从 2008 年至今所做的点扫描、调强质子治疗等方面的开发工作,不仅改进了局部部件的性能,提高了治疗效率(如点扫描治疗前列腺癌的时间小于散射法等),而且使整个治疗系统更精确,更可靠稳定,还更皮实.这一切都证明调强点扫描确有不少优点,但至今还有不少问题(如对待移动的肿瘤等治疗方法),还得继续改进.

下面着重介绍散射治疗法有关的调试工作,即 6.3.3 节美国 M. D. Anderson 中心散射治疗的 TPS 调试和 6.3.4 节散射治疗头的调试.一切有关美国 M. D. Anderson 中心的点扫描的调试工作将单独在 6.4 节以后再详细介绍.

6.3.3 美国 M. D. Anderson 散射治疗的 TPS 调试

1. 初始的治疗调试

初始治疗调试是指验收时的初始治疗调试,比一般 QA 的治疗调试要复杂.验收时的初始治疗调试主要是"系统功能与安全的测试"和"治疗计划系统的调试"两种.后者的主要任务有以下几方面:

(1)收集需输入 TPS 的"有关设备和治疗的数据",使 TPS 软件内含现用的质子治疗系统的性能和特性的各种定量数据,成为这个特定的治疗系统的软装置,即 TPS 成为现用装置的治疗系统的仿真软件.

(2)将 TPS 计算值和实测量进行比较,如果二者差值小于允许值,则算通过测试.图 6-41 是对 250MeV 能量、量程 28.5cm、SOBP 宽 16cm 的条件下的 SOBP 调制束 PDD 图,一个是 TPS 计算出的曲线,一个是实测曲线,二者符合度相当好.完整的"治疗计划系统调试"要进行许多类似于图 6-41 的实测值和计算值曲线比较,这里仅举一例.

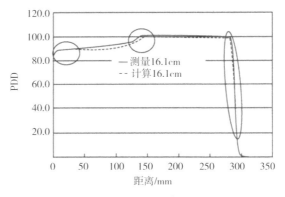

图 6-41　SOBP 调制束 PDD 图

（3）当 TPS 的调试通过后，即可进行束流参数校正和有关治疗时需用的性能测试，如测量剂量和量程、调制度、照射野的变化关系，患者治疗 QA 和机器 QA 等.

（4）治疗 QA.

在通过初始治疗调试之后，表示供应商提供的治疗装置可以进行患者治疗，但是在对患者进行真实治疗之前，还必须进行治疗 QA 的任务. 有关患者治疗的 QA 已在第 5 章详述，其中也有抽查上面 TPS 调试中的某项工作，检查一下是否还保持原有精度. 例如，图 6-42 是治疗 QA 中将用 Pinpoint 游离室在水中测的剂量分布与用 TPS（图中因 TPS 用美国 Varian 公司出品的 Eclipse TPS，故简写成 Eclipse 计算值）计算出来的剂量分布进行比较，若差值小于允许值，则算通过.

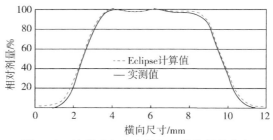

图 6-42　治疗 QA 中实测和计算的剂量分布

2. 调试的方法和过程

（1）调试的方法：①将收集好的 TPS 需要的，在供应商提供的治疗装置上测量的数据输入 TPS，使 TPS 软件内含现用的质子治疗系统的性能和特性的各种定量数据；②用 TPS 计算某种治疗参数，再用测量水箱测量治疗参数，二者进行比较，若二者误差小于容许值，算通过 TPS 的调试.

（2）将下列量数据送 TPS：①要求在水箱中和在空气中测量规定的散射调制束流的数据；②需要一个供剂量计算用的高斯铅笔束模型；③因要用 TPS 来计算患者体内剂量，还需将剂量和深度曲线与质子束通量分布输入 TPS.

（3）需在水箱中测量的数据：未调制的布拉格峰曲线，即未调制的单能 PDD 曲线.

（4）需在空气中测量的数据：① Z 方向的束流通量分布；②开放空间照射野的横向截面；③半边照射野的横向截面图.

3. 实际测量和 TPS 计算值比较

1）SOBP 测量

图 6-43 是 SOBP 的比较图，SOBP 的下降后沿部分，测量值和计算值相符合. 但在近侧部分不像下降后沿部分符合得那么好.

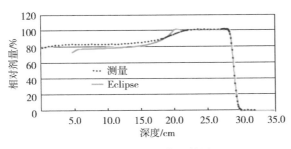

图 6-43　SOBP 的比较图

2）截面测量

图 6-44 是截面测量的比较图，在束流界限内，测量值和计算值相符合. 但当剂量小于 20% 时，计算值快速下降，与实测不符，可能是用不适当的质子角度弥散模型所致，此外 Eclipse 在非均匀介质的干水箱中的计算截面和测量截面也相符. 角弥散和发散性的基本定义如下：

计算时所有束流线上的组件都在束流中引入一个适当的角弥散，其总效应可在半边的束流截面曲线的阴影形状中测出来. 角弥散的定义是当质子穿过任意一个给定点时，具有（以某个平均立体角）各个方向散出去的角度（方向量程）. 角发散的定义是倾向和束流中心轴相垂直平面上的平均角的变化，角发散会导致图像尖锐和变大，角弥散会导致未放大的图像模糊.

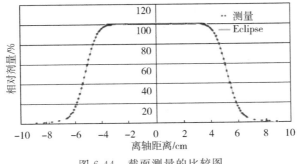

图 6-44　截面测量的比较图

3）结论

Eclipse 的所需输入数据能在 10h 左右收集起来，Eclipse 的铅笔束模型能准确地计算质子剂量分布，但仍需进一步改进，使 Eclipse 模型在非均匀介质中更加准确.

6.3.4 美国 M.D.Anderson 的散射治疗头的调试

1．调试目的

测试下述散射治疗头的有关剂量数据：

（1）SOBP 调制束的 PDD 图——表示射程，SOBP 治疗参数和剂量关系.

（2）测量截面图——表示均匀度，对称度，阴影和量程，宽度的影响.

2．SOBP 调制束 PDD 图测量及其结果

采用 PTW MP3 扫描系统和高级 Markus 游离室测量 SOBP，用 Pinpoint 游离室测量截面.图 6-45 是 SOBP 和 PDD 的测量曲线.在中号喷嘴时，用 91 号量程调制轮，对应能量 250MeV SOBP 和 PDD 的测量曲线的一个实例，分别在 SOBP 宽度为 4cm、6cm、8cm、10cm、12cm、14cm、16cm 时测出实际值，用来确定装置 SOBP 和实测间差值，测量的量程和日立公司预置量程之间的差值在 1mm 内.测量的量程调制宽度（后下降 90％到近点 95％间的距离）和日立公司预置量程的差值在 5mm 内，但大多数在 2mm 内，只在大调制宽度时才有大偏差.由图可见，SOBP 的后沿下降与孔径大小和喷嘴位置没多大关系.在调制值很大的情况下，皮肤的剂量可达 90％.在很小视野值时，SOBP 的后沿下降值和能量有较大关系，如实测的 20％～80％ SOBP 下降数据是：160MeV 时，中号喷嘴时为 3.0mm，大号喷嘴时为 3.2mm，而能量高时下降变慢，250MeV 时，中号喷嘴时为 6.1mm，大号喷嘴时为 6.3mm.

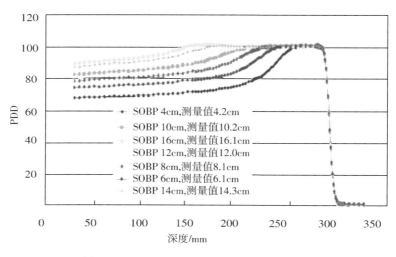

图 6-45　250MeV SOBP 和 PDD 的测量曲线

3. 截面测量

散射治疗头的调试所需的截面测量也和上面 PDD 测量一样,需要多种测量条件,测量许多曲线,下面仅举一例来说明.

(1)图 6-46 是横向剂量均匀度曲线实例. 测量条件是在旋转二号治疗头,用 RMW75 调制轮,能量为 180MeV,量程为 16.1cm,在 8cm、15.9cm 和 12cm 深度. 当全部所需测量完成后,可得出测量结果.

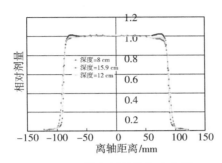

图 6-46　横向剂量均匀度曲线

(2)喷嘴孔径和阴影的关系. 当能量和量程为 250MeV/28.5cm,SOBP 为 10cm,深 23.5cm 时,孔径 18cm × 18cm 的阴影是 10mm,孔径是 2cm × 2cm 的阴影是 8.8mm. 可见孔径小阴影也小的规律是对的,但并不明显.

(3)均匀度曲线的左右对称和倾斜度. 除去在 SOBP 接近下降后沿的深度由于建立时引入的不确定性外,在所有扫描中都在 3% 之内. 阴影值宽度与能量喷嘴孔径和 SOBP 宽度基本无关,但与深度和喷嘴位置有关,其值在 6cm 深时为 3.5mm,到 28.5cm时增至 12.5mm.

6.4　美国 M. D. Anderson 中心开展质子点扫描治疗工作的研究和调试工作

本节主要描述美国 M. D. Anderson 中心开发的有关质子点扫描治疗方法的调试情况. 下面分别进行介绍.

6.4.1　概况

经 M. D. Anderson 中心改进的点扫描系统由日立 ProBeat 的束流传递系统,一个(Mosaiq V 1.5)电子医用记录器和一个(Eclipse V 8.1)TPS 所组成,采用质子量程为 $4.0 \sim 30.6 g/cm^2$,在等中心点处的最大扫描面积为 30cm×30cm. 逐点逐层扫描下去. 任意选用一个校正参考值定义了 MU,采用 Radiochromic 胶片和游离室测量空气中点束流的大小与位置、深度剂量曲线以及在水中不同深度的束流截面,还研究了剂量探测器的线性度.除去剂量学测量和 TPS 模型外,对在治疗中断后的传递系统信息流恢复过程也做了大量的测试研究工作.

主剂量探测器能收集到每一个 MU 的电荷量(根据 IAEA TRS 398 protocol)探测器的校正方法是基于每个 MU 的绝对剂量值,此值相当于每个质子的绝对剂量值.空气中点束截面的半峰值的全宽度从 72.5MeV 时的 3.4cm 变为 221.8MeV 时的 1.2cm.从 4.0～30.6cm 测量出的水中 90% 深度剂量的量程和期望值的差小于 1mm.传递系统的连锁系统确保了安全和准确传递.点扫描束流的剂量参数测量工作是治疗调试程序的一个重要部分,保证了治疗的安全进行.由于点扫描质子束的剂量参数曾作为临床调试程序的一部分测量过,系统本身也考虑过有关安全因素,所以测试数据适用于患者临床治疗.

6.4.2　点扫描治疗的点和剂量的格式

美国 M. D. Anderson 中心在 2003 年 5 月与日本日立公司签订合同研制扫描治疗头,2006 年 7 月在旋转治疗室产生第一个质子扫描束,2007 年 7 月用质子扫描束治疗首个患者.设计此项目时使用下述原则:用三倍的冗余安全措施对付一切有严重危害的故障,采用非连续性的步进传递和单击剂量治疗法来减少故障危害的扩大性.量程从 4～30cm,照射野为 30cm×30cm,SAD 为 250cm,采用静态点扫描法.图 6-47 是点扫描治疗头的结构图,将肿瘤靶区在束流方向分成若干层,每一层对应一个能量,每层上又分成许多点,所有的点正好覆盖这层的全部横向面积.在治疗时质子束打在点上,当一个点累积到规定剂量后,再移动束流到下一个点.移动方法可以有各种规律,通称扫描.在设计方案中,规定束流的点直径要随着治疗深度而变化,这样可有更好的纵向剂量均匀度.这是因为深度深,散射大,只有将注入时的束斑变小一些,才能使到达一定深度时的束流点直径不会过大.设计参数是:治疗深度是 4cm 时,等中心处的空气中束斑大小用 11mm;深 10cm 时束斑大小用 6.5mm;深 20cm 时束斑大小用 5mm;深 30cm 时束斑大小用 4.5mm;X 和 Y 方向的大小差值小于 1mm;随旋转角度的差值小于 1mm,X、Y 方向的倾斜度小于 0.001.在照射一个 10cm×10cm×10cm 的体积时,要分成 26 层,每层 400 点,总共 10400 点.如果将这个 10cm×10cm×10cm 的照射体积放在 20cm 的深处,需要照射 1Gy(1Gy = 13nC,假设 1MU = 1/100Gy=133pC,1Gy=100MU),则在用此扫描法时,照射方法是:第一层深 20cm,用 170MeV 束每点重复照 8 次,每点共照射 10pC=0.075MU 剂量,第一层总共照射 30MU=4.0nC.然后以重复次数 8,4,3,2,2,2,2,1,1,1,1,1,1,1,…,1 的规律照以后各层次,直到最后一个深 10cm 层,用 120MeV 照 1 次,每个点 0.0025MU,最后一层共照射 1MU.这样总共照 26 层,16800 点次,全部总照射剂量是 100 MU = 1Gy.表 6-4 是美国 M. D. Anderson 中心扫描治疗头的工作参数.

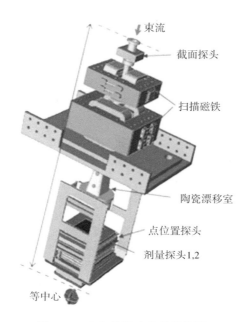

图 6-47 点扫描治疗头的结构图

表 6-4 美国 M. D. Anderson 中心扫描治疗头的工作参数

层	第 1 层	第 2 层	第 3 层	第 4~7 层	第 8~25 层	第 26 层	总数
深/cm	20	19.6	19.2	18.8~17.2	16.8~10.4	10	
能量/MeV	170	168	166	164~156	154~122	120	
重复次数	8	4	3	2	1	1	42
点剂量/Mu	0.00937					0.0025	
总点数	3200	1600	1200	800	400	400	16800
总剂量/Mu	30	约 15	约 12	约 7	约 1	1	100
束斑大小/mm	4.5					6.5	

.4.3 点扫描治疗头的 MCNPX[①] Monte Carlo 数学模型

从上述已知 M. D. Anderson 中心设计和研制了一个质子点扫描治疗头,日立原
己的质子点扫描治疗头的物理数学模型和算法不符合新的要求. M. D. Anderson 中
心决定开发一个新的点扫描治疗物理模型,在原来的图纸基础上开发一个新的点扫
苗治疗头数学模型.过去制作的治疗头数学模型中没有考虑在治疗头内的多次库仑

---

① MCNP 是 Monte Carlo N-Particle Transport Code 的简称,是 1957 年美国 Los Alamos 国家实验室开发
一个用于模拟核相互作用的软件包. MCNPX 是 Monte Carlo N-Particle extended 的简称,也是美国 Los Ala-
os 国家实验室开发的一个能用于 34 种不同粒子的 MCNP 扩充版本.

散射(MCS)的影响,从而导致在患者治疗前 QA 时,总存在 TPS 计算值和实测值间的某些较大误差.为了在采用新 MCS 算法(都在 MCNPX 源码中)后能尽可能减少 TPS 计算值和实测值间的误差,专门进行了不同能量的单个质子铅笔束的模拟工作,即对单个铅笔束在空气和水中的横向与纵向深度截面的计算值及对应的测量值进行比较,并对三维剂量分布的计算值和对应的测量值进行比较,以便从中能进一步验证多次库仑散射的影响.这个用 Monte Carlo 码 MCNPX 开发的质子点束流扫描治疗头的数学模型在验证"整体深度剂量曲线"(IDD)时,能充分考虑到在束流中心轴线周围的低剂量包络的影响,从而能提高 TPS 的精度. M. D. Anderson 中心工作人员还比较两种不同的验证测试方案的计算值和实测值,发现伽马指示中的 DTA 值都小于 0.13cm(DTA 指计算和实测两个相同剂量之间的距离),说明两个不同验证测试方案的误差都很小.此外还发现在低能量和中能量区时旧 MCS 算法的铅笔扫描的 TPS 计算和实测值相符很好,而在高能量区时则新 MCS 算法的铅笔扫描的 TPS 计算和实测值相符很好.此外,这个开发的新模型还证实,在测量质子束的 IDD 纵向截面时,由于 MCS 在主束流周围产生很多低密度的剂量包络,所以若要在一个扫描治疗头中测量一个 221.8MeV 的精确 IDD 截面,那么所用的游离室半径必须大于 4.08cm 才行.有关这方面详情请见 6.5 节.

6.4.4　调试验证一个 TPS 的点扫描治疗用的新剂量计算算法

　　M. D. Anderson 中心在开发一个新的点扫描治疗物理模型时,也需相应调试一个用点质子束扫描治疗法 TPS 的计算剂量的新算法,新算法必须考虑在患者体内的多次库仑散射(MCS)的影响.在开发这个新算法时,需要输入下列两种数据,即在空气中的横向截面和 IDD 曲线.所有这些数据都是取自 Monte Carlo 的模拟数据,为了保证精度,也都要用实测值进行验证.在 Eclipse TPS 中原来已有一个数学模型来描述单个点束的影响和作用,早期的 Eclipse TPS 是用一个单高斯(SG)函数,随后又用了一个双高斯(DG)函数.后面的双高斯(DG)函数是考虑到质子束在扫描治疗头内(如粒子碰上点截面探头)引起大角度散射时带来的影响(使束流周围有更多游离损失).为了研究大角度散射的影响,M. D. Anderson 中心对双高斯(DG)函数又做了大量的计算和实验工作,包括 SOBP 中点的剂量和照射野大小,以及不同 SOBP 宽度情况下,不同的束流横向截面和深度等参数的关系等.也验证了双高斯(DG)函数比单高斯(SG)函数要更准确和优越.

　　M. D. Anderson 中心曾用双高斯(DG)函数的点扫描治疗方案治疗了五百多个患者,所有的 TPS 计算的和实测的剂量分布都在允许容差内.当然此双高斯(DG)函数还存在一些缺点,如在高能量的某些深度还难以预测照射野和剂量大小间的依赖关系.但这个用双高斯(DG)函数的剂量算法能很好地用于点扫描法治疗,也有益于今后开发 TPS 更新的铅笔束剂量算法.有关这方面详情请见 6.6 节.

6.4.5　点扫描治疗用的 TPS 调试

散射治疗时的 TPS 调试,首先在治疗系统上实测一些 TPS 所需的散射治疗时的有关参数,其实质是要求 TPS 能充分了解该质子治疗系统在散射治疗时的特点,从而使 TPS 能变成散射治疗设备的软映像,这样才能使 TPS 作的散射治疗计划能在这个治疗系统上执行.现在要对点扫描治疗用的 TPS 进行调试,其道理和散射治疗时的 TPS 调试完全类似.首先要求在治疗系统上实测一些 TPS 所需的用点扫描治疗时的数据,其实质也是要求 TPS 能充分了解该质子治疗系统用于点扫描治疗时的有关性能.M. D. Anderson 中心第一次用于点扫描治疗的 TPS 的三个步骤如下(这是 M. D. Anderson 中心第一次用于点扫描治疗的 TPS 调试):

(1)将 93 种不同能量的铅笔束,量程从 4～30cm 的在水中的中心轴(CAX)深度剂量曲线送入 TPS.

(2)对每个对应量程的深度曲线取 10 个横向截面曲线,即 5 个不同深度时的横向均匀度曲线,每个有 X 和 Y 两个方向,总共 2×5×93 个横向剂量均匀分布送入 TPS.

(3)有关优化.给出在水中的质子扫描束对 10cm×10cm×10cm 靶体积进行照射,点的间距为 6.5mm,给出优化和非优化的两种治疗参数.图 6-48 是点扫描后的横向剂量下降阴影图,横坐标是横向距离,单位为 mm,纵坐标是剂量百分比.曲线 1 是优化,曲线 2 是非优化.由图可见,在优化时的阴影为 10 mm,非优化时为 11mm,而在对应散射时的阴影为 10mm,因此点扫描和散射时的阴影值差不多,扫描时未见改进.束流在水中的截面要大 1.3 倍.通过研究发现当 SOBP 中心的能量是 150MeV,束点 $\sigma=6.5$mm 时,可以获得 PBS 点扫描后的横向剂量下降阴影的最小值 9mm.

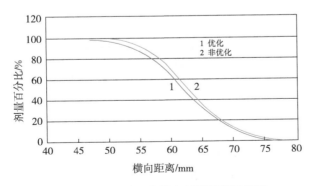

图 6-48　点扫描后的横向剂量下降阴影图

(4)有关第二次调试自行研制的新剂量算法项目中的 TPS 调试,将在 6.6 节中详述.

6.4.6　点扫描治疗法的测量方法

1. 剂量测量法

蓝色测量水箱的三维扫描法,剂量深度用 PTW 8cm 直径的布拉格峰游离室 (BPC)与先进的 Markus 游离室和剂量胶片.用 Keithly 6417A 型静电计,空气间隙 为 2mm.除测量水箱外,胶片具有很好的空间分辨率,适用于测剂量均匀度,但价榕 较高且需备一套显影、读出机构等.图 6-49 是胶片固定在胶片架上,而此架固定在治 疗头上.

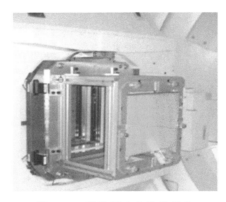

图 6-49　胶片固定在胶片架上

2. 测量结果

图 6-50 是点状束扫描在水中的剂量分布图,测量条件是束能量 200MeV,束斑 截面 $\sigma_p=(0.75cm, 0.75cm)$,SSD＝∞cm,横坐标是水深度,纵坐标是束横向尺寸.需 照射的 10cm×10cm×10cm 体积放在 $X=0\sim100mm,Y=-50\sim+50mm$ 处.由图

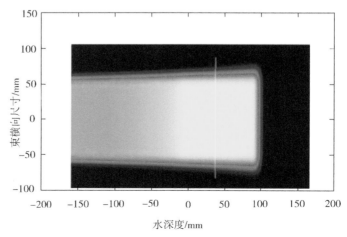

图 6-50　点状束扫描在水中的剂量分布

可见,虽剂量集中在中心处,也是均匀的,但边缘处有相当大的剂量,因此若要求分布稳定不变,则要求点的尺寸和截面高斯分布也不变.

3. 点束位置的稳定度测量

图 6-51 是点束位置的稳定度测量,束点位置和旋转机架的角度与量程等因素有关. 从图中看出,用一个多丝游离室(MWIC)作为束流位置监视器(SPM),通过测量二维的横向分布来看点束位置的稳定度.图中显示旋转角在 0°、90°、180°和 270°时的300 个束点的位置,在 X 与 Y 方向的位移都小于 0.03cm.

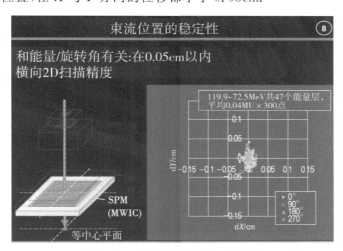

图 6-51 点束位置的稳定度测量

4. 每个束点 MU 的测量

图 6-52 是每个束点 MU 的测量,用一个剂量监视器(DM)测量等中心平面上的束点剂量. 从图 6-52 右图可看出点束 MU 的精确度,从一万次对 221.8MeV、0.04MU/点的统计数据可得每个束点的变化在 0.001MU 之内.

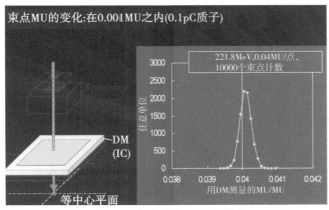

图 6-52 每个束点 MU 的测量

6.5　用 MCNPX Monte Carlo 数学模型调试一个点扫描治疗头

6.5.1　基本命题

当用铅笔型束流治疗时,单个铅笔型质子束是传递剂量的单元载体.束流射入肿瘤并将能量传递给肿瘤,然后杀死肿瘤细胞.单个铅笔型束只能杀死束流通道上的癌细胞,为了杀死靶区的所有癌细胞,必须用铅笔型束点扫描方法.这时扫描磁铁将铅笔型束流在上下左右占领肿瘤的横向空间,用改变量程的方法使束流占领肿瘤前后层的纵向空间,这样由成千上万个单独铅笔束重叠形成的三维适形剂量分布才能杀死全部肿瘤细胞.这种想法是人们认知的铅笔束流扫描治疗肿瘤的基本物理图像.在质子治疗初期,医疗界认为这就是质子治疗的物理图像,它也取得了令人满意的结果(由此概念引起的误差当时认为不大).随着时代的进步,人们对质子治疗的要求越来越高,要求副作用越小越好.在此情况下,医学物理学家更仔细和深入地研究质子治疗的物理机制,期望能提出更正确的物理图像,并使治疗的误差进一步减小.本节的主要内容就是介绍美国 M. D. Anderson 中心如何改进过去治疗头的缺点,开发出一种性能更好的点扫描治疗头.

上面谈到铅笔型质子束治疗的基本物理图像是:质子流传递的剂量只集中在一个细单元体内,束流的能量以剂量形式传递给此细单元体空间中的癌细胞.瑞士 PSI 研究所通过研究,发现机制远非如此简单.一个铅笔细束传递的剂量途径,不仅只在束流轴中心形成剂量,还在束流轴中心的横向方向形成许多围绕铅笔束流中心不同远近距离的无数很小剂量的包络,每个铅笔束流产生的小剂量包络都会对肿瘤的总剂量做出贡献.PSI 还发现这些低剂量包络可远离铅笔束流的中心轴,由于剂量太微小,目前的标准剂量仪也测不出来.按常理在计算中忽略这些非常微小的数值是允许的,但是 PSI 计算出这部分微小的剂量包络,每个虽很小,但经无数积累可占总剂量的 15% 左右(M. D. Anderson 中心也确认了这一数量级).一个数学模型有如此大的误差,必须加以改进.现在发现问题的关键,是过去没有考虑库仑散射的影响,如今要加以改进,必须仔细研究多次库仑散射(MCS)的各种物理影响[14,15].

6.5.2　库仑散射和算法

过去的治疗头模型认为一个铅笔束只在束的轴中心产生梯度剂量场,而没有考虑因 MCS 而在轴外产生和传递无数个低剂量包络.因此在计算单个铅笔束的剂量分布场时必须采用 MCS 的数学模型.M. D. Anderson 中心通过 Monte Carlo 研究得出下列结论:在 M. D. Anderson 中心,铅笔束在轴中心外产生的低剂量包络与束流的能量值有关,在低能铅笔束流情况下,当照射野大于 10cm×10cm 时,有 10% 以上的束流中心轴上的粒子会在测试水箱中和在束流线的元件上产生弹性散射核反应,从而产生低剂量包络. 相反,在高能铅笔束流情况下,当照射野大于 10cm×10cm 时,有 13% 以上的束流中心轴上的粒子会在测试水箱中产生非弹性核反应,由核反应所产生的次级粒子是产生低剂量包络的主要原因.

Monte Carlo 技术能提供必要的物理模型来模拟辐射和物质之间的相互作用关系. 市面上有许多种不同特点的 Monte Carlo 模型,M. D. Anderson 中心最终选用 MCNPX Monte Carlo 数学模型来开发这个点扫描治疗头. 该数学模型适用于 TPS 调试,设计有关辐射用部件. M. D. Anderson 中心采用两种 MCS 算法:一种是用标准 MCNPX 版本制成的,通常称为标准 MCS 算法,只考虑小角度反射;另一种称为新 MCS 算法,考虑了单散射事件的大角度散射. 二者功能有所差异,但各有不同适用的地方,取长补短,可使算法误差更小、精度更高.

6.5.3　铅笔束扫描治疗头

M. D. Anderson 中心用 Monte Carlo 系统 MCNPX 版本 2.7a_mcs 来开发这个点扫描治疗头的精确数学模型. 点扫描治疗头的物理设计和结构主要是根据日本日立公司所设计的工程蓝图. 图 6-53 是点扫描治疗头的物理设计和结构图. 在治疗头质子源入口处,先安装一个钛制真空隔离窗,以确保旋转机架前的真空状态,随后有一个多丝线状截面游离室,用来测量和稳定质子束处于中心位置. 此后按先后次序有 Y 扫描磁铁,氦气漂移室,X 扫描磁铁,主平行板型剂量探头,副剂量探头和一个测束点位置的多丝游离室. 最后是测试水箱,水箱的左面紧挨等中心面,图中的 d 即质子束的水中量程. 从真空窗到等中心点是 324cm,相当于 SAD 的值. 在进行空气中模拟实验时要用一个空气测试箱取代测试水箱. 质子流的方向和 Z 轴并行.

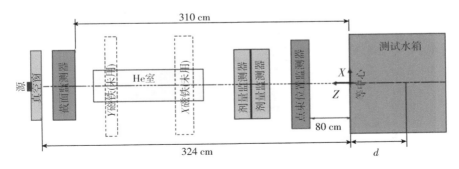

图 6-53　点扫描治疗头的物理设计和结构图

6.5.4 质子源

治疗头入口的质子流是加速器引出束流,对引出电流频谱分析后,发现具有 72.5～221.8MeV 的 94 种不同的能量.每一种能量的质子流在治疗入口处的钛制真空窗上定义成具有一定角度、空间分布和能量分布的质子源.考虑到用 94 个质子源作为调试的输入参数的工作量太大,为简便起见,只测量八种能量的质子在空气中的横向截面数据,再使用日本日立同步加速器资料中用的内插法(interpolation)建立全部 94 个质子源的输入参数.我们还简化输入质子参数的模型.从四个 X 和 Y 的角分布与空间分布变成 X 和 Y 两个正交的一维高斯分布.对八个能量中的每一种能量,通过调节其源的尺寸,使得在等中心平面及其上下游的不同位置上,在空气中测量的束流截面能与模拟计算的束流截面相匹配.此外我们还用内插法确定其余能量的质子源尺寸.图 6-54 给出了用来调节源尺寸的八个铅笔束流的能量值(72.5～221.8MeV),也给出了通过用新 MCS 算法的 Monte Carlo 模拟得出的 X 和 Y 空间分布的 FWHM 值(实线代表 X 方向,虚线代表 Y 方向,竖直的能量线和 FWHM 曲线的交点的纵坐标即代表该能量时的质子源尺寸,用 FWHM 表示).这里还要说明一下,我们在 Monte Carlo 模拟中用的源尺寸是一个自由参数,未必代表真实的源尺寸.这是因为我们无法确定源的真实信息,再加上所用 MCS 算法也引入大量不确定因素,所以才允许将源尺寸作为一个自由参数来对待.

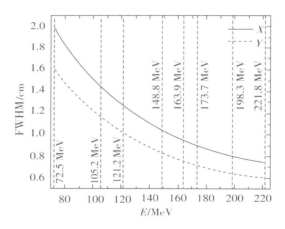

图 6-54 八个铅笔束流的能量和 FWHM 值

6.5.5 验证用的剂量测量方法

用德国 PTW-Freiburg 生产的 L981010MP3 型号测试水箱进行剂量测量,水箱的侧面放在等中心面,所有的测量都在 M. D. Anderson 中心的点扫描旋转机架处于 0°的治疗头上进行.用 PTW-Freiburg 生产的型号为 34070,半径为 4.08cm,长为

0.2cm的灵敏圆柱形游离室测量铅笔点束的 PDD 纵向截面.用 PTW-Freiburg 生产的型号为 34070 的一个 Pinpoint 游离室测量铅笔束的横向截面.

测量是在离中心轴近的区域进行,扫描步距尺寸是 0.1cm,在低剂量包络区的步距是 1cm.每个步距的电荷收集积分时间是 4s.为了能对铅笔束点的横向截面进行质量评定,我们采用了三种不同的 FWHM 定义的测量方法,即 50% 全高的全宽度 FWHM,1% 全高的全宽度 FW0.01M 和 0.1% 全高的全宽度 FW0.001M.在这些研究中,FWHM、FW0.01M 和 FW0.001M 的实验数据都用一个误差长条(error bar)来代表,相当于数据的一个标准偏差值,分别是 0.14cm,0.5cm 和 1cm.

图 6-55 是测量铅笔束的横向截面 FWHM 的实验图.从图中可看出,对图中最下面的一条 FWHM 曲线,用标准 MCS 模型的计算值和测量值基本相符,对图中最上面的一条 FW0.001M 曲线,用标准 MCS 模型的计算值和测量值的误差就比较大.从以上的比较中可得出下面三点看法:一是 M. D. Anderson 中心确实做出很好的工作,科学地提高了治疗头的精度,提高了质子治疗的效果;二是在 FW0.001M 曲线的微小信号时出现这些小误差完全在预计之中,因为通常在束流截面的左右两边趋向零值的地方,因信号本底小,类似的微小物理过程往往忽略不计,所以有可能噪声掩盖信号;三是在现实世界中,对任何一件事,要在任何微细处使计算和实测完全相符,是不可实现的理想情况,但不应因此而放弃应进行的进一步改进和完善工作.

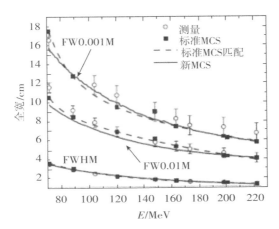

图 6-55　铅笔束的横向截面 FWHM

6.5.6　理论和实测比较

1. 铅笔束流的 PDD 纵截面

PDD 表示质子流的量程和相对剂量的关系,图 6-56 是铅笔束流 PDD 计算值和实测值的比较,图中有八个不同能量的单能布拉格峰(小于 $D/D_{\text{peak}} = 0.5$ 的部分图中没有表示出来),实线是用新 MCS 算法的计算值,小圆点是实测值. 由图可见,采用 MCS 模型后,由此得出的算法精确度明显提高,质子治疗的效果和信誉也因此而提高.

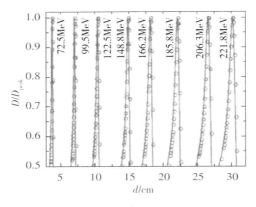

图 6-56　铅笔束流的 PDD 图

2. 质子束能量和量程的函数

图 6-57 是质子束能量和量程的函数曲线. 横坐标是能量 E,纵坐标是对应 90% 布拉格峰值的质子束在水中的量程,从图中可看出用新 MCS 算法的设计值和小圆点表示的测量值符合度很好. 在图的左上角有一个小图,横坐标是能量 E,纵坐标是 DTA 值(DTA 是在计算和实测的两个图上相同剂量点的距离,距离越小表示误差越小). 从此小图上可看出,对 130MeV 以下的低能量和中能量的质子束,其 DTA 值都在实验本身误差 0.07cm 之内,对高能量(159.5MeV 以上)的质子束,其 DTA 值都要大于实验本身 0.07cm 误差值,最大的 DTA 值达 0.13cm.

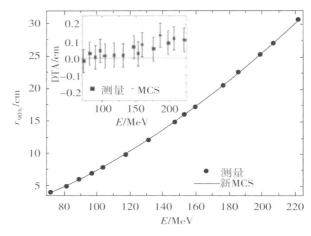

图 6-57　质子束能量和量程的函数

3. 空气中的 X 方向半侧截面图

图 6-58 是在等中心平面的空气中的 X 方向半侧截面图,横坐标是 X 坐标,纵坐标是相对剂量值. 图中画有用新 MCS 算法的三个不同能量(最低 72.5 MeV,中间 148.8 MeV 和最高 221.8MeV)在空气中的 X 方向半侧截面图. 小圆点是测量值,从图可见,理论和实测值完全相符. 在 Y 方向也进行了同样的测量,效果和 X 方向相似.

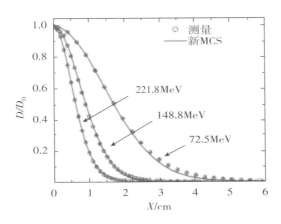

图 6-58　空气中的 X 方向半侧截面

4. 四种不同照射野的三维剂量分布

为了对三维剂量分布的设计和实测进行比较,进一步验证提出的点束扫描用治疗头数学模型的正确性和精密性,我们选用了 F1、F2、F3 和 F4 四种不同的照射野来产生四种不同面积的三维剂量分布,并分别作比较. 表 6-5 是这四种照射野的物理参数,其中 d_{prox} 是邻近段上相当于 90% 布拉格峰值的位置,d_{dis} 是后沿下降段上相当于 90% 布拉格峰值的位置,E_{prox} 是最低的点扫描能量,E_{dis} 是最高的点扫描能量. 横向照射野是 10cm×10cm,在等中心平面上相邻两个点束中心的距离是 0.5cm. 图 6-59 上的实线是用新 MCS 算法,虚线是用标准 MCS 算法,小圆点是测量值. PDD 截面和 SOBP 的中点的剂量值归一化.

表 6-5　F1、F2、F3 和 F4 四种三维剂量分布

照射野	能量层	d_{prox}/cm	d_{dis}/cm	E_{prox}/MeV	E_{dis}/MeV
F1	36	4.0	8.1	72.5	105.2
F2	19	8.1	12.1	105.2	131.0
F3	29	10.5	20.5	121.2	176.2
F4	19	20.5	30.6	176.2	221.8

1)中心轴处的 PDD

图 6-59 是中心轴处的 PDD. 对于新 MCS 和标准 MCS 两种算法,在 SOBP 区域

内的计算和实测之间的偏差百分比都小于 3%,在后沿下降区的 DTA 小于 0.05cm.在图中还可以看到,虽从四种不同的 PDD 图来看,计算值和实测值的相符度都不错,总体来说实测量略高于计算值,但从 SOBP 的波形和平顶平度来看,F1 和 F2 这两种 SOBP 的波形与平顶平度比较正规,而 F3 的 SOBP 的邻近区反而有升高.这些客观现象可能是点束扫描头的固有特性,在使用时应注意.

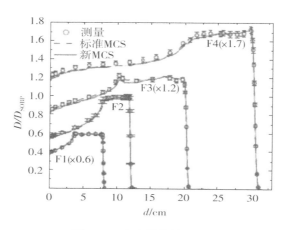

图 6-59 中心轴处的 PDD

2)三维剂量分布中心的横向截面

图 6-60 是三维剂量分布中心的横向截面.对标准 MCS 和新 MCS 两种算法,FWHM 剂量水平的模拟和实测差值都小于 0.1cm.图 6-60 中用了 F1、F2、F3 和 F4 四种不同的照射野来产生四种不同三维剂量分布中心的水中归一化横向截面图,测量是在体积的中心进行的,对应的水深度是 F1 6.0cm,F2 10.0cm,F3 15.5cm 和 F4 25.6cm.图中的实线是新 MCS 算法,虚线是标准 MCS 算法,小圆点是测量值.F1 和 F2 采用 EBT 胶片,F3 和 F4 是用游离测量的.

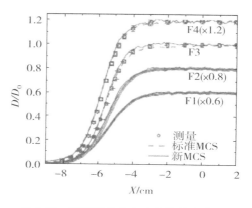

图 6-60 三维剂量分布中心的横向截面

6.5.7 结论

此研究工作中,M. D. Anderson 中心用 Monte Carlo 码 MCNPX 开发点扫描治疗头,也用了标准 MCNPX 中的 MCS 算法和另一个新的 MCS 算法,通过测量单个铅笔束的 PDD 和空气与水中的横截面验证了这个模拟工作,还用与临床相关的剂量分布来测试 Monte Carlo 模型.

对低能量和中能量的铅笔束,标准 MCS 算法给出更准的结果. 相反,对高能量的铅笔束,新 MCS 算法给出更准的结果. 通过验证过的 Monte Carlo 模型,M. D. Anderson 中心发现当使用口径不够大的探测器时,在测量 M. D. Anderson 中心治疗头的 221.8MeV 的 IDD 时,有些量程上的剂量会低估达 7.8%.

此发现强调应进一步调节验证过的 Monte Carlo 算法来导出 TPS 中的质子存在的真实结构和状态. M. D. Anderson 中心用验证过的 Monte Carlo 算法产生的铅笔束流主 IDD 数据已经用于临床治疗. M. D. Anderson 中心认为 Monte Carlo 模型还有不少改进的空间,如改进质子源的模型和使 MCS 算法进一步完善等. 认识到只有更深入了解质子的剂量特性和进一步分析低剂量包络的起因,才能充分发挥出点扫描的内在潜力.

6.6 调试验证一个 TPS 用的高精度点扫描治疗剂量算法

6.6.1 点扫描治疗用的传递系统

M. D. Anderson 中心的治疗系统是日本日立的 ProBeat 系统,加速器输出能量是 72.5~221.8MeV 共 94 种,对应水中的 4.0~36g/cm² 量程等中心处最大照射度是 30cm×30cm,图 6-61 是点束流扫描治疗头的总图,从图中可以看出治疗头的有关部件[15-18].

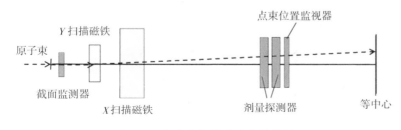

图 6-61 点束流扫描治疗头的总图

6.6.2　Eclipse TPS 和铅笔束流的剂量算法

1. Eclipse TPS

日本日立的 ProBeat 采用 Varian Eclipse TPS，所以 M. D. Anderson 中心在改进点扫描头的应用软件时，也采用 Varian 的有关软件. 这次的开发工作，使用了下述软件：

（1）Varian Eclipse version 8.120 和 8.917（Varian Medical Systems，Palo Alto，CA），带有一个质子的双散射和一个点扫描的传递软件.

（2）一个 Varian Eclipse 的铅笔束算法（见 Varian，*Proton Algorithm Reference Guide*（Varian Medical Systems，Palo）），点扫描束的输入数据是 IDD 和空气中截面.

（3）SG 通量模型要用 Eclipse version 8.120.

（4）DG 通量模型要用 Eclipse version 8.908.

2. 铅笔束流的剂量算法

一个铅笔质子点束流在水中的剂量算法涉及许多医学物理的知识，一般工程人员未必熟悉，因此在本节中仅着重讲解一些基本物理图像，有些数学推论直接引用结果，不再步步推演，有些具体的细节处理内容也不再提及，仅期望读者通过此节能了解一个最基本的物理概况. 若读者希望深入了解请参看有关文献[16].

（1）在一个有限的水箱空间内，当一个铅笔型质子束射入水箱时，则此铅笔束在其束流轴线周围的水中建立一个三维剂量分布，这个细长的剂量轴线称为"Beamlet"，它由 N 层的能量束流组成. 而"Beamlet"的第 k 能量层的地点是在 $D_{E_k}^{\text{Beamlet}} \times (x_j, y_j, d(z))$，在此地点的质子束流强（proton influence）是 $\Phi_{E_k}(x_j, y_j, z)$. 这个处于 $\Phi_{E_k}(x_j, y_j, z)$ 的微小的单束第 k 能量层的辐射源在水箱中任一个 x, y, z 地点产生的剂量应是[16]

$$\Phi_{E_k}(x_j, y_j, z) D_{E_k}^{\text{Beamlet}} \times (x - x_j, y - y_j, d(z))$$

（2）对一个点束的辐射源在水箱中任一个 x, y, z 地点产生的总的剂量应是

$$\sum_{\text{Beamlet } j} \sum_{E_k} \Phi_{E_k}(x_j, y_j, z) D_{E_k}^{\text{Beamlet}} \times (x - x_j, y - y_j, d(z))$$

（3）因此我们得出一个铅笔束在水箱中任一个 x, y, z 地点产生的总的剂量 $D(x, y, z)$ 的计算公式是

$$D(x, y, z) = \sum_{E_k} \sum_{\text{Beamlet } j} \Phi_{E_k}(x_j, y_j, z) D_{E_k}^{\text{Beamlet}}$$
$$\times (x - x_j, y - y_j, d(z))$$

（4）铅笔束流的剂量算法中的主要物理图像.

上面公式中，最小的辐射源是位于 $x_j, y_j, d(z)$ 的第 k 能量层的质子束流，这个

最小辐射源对空间任意一个 (x,y,z) 做出它的贡献. 而在这个空间任意一个 (x,y,z) 上的总剂量 $D(x,y,z)$ 是所有能量层（k 层从最低到最高）、所有横向空间（j 值从最小到最大）包含的全部单元剂量源对该点的剂量积累的总和. 若进一步作推导和分析可知, $D_{E_k}^{\text{Beamlet}}$ 是径向对称, 并由两部分不同的物理机制所组成, 这点在后面会提及.

6.6.3　初级和次级粒子的散射及 TPS 的输入数据

1. 初级和次级粒子的散射

质子束流通常通过两种不同机制向细胞提供剂量：一是初级质子, 二是次级粒子. 前者可与电子进行弹性碰撞以及在介质中进行质子和核子散射；而后者通过非弹性核相互作用, 包括二次质子和其他碎片（重氢、α 粒子、中子等）产生各种次级粒子. 这些次级粒子又会产生其他的核相互作用.

初级质子的横向截面主要是由质子核的多次库仑作用产生的, 包括氢气中的质子, 其散射角要用两个高斯函数之和表示, 而次级粒子的横向截面主要由第三种高斯函数表示. 二次粒子将能量沉淀在初级质子的外面, 所以这些由二次粒子产生的低剂量包络会有一个横向很广的分布. 通常需要用两种高斯数学模型来描述. 所以 M. D. Anderson 中心也选用两种高斯数学模型, 一种主要为多次库仑散射, 一种主要用于核相互作用.

M. D. Anderson 中心采用 Eclipse version 8. 120 的 SG 通量模型和 Eclipse version 8. 908 的 DG 通量模型. 过去通常用 SG 来描述点束的分布, 但最近发现由于日立的扫描治疗头中有些部件产生的大角度散射使 SG 通量模型不再精确, 况且又发现初始质子的截面有点椭圆形, x 和 y 的尺寸不对称, 所以又作了必要修改.

Eclipse DG 通量模型首先从 Eclipse version 8. 908 引入, 当时某些参数不随能量而变, 有些参数和量程呈线性关系. 最近的 Eclipse version 8. 917 版中原 8. 908 版本某些不随能量而变的参数又变成随能量而变. 那些原 8. 908 版和量程呈线性关系的参数又变成相空间的参数, 因此对不同版本中的这些改变要倍加小心. 今后除另有说明外, 在 M. D. Anderson 中心工作中的 DG 通量模型都用 Eclipse version 8. 917 版本. 早期曾用的 Eclipse version 8. 120 SG 通量模型, 自 2010 年 3 月后公布了 version 8. 908 的 SG 通量模型后不再在治疗中应用.

2. TPS 所需的输入数据

TPS 系统需要在等中心平面及其前后 10cm 和 20cm 共五个地点的空气中的截面参数（$z=0,\pm 10,\pm 20$cm）, 在 x 和 y 坐标上, 每隔 10～20MeV 的每个能量都测一次. 对每个能量的单个铅笔束流都有一个所需深度的 IDD 值. IDD 定义为一个单独的点束将全部能量沉淀在和束方向相垂直的非常大面积中的一个深度上, 即布拉格峰上. 一般情况下是用一个平行板游离室来测量这个 IDD 值, 但这个平行板的面积必须大到足够俘获所有的束流.

输入参数确定剂量算法中的"某些参数",计算时又要用"某些参数"来计算患者的 CT 体积中的吸收剂量分布.因此必须使用尽可能精确的输入参数.但是这种精确测量费时,又要占用束流时间,还需高业务水平人员来做,实在是费时费钱又费人力.因此人们想出一个省时省力的新输入方法,即先用 MC 模拟产生这些所需输入的数据,再测量有限数量的空气中截面和 IDD 值来验证扫描治疗头的 MC 模型.在比较计算值和实验值的过程中,发现在布拉格峰邻近区的 MC 产生数据和用大面积游离室的测量值的差值小于 3%.MC 产生的量程和实测值之差小于 0.13cm,都在允许容差内.

3. 测量等效厚度水中 2cm 深的绝对剂量值

为了使用 MC 产生的 IDD 作为调试数学模型的输入数据,又想再用实际测量的绝对剂量值对这些 MC 产生的 IDD 输入数据进行验证,有必要测量等效厚度水中 2cm 深的绝对剂量值.

(1)使用一个德国 PTW-Freiburg 型号 34070 的布拉格峰游离室(BPC),其有效半径 $r=4.08cm$,前面窗口的水等效厚度是 0.4cm.专用来测量等效厚度水中 2cm 深的绝对剂量值.

(2)选择测量水中 2cm 深的绝对剂量值是为了保证对所有的高低能量,都是在布拉格峰邻近区的低剂量梯度区测量.

(3)用 MC 模拟产生半径分别为 4.08cm,8.00cm 和 20.0cm 的虚拟游离室的 IDD,通过计算确保 BPC 的口径能俘获 2cm 深的全部铅笔束流.

6.6.4 单高斯和双高斯的束流通量模型

高斯束流通量计算模型是医学和核物理的理论基础,对非此专业的人士不是几页纸能解释清楚.这里仅简要地说明它的一些基本物理概念,以便于了解本章的主题.有兴趣深入了解的读者请参见有关文献[16].

先假定高斯通量模型的两个函数分别是

$$单高斯函数:F_{SG}(w_1,\sigma_1,\cdots)$$
$$双高斯函数:F_{DG}(w_2,\sigma_2,\cdots)$$

式中,w_1 和 w_2 是单高斯和双高斯函数的权重;σ_1 和 σ_2 是各自的点束大小.

在 x,y,z 空间坐标上的第 k 能量层上的质子通量(protons/mm^2)是

$$\Phi_{E_k}(x,y,z)$$

它是该层中所有点质子束的通量总和,可用下面表达式表示:

$$\Phi_{E_k}(x,y,z)=\sum_m\phi_{E_k}(x,y;x_m,y_m,z)$$

式中,$\phi_{E_k}(x,y;x_m,y_m,z)$ 是由中心在 (x_m,y_m) 的第 k 能量层的质子点束在 (x,y,z)

处形成的质子束通量,可以用下面的双高斯通量模型的函数表示:

$$\phi_{E_k}(x,y;x_m,y_m,z) = \phi_{E_k}^m(z) \times \left[F_{\mathrm{SG}}(w_1,\sigma_1,\cdots) + F_{\mathrm{DG}}(w_2,\sigma_2,\cdots) \right]$$

其中,$\phi_{E_k}^m(z)$ 是中心在 (x_m,y_m) 的第 k 能量层的最大质子点束通量;$F_{\mathrm{SG}}(w_1,\sigma_1,\cdots)$ 是一个单高斯函数;$F_{\mathrm{DG}}(w_2,\sigma_2,\cdots)$ 是一个双高斯函数;w_1 和 w_2 是单高斯和双高斯函数的权重,σ_1 和 σ_2 是各自的点束大小.

为简化计算,虽然单高斯点束的 x 和 y 尺寸不相同,但差别很小,所以通常将 x 和 y 尺寸的均值作为 σ_1 的值.

在双高斯模型中由于在扫描治疗头内的大角度散射,所以双高斯的 σ_2 与 x 和 y 方向无关,与 z 方向有关.

综上所述,在空间的任何一点 (x,y,z) 的剂量可用下面三个公式求出:

$$D(x,y,z) = \sum_{E_k} \sum_{\mathrm{Beamlet}\ j} \Phi_{E_k}(x_j,y_j,z) D_{E_k}^{\mathrm{Beamlet}}$$
$$\times (x-x_j,y-y_j,d(z)) \tag{6-1}$$

$$\Phi_{E_k}(x,y,z) = \sum_m \phi_{E_k}(x,y;x_m,y_m,z) \tag{6-2}$$

$$\phi_{E_k}(x,y;x_m,y_m,z) = \phi_{E_k}^m(z) \times \left[F_{\mathrm{SG}}(w_1,\sigma_1,\cdots) + F_{\mathrm{DG}}(w_2,\sigma_2,\cdots) \right] \tag{6-3}$$

即剂量分布 $D(x,y,z)$ 是单高斯函数 $F_{\mathrm{SG}}(w_1,\sigma_1,\cdots)$ 和双高斯函数 $F_{\mathrm{DG}}(w_2,\sigma_2,\cdots)$ 的函数.

式(6-1)~式(6-3)的基本物理图像可归纳如下:

(1)一个铅笔型点束流射入水箱后,铅笔型点束流在其轴线中心周围的水中建立一个剂量分布,这个细长的剂量轴线称为 Beamlet,它由 N 层能量束流组成.

(2)一个点束流传递的剂量途径,不仅是上面提及的在束流轴的中心形成剂量,还在束流轴中心的横向方向形成许多围绕铅笔束流中心不同远近距离的无数很小的剂量包络.每个铅笔束流产生的这部分小剂量包络都对肿瘤总体的总剂量做出贡献.这部分剂量是由 MCS 作用形成的.

(3)式(6-1)中的点束计算时,最小的辐射源是位于 x_j,y_j 的第 k 层能量的质子束流,这个最小辐射源对空间在任意一个 (x,y,z) 空间点做出它的贡献.而在这个空间任意一个 (x,y,z) 上的总剂量 $D(x,y,z)$ 是所有能量层(k 层从最低到最高)和所有横向空间(j 值从最小到最大)包含的单元剂量源对该点的剂量积累的总和.

(4)式(6-2)表明在 (x,y,z) 点上的 k 层能量形成的质子流是全部 m 值的位于 x_m,y_m 的 k 层能量形成的质子流的积累总和.

(5)式(6-3)表明位于 x_m,y_m 的 k 层能量对于 (x,y,z) 点上的剂量值与 x_m,y_m 处的最大质子流正比,并且服从单高斯函数 $F_{\mathrm{SG}}(w_1,\sigma_1,\cdots)$ 和双高斯函数 $F_{\mathrm{DG}}(w_2,\sigma_2,\cdots)$ 的规律.

6.6.5 调试 Eclipse TPS 的双高斯模型

TPS 调试的验证测量步骤如下：

（1）为了验证 TPS Eclipse 的输入数据，需要确定测量所需输入的 IDD 和空气中的横截面的方法，IDD 是用 BPC 逐点测量的，空气中的横截面用 PTW-Freiburg 型号为 31014 的 Pinpoint 游离室测量，还用相似灵敏度的其他游离室作为参考游离室。

（2）数据收集系统中包含一个 PTW-Freiburg 型号为 981010 的大型 MP3 测试水箱和一个（TANDEM，PTW-Freiburg）的双通道电荷计。

（3）用 4s 的停留时间和 0.1～1cm 的步距对 Pinpoint 游离室进行扫描，测出空气中的横截面。

（4）在一个小型正方形的测试水箱中用 PTW-Freiburg 型号为 34045 的 Advanced Markus（高级 Markus）游离室测量水中单能质子的正方形照射野的 FSF。

（5）体积剂量分布是用铅笔束的正方形照射野的多能量层堆积起来的。体积剂量分布中的验证测量包含：SOBP 和照射野的中心的点测量，沿束流中心轴的深度曲线测量，沿 SOBP 中心的横向剂量截面的测量，对所选 SOBP 并与入射质子方向垂直的横向面积上的二维剂量分布的测量。

（6）所有照射野的中心的点剂量，包括深度剂量的测量，都应以额定照射野大小（2cm×2cm～20cm×20cm）、SOBP 的宽度（2～20cm）和最高质子能量的量程（6～30.6cm），与 FSF 测量时的情况相同。

（7）用游离室测量铅笔束的方法通过叠加来制作全图时，先将游离室定位在全图中所选位置，测量后用计算机遥控移到下一个位置后再测。

（8）用一个 Pinpoint 游离室来验证用一个 Advanced Markus 游离室测量小照射野的结果。横向剂量截面是在水箱中用一个 Pinpoint 游离室和放射变色胶片（Gafchromic EBT Film，Wayne，NJ）。等剂量分布用放射变色胶片和二维游离室阵列探测器（MatriXX，IBA Dosimetry，Schwarzenbruck，Germany）。放射变色胶片还对垂直于入射束的平面作相对测量，故不考虑与 LET 的依赖关系。

6.6.6 MC 产生 TPS 的输入数据

1. MC 产生的 IDD 数据

图 6-62(a) 是 MC 产生的 IDD，作为 TPS 输入数据的一部分，这部分是 72.5～221.8MeV 的 94 个能量的 IDD，其已转为以 Gy·mm²/MU 为单位的绝对能量值。在 2cm 深处 IDD 值随质子能量值减少而增加，其原因是低能质子的布拉格峰上升前沿距 2cm 点很近。图 6-62(b) 是 MC 产生的在 2cm 和布拉格峰处的 IDD 与能量的关系图，同样也看到除低能段外，在布拉格峰处的 IDD 随质子能量值增加而减少，在 88.8MeV 处有一个最高值，这个现象是两种因素竞争的结果，即一方面在质子能量

减少时散射会增加,横向截面变大,而另一方面在质子能量减少时,其深度穿透能力减小,以形成高一些的布拉格峰.图 6-62(b)的高能量处 MC 数据的微小变化是 MC模拟中不确定的统计因素所致.图 6-62(c)是质子能量和布拉格峰 FWHM 的关系曲线.

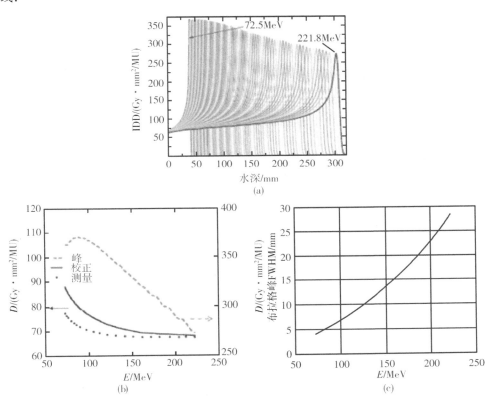

图 6-62　MC 产生的 94 个 IDD(a),
MC 产生的在水深 2cm 和布拉格峰处的 IDD 值(b),
以及能量和布拉格峰 FWHM 的关系曲线(c)

2. MC 产生的空气中的横向截面数据

图 6-63 是 MC 产生的空气中的横向截面图,作为 TPS 输入数据的一部分.这些图清楚地说明在治疗头内和粒子光学中发生的多次库仑散射现象使束流的尺寸随能量而变化.图 6-63(c)是在等中心点($z=0$)的第一和第二高斯分布的截面 σ_1 和 σ_2 随能量的变化曲线图.图 6-62 和图 6-63 都验证过.

图 6-64 是在空气中的横向截面的 MC 产生的计算值和测量值的比较图.在图中也包含了用 SG、DG-EFP 和 DG 三种不同模型的计算结果.MC 模拟的数据和测量值相符较好,但并不完美.SG 模型明显地低估了低剂量的两边下降区,与 MC 数据相配的 DG-EFP 模型的二者相符不错,而 DG 模型和测量数据竟相符得很好,没有任

何破绽. 图中实线是 MC；点线是测量数据；虚线是 SG；虚点线是 DG；粗虚线是 DG-EFP.

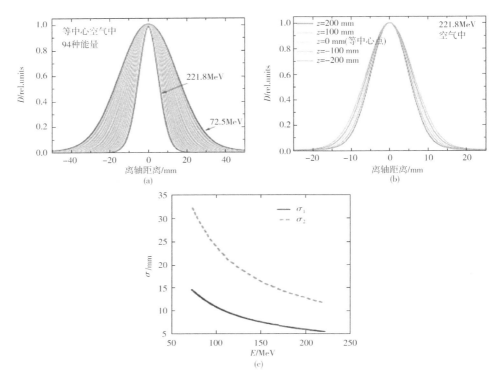

图 6-63　MC 产生的空气中的 94 种横向截面图(a)，

MC 产生的 221.8MeV 的空气中的横向截面图($z=0,\pm10,\pm20$cm；$z=0$ 是等中心点)(b)，

以及等中心点的 σ_1 和 σ_2(c)

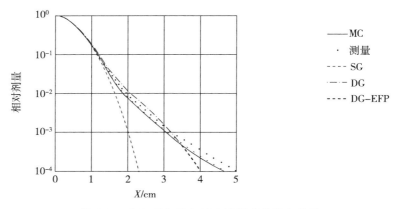

图 6-64　221.8MeV 空气中铅笔束的横向截面

6.6.7　对新算法的 TPS 计算值和实测值进行比较和验证

1. SOBP 中点的绝对剂量值

曾在 4cm 宽 SOBP 的中点深度,用 SG 和 DG 的不同算法与实测值作了比较. 共三种不同质子量程(10.5cm,20.0cm,30.6cm),对应最大能量 121.2MeV,173.7MeV,221.8 MeV,计算和实测的最大差值,对应 SG、DG-EFP 和 DG 三种不同模型,分别是 13.8%,6.8% 和 1.3%. 图 6-65 是用 DG 法对 SOBP 宽度 2~24cm 的中点深度作出的计算值和实测值的百分比差值及量程(10.5cm,20cm,30.6cm)与照射野(3~20cm)的关系曲线,差别(均值±标准偏差)是 0.0%±0.6%(范围:-1.9%~1.2%).

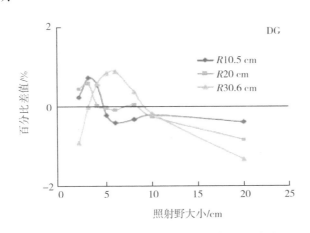

图 6-65　百分比差值以及量程和照射野的关系

2. 沿中轴的绝对深度剂量

图 6-66 是沿中轴的绝对深度的 DG 剂量计算值和实测值的比较. 测了四种不同的 SOBP 图,即在 4cm 照射野时,SOBP 宽度是 4cm,最大量程为 8.1cm 和 12.1cm 的两幅图,以及在 10cm 照射野时,SOBP 宽度是 10cm,最大量程为 20.5cm 和 30.6cm 的两幅图. 在同样情况下,除去在下降段末端误差较大,其他的用 SG 模型也可得到类似结果.

3. 在水中的横向剂量截面积

图 6-67 是用 EBT 胶片对质子量程 8.1cm、SOBP 宽 4cm 中点深度的横向束流截面的实测值与 SG 和 DG 两种方法计算值的比较图. DG 算法结果明显比 SG 算法与实测值更相符,特别是在肩部区域和线外区更明显. 图 6-67 在水中的横向剂量截面积从测量中得出下列结果:用 DG 模型得出的 20%~80% 的半阴和实测的差值小于 0.1cm,并比 SG 模型的计算值大 0.15~0.2cm;用 DG 算出的 95% 肩值水平的半宽段和实测之差小于 0.1cm,比 SG 模型的计算值小 0.25~0.39cm;用 DG 法计算外

部 5% 的低剂量区的半宽度和实测之差小于 0.2cm,而比 SG 的值大 0.4~0.8cm.

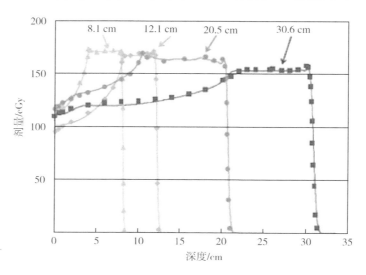

图 6-66　SOBP 中点的绝对剂量值

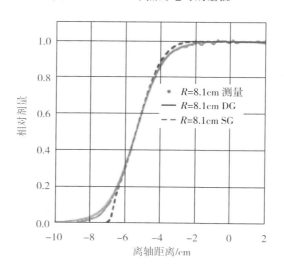

图 6-67　在水中的横向剂量截面

4. TPS 计算和实测的等剂量分布图

图 6-68 是 TPS 计算和实测(用 MatriXX)的等剂量分布图. 图 6-68(a)和(b)是分别用 DG 和 SG 模型在一个塑料水箱对 18.4cm 深度的右侧前列腺场测量等剂量分布场. DG 模型比 SG 模型与实测更相符. 对于 SG 模型,只有 80% 的点束通过伽马指示的 2% 剂量和 2mm 距离准则. 对于 DG 模型,100% 的点束通过伽马指示的 2% 剂量和 2mm 距离准则.

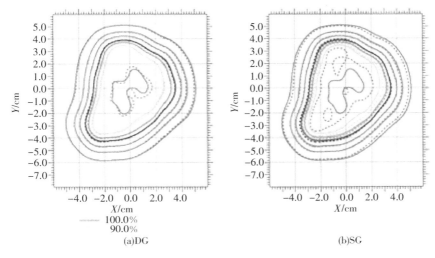

图 6-68　TPS 计算和实测的等剂量分布图

6.6.8　讨论和总结

本命题的关键是如何考虑环绕入射铅笔束流的低剂量包络.形成低剂量包络有两个主要原因:一是初级粒子在束线和水中的散射;另一种是在水中产生的二次粒子,特别是高能束.将这些低剂量包络现象纳入计算模型后,可以全面提高和改善 TPS 中剂量束流模型的剂量计算精度.

为了估算在束流部件中的散射现象,在原束流模型中引入第二种高斯算法,成为一个 DG 通量模型.本工作中曾用若干种临床实例比较和验证"采用 DG 和 SG 算法的深度剂量计算值"与"实测的深度剂量值"的符合性,证明符合得很好,从而使许多患者的治疗计划也因采用 DG 模型而优化.

本节的方法和经验也曾用来调试 SSPT 模型.TPS 所需的输入数据也用经过测量验证的 MC 产生.因探测器尺寸有限,校正 IDD 的方法也从 MC 产生的数据中推导出.其中最困难和工作量最大的一项工作是确定 DG 模型中第二种高斯函数中的经验参数.

M. D. Anderson 中心表示 DG 模型比 SG 模型明显更好,但是认为本节所做的低剂量包络模型还存在局艰性,特别是高能质子束在测试水箱中的一些核相互作用更需进一步研讨.当前全球越来越多的医院开始进入质子治疗领域,越来越多的医学人员在进一步改进质子治疗的剂量算法,医学物理师既要调试新的剂量模型和算法,又要重新调试已用的剂量算法,以进一步改进.这方面的工作还有待人们去开发.到本书出版前,最新的有关铅笔束扫描的剂量分布物理模型的文章是 Bernard Gott-schalk 等在 2014 年 9 月发表在 *Med. Phys.* 上的 *Nuclear halo of a 177 MeV proton beam in water*：*Theory，measurement and parameterization*．此文的主要内容是建立一个新型的 PBS 的剂量物理模型，详情请见 6.7 节．

6.7　一个最新的铅笔束在水中形成剂量分布的物理模型

6.7.1　前言

当前铅笔束扫描已是质子治疗中一个主流的束流传递方法．为了尽可能得到接近理想治疗的疗效，质子医疗界都希望有一个精密的铅笔束在体内的剂量计算方法．前面叙述了美国 M. D. Anderson 中心这几年来这方面的有关工作，该中心取得了很好的效果而闻名于世．但是 PBS 治疗的历史毕竟很短，这方面的学术空间还很大，有待进一步开发和研究．

2014 年 9 月，Bernard Gottschalk 等在 *Med. Phys.* 杂志上发表了一篇最新的有关这方面进展的报道，文中提出下述一种新的物理图像：一个铅笔型质子束在水中的剂量分布由三部分组成，分别称为核心区（core）、光区（halo）和光辉区（aura）．三者相互重叠，各自具有明显的空间特性．这个物理模型建立在原子核反应理论上，又用实测的数据验证，既具有比较可靠的理论基础，又有较可信的测量精度，因此具有相当高的学术和实用价值．当前有关单位正在进行这方面工作的深入研究，既有倾向于治疗目的，研究如何通过计算各部分的绝对剂量值来校正照射野的精度，使铅笔束扫描治疗有更好的治疗效果，也有希望对水中的剂量分布图像作一个全面的理论研究，获得一个完美的物理图像，从而得出一个更高精度的 PBS 治疗的剂量计算数学模型，使质子治疗装置的实际治疗剂量分布和 TPS 的计算治疗计划的剂量分布之间的误差尽可能小．这样除 TPS 的内含误差以外，可以认为质子治疗装置本身的性能已达到最好的优化状态．这也是研制质子治疗系统的最终目的和方向．

这个新的铅笔质子束的剂量物理模型是迄今比较严格和能全面反映真实科学规律的物理模型，它利用原子核反应的理论和实测的真实数据来定性和定量得出有关结论．这个物理模型最基本的物理图像是：一群具有一定能量且带电的原始质子组成的质子束射入患者体内后，在核心区通过与人体中的氧和氢等原子外层电子的多次碰撞，或通过与人体中的氧和氢等原子核的多次库仑散射，使质子速度变慢，并将能量沉淀在癌细胞中，杀死癌细胞．核心区内质子的横截面呈高斯分布，典型值约在厘米量级，质子的横截面要随量程而增大．一个理想铅笔质子束在一个均匀介质中进行传递的情况下，质子的横向分布可以用一个闭合式来表达，质子在任何材料中传递时的最大横向值还和量程成正比，如在水中的质子最大横截面是 $0.22 \times$ 量程．非理想的但具有有限截面大小、角散射和发射度的质子束也可以用高斯近似法来表达和处理．为了给光区和光辉区提供所需的有关核相互作用，需要核心区给光区和光辉区提共一定量的原始质子,因此在核心区部分的原始质子束数目也要随量程而近似线性地下降.

光区部分由带电荷的二次粒子,诸如质子和氢原子的弹性相互作用,质子和氧原子的弹性与非弹性相互作用所组成.在光区部分也含有一些曾与氢和氧发生过电磁作用的原始质子.因此我们也可以将光区的定义改成"高斯区域(即核心区)以外所发生的任何带电粒子的区域".根据 6.7.3 节所述,光区部分的最大半径粗估为束流量程的三分之一,几乎可和放疗中的靶区相比较,所以光区部分在治疗区的内外都会沉淀剂量.虽然扩散作用使这部分沉淀不会改变高剂量区的形状,但为了在计算总剂量时避免治疗区外的剂量产生影响照射野的有关误差,还须考虑余留在此光层部分中的总能量值.

对于因束流污染所形成的剂量,如束流线上游区的降能器和束流截面靶处传来的散射质子所引起的污染,则必须设法去除,如用适当的束流线设计方法来避开.如果实在去除不了,则只有将它作为第二个核心来处理.

光辉区主要由弹性和非弹性的核相互作用(如 X 射线和中子的作用)所产生的中性次级粒子组成,它们会到处乱走.在治疗室,患者和各房间沉淀有害剂量,往往可传送到几米远处,但这部分对高剂量治疗区带来的污染还是微不足道的,通过测量方法也能清楚地看出光区和光辉区之间的转换机制.根据粗略估算,质子在 177MeV 时约有 12% 的束流能量是通过非弹性核反应损失的,其中有三分之一(即 4%)进入光辉区.

在散射和扫描两种束流传递方法中都存在这些剂量层,通常需用不同的处理方法来对待.在散射时,无疑光区会影响测量精度,影响束流探头输出因子的半实验模型,但通常不会出现明显的异状.一般情况下可以不考虑,但若要确定这个光区效应是否会影响散射束流的照射野则需予以考虑.相反,在铅笔束扫描情况下,期望的绝对剂量分布要通过计算所有铅笔束扫描在感兴趣的靶区及其周围的剂量的总和值.因此必须对这个光区中所产生的剂量予以足够的近似考虑.一切具有 PBS 的质子治疗中心都有若干个专业组专门从事这个光环的测量和研究工作.

鉴于这个物理模型本身的重要性和代表性,本节尝试给读者作一些基本的介绍,由于书中必须涉及一些有关原子核反应的概念,故先作必要的科普再进入正题.

6.7.2　原子核反应物理的基本知识

所有高能质子都会与介质中原子的电子(使质子速度变慢)和原子核(核散射)发生电磁相互作用.此外,某些质子(如水中约 23% 的 160MeV 的质子)会和原子中的核子发生对头碰撞,虽然质子在碰撞后还存在,但要损失不少能量,并有一个较大的散角,同时伴随着其他带电和中性的二次粒子及一个剩余核.因此核反应不像电磁作用的慢化和散射那么简单,核反应的理论模型要复杂得多.核反应中除原子核相互作用以外,还要涉及有关测量和测试在治疗能量区的 Monte Carlo 原子核模型,在粒子治疗的许多命题(如 RBE 的估算,患者处的中子剂量和中子防护的测试等)中都要用 Monte Carlo 方法进行测试,所以了解有关 Monte Carlo 的知识也是十分重要的.下面分别介绍一些和本节内容有关的最基本的原子核反应物理知识.

1. 原子核相互作用的分类

1)弹性碰撞

质子和氧原子碰撞反应后仍是一个基态不变的氧原子,但原质子和氧原子的运动方向改变,因碰撞前后的氧原子内能量不变,故称弹性碰撞.常用下列反应方程表示:

$$p + {}^{16}O \rightarrow p + {}^{16}O \quad 或 \quad {}^{16}O(p,p){}^{16}O \quad ({}^{16}O 是基态)$$

2)非弹性碰撞

质子和氧原子碰撞后,仍是一个氧原子,但氧原子内的能量增加,由基态变激发态,原质子和氧原子的运动方向也有变化,因碰撞前后的氧原子内能量有变化,故称非弹性碰撞.常用下列反应方程表示:

$$p + {}^{16}O \rightarrow p + {}^{16}O^* \quad 或 \quad {}^{16}O(p,p){}^{16}O^* ({}^{16}O^* 是激发态)$$

3)无弹性碰撞

从上文已知,若反应前后的原子核都是常态,则称弹性碰撞;反之若反应前后的原子核相同,而状态不同,意味着在碰撞前后原子核中有能量变化,则称非弹性碰撞.但若碰撞前后的原子核类型有变化,称这种碰撞为无弹性碰撞.用下列反应方程表示:

$$p + {}^{16}O \rightarrow p + p + {}^{15}N \quad 或 \quad {}^{16}O(p,2p){}^{15}N$$

注意在此碰撞反应中,残余原子不再是原来的靶氧原子,而是氮原子,在此反应中的次级粒子,以质子、中子和 α 粒子的次序减少概率,其他的轻碎片(如 D、T 和 ^{3}He)很少.

无弹性碰撞的核反应截面和能量无关,因此纵向的能量沉淀格式也几乎和量有无关.无弹性碰撞反应中原子核氧释放出一个结合能,即从原氧核子中释放出一个质子,使原 ^{16}O 原子变成 ^{15}N 原子.

4)准弹性核反应

准弹性(quasi-elastic,QE)核反应是无弹性碰撞类型中的一个分支,在这种核反应中除去保留无弹性碰撞的主要特性,即残余核和原始核不相同外,在反应后敲出的二次粒子仅是单个质子/中子,或一簇质子/中子,如 ^{16}O(p,p/n)^{15}N.

5)次级粒子

1993 年,Seltzer 曾对 150MeV 质子对氧的无弹性碰撞反应中所产生的次级粒子进行过研究,由于直接实测十分困难,所以用间接方法给出表 6-6 的结果,即产生次级粒子的概率.

表 6-6　产生次级粒子的概率

粒子	产生概率
p	0.57
d	0.016
t	0.002
He	0.002
α	0.009
反冲	0.016
n	0.20

由表 6-6 可知,产生的次级粒子主要是氢和中子,其他类型很少.

6) 自由氢原子

弹性碰撞截面极小,而无弹性碰撞截面是零,但有弹性"billiard ball"反应,其特点是

$$p+{}^1H \to p+p \quad 或 \quad {}^1H(p,p)p$$

产生两个质子,相互之间几乎成直角,具有模拟带电荷的次级粒子(mimic charged nuclear secondaries)特性,即能量降低,有很大散角.

2. 氢和氧原子的核作用

(1)Gerstein 等曾在 HCL 的 160MeV 质子束上做有关弹性散射的研究工作. 他们用一个 96MeV、10^7 质子/s 的散射质子束和一个横截面为 5in×1in(1in=2.54cm) 的准直器在碳原子上做散射实验(此结果也可以看成在氧原子上的弹性和非弹性散射的性能). 根据他们的实验结果,可以得出下述几点有用的结论:

弹性散射时,散射的角分布呈向前尖端状,原子数越大,则角分布越尖. 角分布及其散射概率呈指数函数状,而非高斯函数状,弹性散射时的角度要远大于电磁作用引起的角度.

在非弹性散射时,残余核停留在许多激发态中的一种,并以 γ 射线来衰变. 非弹性散射一般在较大的散射角情况下发生,并会将离束中心的半径大的布拉格峰变宽和移位.

(2)在氧原子上的 QE 散射.

在 QE 散射实验中,如 ${}^{16}O(p;2p){}^{15}N(Q=12.1MeV)$,其最终态是两个质子和一个反冲残余核(核反应的 Q 值等于反应物的静止能量减去反应产物的静止能量,如果 Q 是负值,则在核反应中损失动能). 测量逸走质子的能量和方向可以计算出在反应中的动能损失(靶的质子结合能)和反冲核的动能. 核子在原子核内不是静止的,而具有相当于几 MeV 动能的动量,核子在核内的动量分布可由费米模型给出,用 QE 实验可以研究这些动量分布. 在核反应的简单图像中,靶核可看成一个双体系统,即

具有大小相等而方向相反动量的靶质子和反冲核.如果假定在反应前残余核的动量和靶质子的动量大小相等而方向相反,则在核反应中不管是入射还是逸出的质子都不会与其他核子发生相互作用.这个残余核通常称为旁观者(spectator).Tyren 曾用芝加哥的同步回旋加速器和磁质谱仪做了大量实验,得到氧原子的最佳数据,根据核壳模型,氧 16 具有两个 $p_{1/2}$ 角动量态、四个 $p_{2/3}$ 角动量态和两个 S 态.

(3)氢原子的弹性散射.

我们发现在氢原子上的弹性散射具有与在氧原子上的(p,2p)散射相同的运动学(kinematics),这是至今我们研究光区时所知道的情况,已有很多关于氢原子上的弹性散射的研究,主要是确定核子和核子的相互作用,而不在乎其核结.Wilson 的专著中有很多很好的实验数据可供参考.

3.能量的本地沉淀

二次带电粒子(大多数是质子)都具有短量程和大散角,而其反应截面近似与能量无关,因此能量沉淀格式仅随量程缓慢变化.可以十分近似地认为所有二次带电粒子的能量都是沉淀在核反应发生的地方.虽然此点在初始状态时并不真实,但在很快建立纵向平衡后也就对了.

此外,中子往往可以将一些能量带到远处.这点意味着沉淀在水中的总能量,即剂量往往并不等于入射质子的损失能量(中子带走一些能量).如果将布拉格峰全部积累后计算总的平均能量,会发现入射能量越高损失也越大(能量越高,中子带走能量越多).

6.7.3　从实验参数来评估光区的半径

1.前言

图 6-69 是一张实测的铅笔质子束在水中的剂量分布曲线,从此图可以看出,剂量曲线具有两个明显的特性:一是在氧和氢原子上的弹性与非弹性散射产生类似布拉格峰的特性,从而形成主要的核心区;二是氧原子的无弹性核反应产生的带电二次粒子的混合物所引起的纵向两边的剂量.根据此物理模型的假定和定义,剂量区主要是在核心区,而上述两个明显的特性也都是在光区内(其中部分与核心区重叠).此外还可以估计这个光区的外包络主要由 $^1H(p,p)^1H$ 和 $^{16}O(p,2p)^{15}N$ 这两种反应所产生的质子形成,因此人们可以从上面这两种反应的最终态估算出光区的尺寸.

2.中能粒子在水中的核反应

光区的径向最大尺寸主要是在无弹性核反应中由二次带电粒子形成的剂量沉淀所造成.二次带电粒子与质子束中心轴最远距离,也就是光区的径向最大尺寸.因此估算光区的最大半径也就是求出二次带电粒子能最远逸走的距离.

前面曾提及的许多种无弹性核反应中,有更多种二次带电粒子核反应.只要求出能走最远的二次带电粒子,那就能将目标简化.因为质量最轻跑得最快,也最远.在这

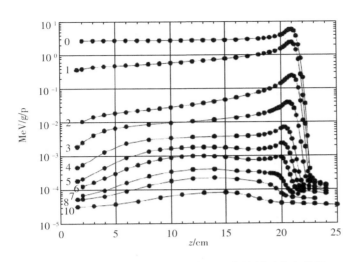

图 6-69　一张实测的铅笔质子束在水中的剂量分布曲线

种核反应中能给质子最大动能,具有跑得最远的能力.因此我们只需研究质子这种带电粒子,在上述两种限定下,就很容易限定在(p,2p)这种反应.图 6-70 是二次带电粒子的最大逸走半径.从图可以看出,二次带电粒子的行走横向半径(离质子束中心轴)大约是原质子束量程的三分之一,这样可以认为光区的最大半径也是原质子束量程的三分之一左右.

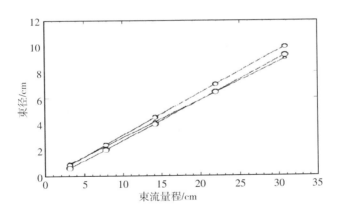

图 6-70　二次带电粒子的最大逸走半径

6.7.4　基本实验的测量方法

　　上面已介绍过的图 6-69 是一条实测的铅笔质子束在水中的剂量分布曲线.本节要介绍的图 6-71 也是一条实测的铅笔质子束在水中的剂量分布曲线.这两种特定的剂量分布曲线都是新的物理模型中必然进行的测量工作.本节专门介绍这些基本实

验的测量方法.

本节的实验都是用 Burr 中心的实验束进行测量工作的,从 0.008cm 的 Kapton 窗口引出的 177MeV 质子束,经过 150cm 的束流监视器进入测试水箱.束流截面大小约 0.6cm.束流监视器是一个空气平行平板 IC 室,采用一个收集体积 0.053cm³ 的微型探头,此探头可在束中心轴左右 10cm 的空间移动,每个直径上的测量点距从离布拉格峰远处的 2.5cm 到离布拉格峰近处的 1.53cm.

在所测的任务中,往往在不同半径上的剂量值有五个数量级的变化,因此必要时用手动进行调节,每个数据要多次均化,并转化成 MeV/g/p 绝对剂量值,1MeV/g 相当于 0.1602nGy.

图 6-71 是一条铅笔质子束在水中的剂量分布曲线,其中横坐标是量程,而纵坐标是离束中心轴的半径,从图中可看出所有空间的剂量分布情况.在离束流中心轴径向 10cm 的空间,剂量小于 0.00001.

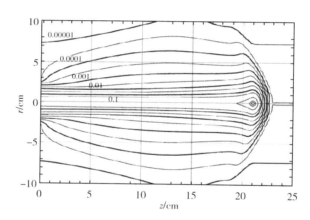

图 6-71　铅笔质子束在水中的剂量分布曲线

6.7.5　铅笔束质子在水中的剂量分布图

1.概况

图 6-69 是一个 170MeV 的铅笔质子束在水中的剂量和空间坐标的关系,其中纵坐标用对数值表示,横坐标用 z 量程.图中的 0~10 代表测量点离质子束中心轴的距离,0 值表示在质子轴中心,8 值代表测量点离质子束中心轴的距离是 8cm.在图的右侧,z 在 20 多厘米处,每个曲线都有一个小峰值,这个峰值即表示在布拉格峰的中心处,剂量都有上升,但离中心轴越远,则峰值影响越小,如图中所示,在离轴 10cm 处几乎没有影响.

由图 6-69 也可看出,在离质子中心轴 2cm 以上的地方,剂量降低 2 个数量级,因此若治疗误差容许 10%,则离质子中心轴 2cm 以上的地方的剂量可不考虑,反之若治疗误差容许为 2%,则离质子中心轴 2cm 以上的地方的剂量必须考虑.若希望尽可能接近理想,即 0.2% 的剂量也尽可能考虑进去,则如图中所示,即使离质子中心轴 10cm 以上的地方的剂量小到 10^{-5},还必须考虑进去.

2. 铅笔束质子在水中的各类剂量分布图

为了了解铅笔束质子在水中的各类剂量分布情况,利用模型中不同剂量的分类知识重新安排实测的剂量数据,作出图 6-72.图中的粗线表示在量程 z 为 21cm 处,用 MD 匹配法作出的总的横向剂量分布图,也即在布拉格峰的横截面上的剂量分布图.从此图可见,在质子轴的质子量程处,因布拉格峰作用使剂量最大,然后随着离质子中心轴距离增大,剂量明显下降,直到离中心轴 10cm 远处的 10^{-4} 数量级剂量.

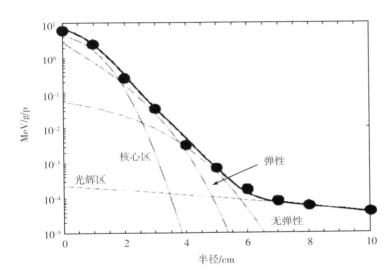

图 6-72　质子在水中的各类剂量分布

为了解总的横向剂量分布是由哪些部分组成的,或者更明确这个总的横向剂量分布中,用物理模型来分析三个组成部分,即核心区、光区和光辉区各占多少以及在空间如何分布.从前面的物理模型分析中已知下面的有关定义:

(1)核心区.主要是由原始质子束与水中的氧和氢原子的外层电子碰撞游离或与氧和氢原子核散射所发生的电磁作用形成的剂量.其特点是集中在布拉格峰附近,剂量值较大,产生区都在离质子束轴 3～4cm.

(2)光区.主要是由质子与介质中的氢和氧原子核间发生各种核反应(弹性碰撞,非弹性碰撞,无弹性碰撞等)产生的剂量.其特点是产生的剂量比核心区要小些,可传递到更远处,产生区都在离质子束轴 5～7cm.

(3)光辉区.主要是由各种核反应中产生的中性次级粒子(如中子、各种射线)产生的剂量.其特点是剂量值不大,但能传得很远,能传到离质子束轴 10cm 之外.

在图 6-72 中画有核心区、光区和光辉区的示意空间,表明大致的分布空间,但没有给出具体的定量大小的剂量,因此仅是概念性的.此外必须指出,这三个区是相互重叠的,不是彼此隔离的,即在核心区还包括光区和光辉区的一部分.

3. 质子治疗期望的剂量分布

从质子治疗的角度来看,理想的质子治疗主要包含三个主要过程:

(1)诊断过程.能将患者的病情用诊断影像无失真地表示出来.

(2)计划过程.能作出一个治疗患者病灶及其周围的剂量空间适形分布.若用此分布治疗则可痊愈.

(3)治疗过程.用质子在患者病灶及其周围产生一个和计划相同的剂量空间适形分布,并用此分布治疗,则患者痊愈.

因此从上述来看,完美的质子治疗需能满足上面的三个主要过程:

(1)诊断过程要求从事肿瘤诊断的专家提供一种理想的肿瘤诊断仪.

(2)计划过程要求从事 TPS 的专家提供一种理想的肿瘤治疗计划设计方案.

(3)治疗过程要求从事质子治疗和设备研究的专家能用质子流在患者病灶及其周围产生一个和计划相同的剂量空间适形分布,并用此分布治疗患者使之痊愈.

因此根据第三项治疗过程的要求,我们能从特定性能的质子流入射进患者体内,在患者病灶及其周围产生一个和计划相同的剂量空间适形分布.我们希望能作出一个满足上面治疗计划要求的具体的空间剂量分布图,理想计划的 $D = F(x, y, z, t, I)$,其中 x, y, z 是剂量点的空间坐标,t 是时间变量,而 I 是剂量大小值,但至今上面三方面的要求都还不能达到,有相当大的研究空间.

6.7.6　建立完整的铅笔束扫描整体模型

用铅笔束点扫描进行质子治疗时,是用铅笔束的扫描在肿瘤靶区形成剂量分布,而本节的物理模型是铅笔束在肿瘤靶区形成的剂量分布,二者有一个"扫描"之差.因此本节的物理模型只是铅笔束扫描在肿瘤靶区形成剂量分布的一个基础命题,如果这个基础命题得到圆满解决,则铅笔束的扫描在肿瘤靶区形成的剂量分布的物理模型也会不难解决,也就能直接用于质子治疗,从而必然使质子治疗的疗效大大改善.因此在本节描述的物理模型进行和完成之前,必须对如何建立完整的铅笔束扫描整体模型做好充分的准备.完成本节的命题,即铅笔束在水中形成的剂量分布的物理模型具有很大的学术价值.铅笔束点扫描在水中形成的剂量分布的物理模型还具有很大的实用临床和社会价值,本节只考虑一个铅笔束在水中的剂量分布,并从核反应理论和实验论证这个剂量区是由核心区、光区和光辉区三个不同区所组成.而在研究铅笔束点扫描的情况下,我们要研究在一个扫描周期内由扫描动作传递出的成千上万个单铅笔质子束在水中(或靶区)所积累的总剂量分布.由于这些成千上万个单铅笔质子束不是在同一时间、同一地点以相同的质子束强度传递到相同地点,从而可用简单的数量的加法来得出完整的靶区总剂量.相反,这些成千上万个单铅笔质子束是在不同时间、不同地点以不同的质子束强度传递到不同地点,在水箱中或靶区中建立起总剂量分布,在物理和数学处理时会稍有难度,但这方面不难解决.因此相信不久的将来,一个铅笔质子束扫描在水中的剂量分布的物理和数学模型一定会建立起来,并且这个完整的剂量分布区也是由核心区、光区和光辉区三个不同区所组成.但是这个铅笔质子束扫描的独立物理和数学模型建立起来后,如何进一步从理论和实践验证它是一个可靠的高精度的铅笔质子束扫描的独立物理和数学模型,估计会有相当的难度.

6.8　美国 Protom Radiance-300 系统的调试

McLaren 质子治疗中心于 2010 年 3 月 12 日和设备商签订合同,2010 年 7 月 6 日和土建设计单位签订合同,2011 年 7 月 1 日完成土建,等待安装,2012 年 7 月 22 日绝大部分设备安装完毕,2012 年 11 月 30 日技术调试完毕,2012 年 12 月 16 日验收测试完毕,2013 年 3 月 12 日治疗调试完毕,开始治疗第一名患者.从土建设计到土建完工整一年时间,从设备安装到技术调试完毕用了 17 个月,从验收完毕到开始治疗用了 3 个月.全部工期(从合同到开业)整三年时间[19].

本书 4.5 节已从系统总体介绍过美国 Protom Radiance-300 系统,现简要回忆一下.这是 21 世纪具有创造性设计的一台质子治疗系统,具有一系列与现有质子治疗系统不同的特点:质子能量高达 300MeV,比目前系统的质子最高能量 250MeV 高出50MeV;能量高又不用超导,但同步加速器的周长仅 16m,是目前全球最紧凑型的同步加速器;系统总价格比现有的商销系统价格要低近一半,还具有质子照相、质子CT 等现有质子治疗系统所没有的新功能;在治疗室内还专门配有轨道 CT,能使治疗系统具有治疗计划和诊断的实时性,整个系统占地面积只需两个电子直线加速器的场地;集现有的先进治疗方法,如调强、点扫描、CBCT 等于一体.这样一台有特色的质子治疗系统受到医疗和技术界的高度重视,人们也十分关心这个系统的调试工作,但该公司保密甚严,在 4.5 节中没有谈及.现就看到的一些有关该系统的调试原则和少量具体的调试信息,归纳补充如下.

1. McLaren 质子治疗中心的主要技术指标

美国 Protom Radiance-300 系统的主要技术指标如下.

在等中心处空气中的点束尺寸 (1σ):3~7mm;

束流溢出长度(即平顶):0.1~5s;

束流溢出之间的时间:~1s;

束流强度:在束流溢出中可变化,DR ～10:1;

对 0.5 立升体积照射 2Gy 的时间:≤1.5min;

带有图像引导的建立和验证的 CBCT;

开发中的质子断层扫描影像仪.

2. 系统及其测试

McLaren 工作人员按照在美国 FDA 批准前的"医学物理师必须进行系统的测试"规定,首先熟知束流的有关性能,如穿透量程、点束尺寸和形状等.医学物理师用现成的多层游离室(MLIC)测试质子的量程和深度,自制一个光学二维剂量计(optical 2D dosimeter)有效地测量质子流传输到等中心处的束流形状和束流断面的图像.布拉格峰游离室能俘获传递过程中质子发射出的辐射,而中心的物理师则收集四个布拉格峰游离室的测量值和理论计算值,提出一个新方法,这个新方法产生出一个能帮助物理师校正质子束剂量的标准值.如此种种可见中心的工作人员发挥了很大的创新能力,做了大量细致的调试工作.

3. 调试的含义

Protom Radiance-300 系统是一台非常有特色的新型质子治疗系统,我们介绍它的调试具有格外的意义.至于调试的含义是什么,安装和调试首台 Protom Radiance-300 系统的 McLaren 质子治疗中心引用了 AAPM Report No. 47 的标准答案:对于一切涉及收集装置的束流数据和定义各种运行进程的有关过程,如束流数据收集,测试数据的精确性,数据送入 RTP 系统,操作进程的开发和一切有关新机器的训练工作——非常强地依赖于束流传递系统和治疗计划系统——上述这些就是调试的任务.

6.8.1 调试的项目和 TPS 性质

1. 调试的项目和目的

(1)安全连锁信号——安全是整个治疗系统最优先考虑的项目.

(2)剂量校正——确保患者治疗肿瘤用的剂量正确性.

(3)机械方面——确保患者治疗的旋转等中心和患者定位的机械精密度.

(4)CT/HU——对停止功率的正确校正.

(5)TPS 的调试——验证 TPS 中的有关算法和模型的准确性.

(6)图像系统调试——确保患者正确定位的先决条件.

(7)R&V 系统——记录和验证系统是正确治疗的前提.

(8)束流变形附件——补偿器和准直器等必须正确无误.

(9)整体集成测试——保证系统的整合集成的完整性.

（10）临床治疗过程——确保临床治疗的安全和可靠.

2. 治疗计划系统的问题

（1）对于质子治疗计划,目前只有有限的供应商和不够强大的技术支持,还不完善.

（2）质子治疗系统有一个复杂的束流治疗机械结构和束流传递方法的选择,涉及TPS 上过多的机器专用参数,因此必须谨慎对待.

（3）TPS、OIS 和 TCS 之间的兼容性问题（治疗束流数据,患者建立图像,孔径和补偿器数据）目前还不理想.

（4）这些涉及治疗计划系统的问题一旦发生都涉及调试工作.

6.8.2　调试前的预先要求和必需工具

1. 调试前的预先要求

（1）机器供应商做好束流校正工作.

（2）治疗控制系统已配置了精确的束流参数.

（3）剂量监视系统要在参考剂量的条件下,校正到每个 MU 传递 1cGy 的精度,这是医学物理师的责任.

（4）治疗室要通过医学物理师的验收测试.

2. 必需工具

（1）剂量工具:三维测试水箱及其附属软件,游离室（并行板 IC & 圆柱形 IC）或二极管探测器,多层游离室,电荷计,胶片.

（2）治疗束参数对治疗室的转换表（如 iBA PT 系统的 ConValgo/WobAlgo）.

（3）不同大小的孔径.

（4）水平仪,卷尺,压力计和温度计.

6.8.3　Eclipse TPS 上的束流模型

1. 束流数据需要的有关参数和曲线

（1）深度剂量——深度剂量曲线 .

（2）横向半阴——半个束流块截面.

（3）有效 SAD——沿 Z 轴束流轴通量.

（4）虚拟 SAD——开放场横截面.

（5）MU 计算——深度剂量和 Z 通量.

（6）相空间——点通量的横截面.

2. 治疗头的结构（等效水厚）

（1）散射器.

（2）量程调制器.

3.在束流路径上的其他部件,照射野大小,量程选择,孔径和补偿器等

6.8.4 TPS 参数的验证测试

1.输出测量（TRS 398）

参考的游离室:Farmer 型游离室.

小照射野用:Pinpoint 型游离室.

2.截面测量

PDD,后沿半阴：Markus 游离室,多层游离室.

横向半阴：Pinpoint 游离室,二极管探测器.

胶片（X-Omat,EDR2 和 EBT）.

3.TPS-PPD 的调试

图 6-73 是用双散射时的 PDD 图,其中浅色的曲线是用 TPS 的计算值,深色的曲线是实测值,从 PDD 的计算值和实测值比较中可以看出,在束流中输入段有 5% 左右的误差.若治疗允许的容差是 3%,则表示这个 TPS 调试是不合格的.

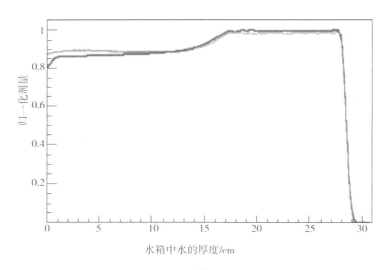

图 6-73　用双散射时的 PDD 图

4.TPS 中的横向半阴

图 6-74 是用双散射时的横向半阴的调试结果.图中有两个不同空气间隙的实验曲线,每组都有 Eplipse 计算值和实测值.由图可见两种情况下误差都在 0.5mm 左右.

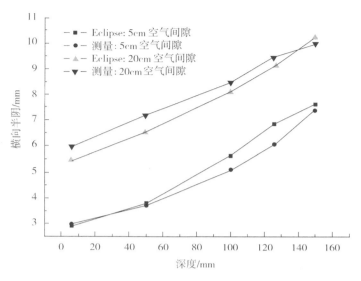

图 6-74　用双散射时的横向半阴的调试结果

5. 患者 QA 的进程

图 6-75 是一幅患者 QA 的流程图,现说明如下:

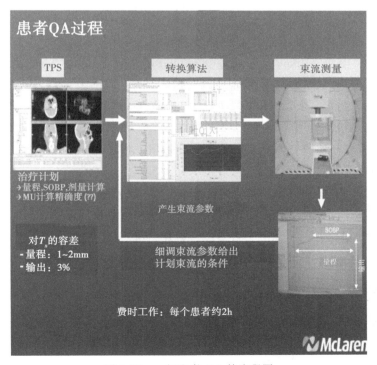

图 6-75　一幅患者 QA 的流程图

（1）TPS 完成后，给出具体的治疗计划方案，内有量程、SOBP、剂量等数据.

（2）将这些治疗数据，经转换算法变成各种束流参数和设备参数进行束流测量.

（3）将实测的数据回控，细调系统使测量条件与 TPS 的要求条件相符.

（4）对实测和计划两种数据作比较，若量程容差在 2mm 内，输出在 3% 以内，则算通过 QA.

6.8.5 小结

质子治疗系统的调试是一个很费时的工作，每个患者的 QA 需 2h 左右，并且还要求由对系统很熟悉的高水平人员来做. 由于束流时间有限，在其他方面就减少治疗时间，同样人力资源也很紧张，除患者 QA 工作外，还有束流校正、患者治疗、设备维修运行和设备 QA 等. 因此必须设法减少患者 QA 工作所需的时间，发展质子治疗的标准 QA 程序，即 AAPM TG 224 任务.

6.9 美国 Varian ProBeam 系统的调试

6.9.1 前言

Scripps 质子治疗中心是美国第 15 个质子装备，中心总投资是 2.2 亿美元，年治疗能力是 2400 名患者. Advanced Particle Therapy（APT）是此中心的开发者和拥有者. 质子治疗采用门诊治疗，大部分患者在连续 4～8 周的工作日（星期一到星期五共五天，此五天内每天要治疗，即共 20～40 次）进行治疗，患者在治疗期间身体上没有什么感觉，在治疗后可自由行走，照样做平时的工作（儿童患者有可能需麻醉后再治疗）. 患者每次在治疗室内通常 15～25min，其中大部分时间用于患者定位和装置调节，真正照射时间仅几分钟[20].

Scripps 质子治疗中心的 Varian ProBeam 系统是当前最先进的一台质子治疗系统，在第 4 章中用很大篇幅对其有关部件作过详细介绍，在第 5 章中对其质量验证也作过详细介绍，本章再度介绍有关它的调试，有点新意，虽然都是讲定时 QA，但本章讲的 QA 有一些具体测量数据，值得参考，故稍有重复，请读者谅解.

6.9.2 每天的机器 QA

每天花 15min 进行 QA. 用日常用的探测器对旋转质子束进行测量，星期一到星期五每天测一次. 表 6-7 是每天的机器 QA 的质量验证指标.

表 6-7　每天的机器 QA 的质量验证指标

每天的 QA	
QA 项目	容差/(%或 mm)
1. 剂量	
质子输出一致性	3%
质子水中量程	1mm
2. 机械/图像	
激光位置	2mm
图像治疗坐标符合度(对一个旋转角)	1mm
碰撞连锁	功能全
3. 安全	
门连锁	功能全
关门安全	功能全
声像监视	功能全
辐射面积监视	功能全
有束指示	功能全

6.9.3　每周的机器 QA

(1)概要:每周对一个初次实现的综合性图案进行一次测试.将一个固定的束点图案用两种能量传递到两个旋转机架的角度,将这个固定的束点图案在机器上作为参考图案进行调试,将实测的图案和参考图案都记录下来并进行比较,估计每个治疗室需 30min.

(2)测试参数:

束流位置——束在 Lynx 上的位置和计划的位置相比较.

束点形状——X 轴和 Y 轴的比值.

束点大小——X 轴和 Y 轴的 σ 值.

输出剂量——输出稳定不变.

6.9.4　每月的机器 QA

(1)每周和每日都要对该周和该天的 QA 程序回顾一下,但每个月则对本月内的每周和每日 QA 进行详细的趋向分析.

(2)每月的机器 QA 要在一个工作单元内测试束流传递系统的较大广度的数据(如更多的量程,更多的剂量等).

(3)在基本旋转机架的角度上用 Winston-Lutz 型测试,实现治疗床的质量评定.

（4）图像系统的图像质量评价.

表 6-8 是每月的机器 QA 的质量验证指标。

表 6-8　每月的机器 QA 的质量验证指标

每月的 QA	
QA 项目	容差/（%或 mm）
1.剂量	
质子输出一致性	2%
备用监视器一致性	2%
质子截面一致性	2%
质子量程一致性	1mm
2.机械	
等中心处激光相符	1mm
等中心 50cm 处激光相符	2mm
旋转角用坐标角显示	1°
治疗条位置精度	1mm/1°
量程位移器和连锁	功能全
3.安全	
门连锁	功能全
安全关门	功能全
声像监视	功能全
有束指示	功能全
4.图像	
图像、床、照射三者相符 四个坐标角	1mm
标号	1mm
空间分辨率	基线
反差	基线
均匀度和噪声	基线
死点,伪像等	基线

6.9.5　每年的机器 QA

（1）与稳定性测量相反,年 QA 要重新测量,重新验基准线,用调试校正设备来调试数据.

（2）探测器:

水箱＋ 布拉格峰游离室;

水箱＋Farmer 游离室；

Lynx 或 Logos 闪烁探测器；

OctaviusXDR 游离室阵列.

(3)绝对校正：IAEA TRS 398.

6.9.6　患者专用治疗 QA

每个患者的每个照射野在正式治疗之前要进行质量保证过程,此过程有下述要点：

(1)每一个照射野用二维游离室陈列,在三个不同深度测三个横向截面,并与 Eclipse 计算值比较.

(2)每一个照射野至少有一个点的剂量测量是用交叉校正游离室测量的（如 IBA Dosimetry CC04）.

(3)测量的建立条件：①旋转机架 0°.所有的照射野都要在 0°重新计算,在 0°测量.②计划的旋转机架角度.所有的照射野都要在计划的旋转机架角度测量,并与计算值比较.

(4)目前"通过准则"正在开发中,开始时采用"点 3% / 3mm",待 90% 通过后,对于正式患者治疗 QA 时用"通过准则",还有待今后进一步评估和确定.

参 考 文 献

[1] Kim J. Status of the proton therapy facility at the National Cancer Center,Korea. Journal of the Korean Physical Society,2008,52(3):738-742.

[2] Lee B. Clinical commissioning and quality assurance of proton beam in NCC,Korea,2007.

[3] Flanz J B. Initial equipment commissioning of the Northeast Proton Therapy Center. Proceedings of the 15th International Conference on Cyclotrons and their Applications,Caen,France Calibration,2011.

[4] Slopsema R. Acceptance testing and clinical commissioning of a proton therapy system. University of Florida Proton Therapy Institute,2007.

[5] Hiramoto K,et al. A Compact Synchrotron for Cancer Treatment. Proc. of 1997 Part. Accelerator Conf. ,Vancouver,Canada,1997.

[6] Umezawa M,et al. Beam commissioning of the new proton therapy system for University of Tsukuba. Proceedings of the 2001 Particle Accelerator Conference,Chicago,2001.

[7] Hitachi accepts an order for two new proton beam therapy systems in the U. S. ,2011.

[8] Oestreich K W. Mayo clinic in the news waskly highlights. 2014-12-18.

[9] Hitachi,Hokkaido University to develop new proton therapy treatment system. Daily News, 2010-9-23.

［10］Shimizu S，Miyamoto N. A proton beam therapy system dedicated to spot-scanning increases accuracy with moving tumors by real-time imaging and gating and reduces equipment size. 2014.

［11］Clasie B，Bentefour H，et al. Quality assurance test patterns for pencil beam scanning. Ion Beam Application，Belgium，2010.

［12］Bentefour H，Clasie B，et al. Experimental comparison of pencil beam scanning method using the gamma-index criterion. Ion Beam Application Belgium，2010.

［13］Smith A，Gillin M. The M. D. Anderson proton therapy system. Med. Phys. ，2009，36（9）：4068-4083.

［14］Sawakuchia G O. An MCNPX Monte Carlo model of a discrete spot scanning proton beam，therapy nozzle. Med. Phys. ，2010，37（9）.

［15］Li Y，Zhu R X，Sahoo N. Beyond Gaussians：A study of single-spot modeling for scanning proton dose calculation. Phys. Med. Biol. ，2012，57（4）：983-997.

［16］Zhu X R，Poenisch F，Li M，et al. Commissioning dose computation models for spot scanning proton beams in water for a commercially available treatment planning system. Med. Phys. ，2013，40（4）：041723.

［17］Gillin M T，Sahoo N. Commissioning of the discrete spot scanning proton beam delivery system. Med. Phys. ，2010，37（1）：154-163.

［18］Hong L，Goitein M. A pencil beam algorithm for proton dose calculations. Phys. Med. Biol. ，1996，41（8）：1305-1330.

［19］Sung Y P. Commissioning a proton therapy machine and TPS. McLaren Proton Therapy Center McLaren Cancer Institute McLaren-Flint. 2012 GLC Fall Meeting，2012.

［20］Opening of Scripps Proton Therapy Center. 2014.

第7章 质子治疗系统的剂量测量

7.1 引　言

为了确保治疗安全,质子治疗装置都有一整套完善的质子治疗质量验证系统,相应需要配置各种测量剂量参数的测试仪和剂量仪.随着时代的进步,质子治疗装置技术越来越先进,质量验证越来越精细.往往由于剂量仪的相对落后,质检越来越费时,质检又将成为质子治疗快速发展的瓶颈.近几年全球在研制开发高水平的质检用的质子剂量仪器方面有很大的进步(但仍落后于先进质子治疗的需要).本章着重介绍近年来这方面的发展和进步.

质子剂量学在质子治疗的安全性方面具有非常重要的地位.由于质子治疗发展迅速,国际学术界和医疗界没有及时跟上,因此这方面的国际规范和管理还相当欠缺.当前从事质子剂量学的国际机构主要有两个:一个是国际辐射单位和测量委员会(International Commission on Radiation Units and Measurements,ICRU),一个是国际原子能机构(IAEA).这两个机构以报告方式发表质子剂量学中的有关规范和协议(如《基于水中吸收剂量的校正系数协议》《基于水中吸收剂量标准的协议》等).其中比较著名的有:

(1)ICRU/IAEA 报告 76 号是一个有关游离室剂量仪的协议,规定圆柱和平板型两种游离室都可以用作参考剂量仪,平板型产生较高信号,更适合于相对测量.当 SOBP 宽度大于 2cm 时,推荐用圆柱形游离室;当 SOBP 宽度小于 2cm 时,必须用平板型游离室.

(2)ICRU Report 78 是有关质子治疗的一些规定、记录和报告,如图 7-1 所示.

(3)IAEA TRS 398 论述在质子治疗中心的治疗剂量学与光子和电子束治疗剂量校正之间的精确比较.

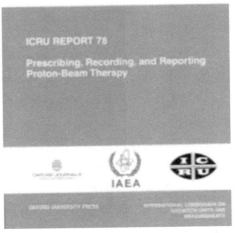

图 7-1　ICRU Report 78

7.2　剂量测试的目的和任务

这里引用 2013 年 5 月在德国召开的 PTCOG 52 会议上 S. Vatnitsky 教授用的图 7-2 所示幻灯片(已翻译成中文)介绍剂量测试的目的和任务[1].

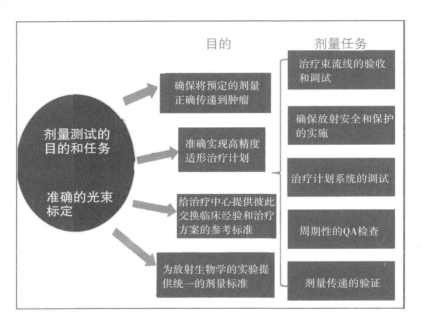

图 7-2　剂量测试的目的和任务

1. 目的

(1)确保将预定的剂量正确无误地传递到肿瘤.

(2)准确无误地实现高精度适形治疗的计划.

(3)为治疗中心提供彼此能够交换临床经验和治疗方案的参考标准.

(4)为放射生物学的实验提供统一的剂量标准.

2. 任务

(1)治疗束流线的验收和调试.

(2)确保放射安全和保护的实施.

(3)治疗计划系统的调试.

(4)周期性的 QA 检查.

(5)在 CT 等诊断时确保患者不会照射到过多剂量.

(6)剂量传递的验证.

3. 性能要求

(1)需要有足够高的精确度、可靠性和重复性.

(2)剂量学的 QA 程序内含:通过仪器的精确校正实现放射测量的可跟踪度、人员培训、剂量学讲座,建立质量控制和辐射安全步骤等.

(3)建立有关各种规范和标准:放疗、放射诊断、内剂量学、辐射保护等规范和标准.

4. Gy 和 cGy 单位

历史上放射学曾长期使用 rad 作为单位. 后来引进国际单位制(SI)后,才用 Gy 作为单位. Gy 和 rad 之间是十进制的关系,即 1rad ＝ 0.01Gy 或 1cGy. 因此在文件中往往既用 Gy,也用 cGy. 有时首选 cGy 的原因是放射医生过去长期熟悉 rad,也习惯用 cGy,在看文献和听报告时,用 cGy 的频率更高;在看和写时,用带有小数点的非整数总是不如用整数习惯,所以用 180cGy 表示要比用 1.80Gy 更方便;在实际工作中,带小数点的数据比不带小数点的整数更易引起错误[2]. 因此虽规定用 Gy 作为单位,但人们还是习惯用 cGy.

5. 监视单位(MU)的定义

"监视单位"的正式定义是"剂量(D)/ 监视单位(MU)",即"剂量"相对于"监视单位"的比值. 在普遍情况下,剂量是指在治疗束流线的中心轴线上任何给定点上的所需剂量值,通常是在等中心点上的所需剂量值,即由 TPS 计算出的治疗患者肿瘤所需要的剂量配方值. MU 是监视单位,也就是在监视点上测量出的剂量值. 剂量和 MU 之间的差值是由治疗束流线上的一些专用插入部件引起的,如量程位移器、患者专用孔径和补偿器等,这些部件都分别安置在从测量探头到等中心点的治疗束流线上[3,4]. 人们可以从 TPS 知道治疗患者肿瘤每次照射所需的剂量值,也可以测量出安装测量探头地点的剂量值,但是没法测出在等中心点处的实际剂量值(因没有测量探头). 但现在如果已知在等中心点处的剂量和 MU 测量点处的剂量的比值,则能通过 MU 测量值算出等中心点处的实际治疗用的剂量值.

6. D/MU 的单位

D/MU 的单位是 Gy/MU 或 cGy/MU,物理意义是在 1MU 中有多少 Gy 或 cGy. 例如,若 D/MU 等于 0.98Gy/MU,即 1MU 等于 1/0.98Gy. MU 值大小是可选的,大的可选 1MU＝10Gy,小的可选 1MU＝1cGy 或更小,根据使用的方便来选择.

7.3　剂量学的分类:标准、参考和相对剂量学

7.3.1　标准剂量学

安装在国际和国家实验室的一种专用剂量仪,其测量结果具有高度和公认的精

确度,可用来与其他剂量仪的测量结果进行比较,以显示后者的测量精确度.治疗束的基本输出校正是在一个特定标准条件下确定在水中 1MU 所吸收的剂量值.

7.3.2 参考剂量学

在一个特定的参考条件下,一个剂量仪测出的水中剂量或剂量率可以是一个已经校正的基本剂量或剂量率值,这种剂量仪称为参考剂量仪.在质子剂量学中,参考剂量学用的基本技术有法拉第筒、量热器和游离室,现分别简介如下.

1. 法拉第筒

图 7-3 是法拉第筒的结构原理图.当质子进入筒内的一个杯状收集器后,变成质子电流.通过 BNC 电缆接头再送入静电荷测量计.根据剂量 $D_w =$ 通量×停止功率,所以质子流的剂量 D_w 是

$$D_w = (N/A)(S/\rho)_w \times 1.602 \times 10^{-10}$$

式中,N 是法拉第筒内收集 1MU 的质子数;A 是束流有效截面;$(S/\rho)_w$ 是入射质子能量在水中的停止功率.

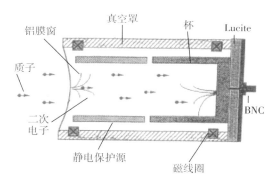

图 7-3   法拉第筒的结构原理图

法拉第筒的设计关键是要 100% 将入射质子收集,不多也不少.这样就要求设计的结构复杂化,例如,为了防止空气中产生的带电离子引入误差,整个筒要抽真空;为了防止二次粒子逸走,要加静电保护环;还要加磁场使二次电子在筒内打转等.如图 7-3 所示[5].

2. 石墨量热器

图 7-4 是量热器的原理结构图,图中央有一块直径 30mm 的圆柱形石墨做成的热量计,石墨内安装有测量温度的热敏电阻,入射质子直接打在石墨上,石墨吸收剂量而升温,测出此温升后即知入射质子的剂量.为了使热器处在一个绝热环境,需将量热器放在另一个石墨体中间,用加热器使石墨体升温,加热方法是使内外两个石墨体的温度永远一样,从而没有热交换,两个石墨体之间充以聚苯乙烯增加热阻.

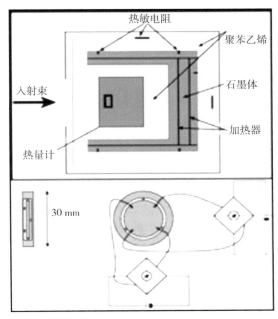

图 7-4　量热器的原理结构图

3. 游离室剂量绝对测量

图 7-5 是游离室剂量绝对测量仪. 游离室剂量绝对测量的基本原理与上面介绍的石墨量热器剂量绝对测量大同小异. 在量热器剂量绝对测量中, 剂量被纯水吸收形成的温升将水加热, 并用热敏探针测温升. 同样为了使水箱处于绝热条件, 用玻璃绝热[6].

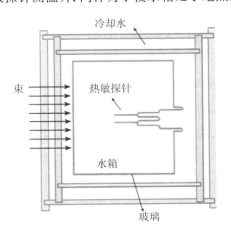

图 7-5　游离室剂量绝对测量仪

4. 拇指形的空气游离室

在 ICRU/IAEA 第 78 号报告中规定有关游离室剂量仪的协议. 规定圆柱和平板型两种游离室都可用作参考剂量仪, 相对上面的量热器方法, 它有下列优点:

（1）小型游离室在测量三维剂量时，游离室是用机械位移改变位置，速度慢，可有相对良好的空间分辨率的绝对测量.

（2）平面并行的 PTW 公司 Markus 型游离室. Markus 型游离室电极间距为 1mm 灵敏空气容积为 $0.02cm^3$，收集电极直径为 5.4mm，可将此游离室放在水箱中测量.

（3）游离室的校正是用 ^{60}Co 光子参考源的测量进行，但这时要用一个校正系数以校正游离室对 ^{60}Co 和质子的不同反应.

7.3.3　相对剂量学

在一个特定的参考条件下，一个剂量仪测出的水中剂量或剂量率本身不是一个已经校正的基本剂量或剂量率值，但用此剂量仪在不同地点测出的结果具有相对比较的价值，这种剂量仪通常称为相对剂量仪. 在非参考条件下，质子和离子剂量学有下述特点：

（1）在规定的动态量程内，若要验证探头的线性度需进行探头的校正测试，但相对剂量测量时不需要探头校正. 相对剂量测量可用于下述任务：常规临床物理活动束流线调试，给 TPS 收集资料，周期性 QA 时的束流性能测量，如剂量深度分布、横向截面分布、输出因子等.

（2）放射胶片检查孔径、场均匀性的二维剂量分布，能快速测量，但剂量和 LET 都呈非线性.

（3）利用电子空穴对产生的二极管探头，在测横向剂量分布时具有良好的空间分辨率.

7.4　质子剂量学中常用的剂量探头

7.4.1　PTW 布拉格峰游离室

图 7-6 是 PTW 布拉格峰游离室（BPC），专门用于测量治疗用质子和重离子束流中布拉格峰的正确位置[7]. 探头是防水密封，带有宽大的保护环，空气散热，灵敏体积

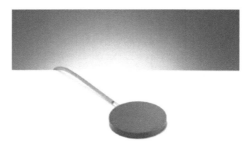

图 7-6　PTW 布拉格峰游离室

是 10.5cm³ 和 2.5cm³. 游离室的大直径允许测量全部束流直径（非扫描）的粒子，包括散射粒子. 游离室可以放在一个水柱后的空气中使用，也可放在测试水箱中使用. 在上面两种情况下都能测量水平束. 对 34070 型号的布拉格峰游离室，由于有较厚的 4mm 直径入口窗和输出窗，可以用于测量垂直束，但这时的测量量程与水平时的测量量程不同，探头带有一根 2.5m 电缆.

7.4.2　Advanced Markus 型游离室

图 7-7 是 Advanced Markus 型游离室的外形照片，是专供水和固态测试箱中高能电子测量用的平行板游离室，具有 0.02cm³ 的排风灵敏体积和古典型 Markus 型游离室的相同外径，带有一个宽保护环，可防水，适合相对和绝对的剂量测量. 这个小型灵敏体积可以在测试水箱中测出理想的剂量分布，给出很好的空间分辨率. 这个游离室在 2～45MeV 有一个平坦的能量反应.

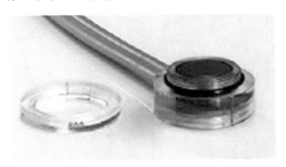

图 7-7　Advanced Markus 型游离室

7.4.3　Pinpoint 游离室

图 7-8 是 Pinpoint 型防水游离室的照片. 这种游离室具有 0.015cm³、0.016cm³ 和 0.03cm³ 三种通风的灵敏体积，适合于测量水中要求超高空间分辨率的放射束扫描剂量，如用马达自动测控水箱中的 Pinpoint 游离室来测量直线束流的相对截面，

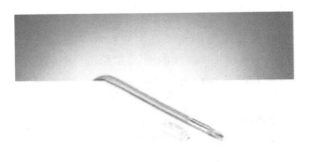

图 7-8　Pinpoint 游离室

能得出直线加速器高精度空间分辨率的辐射场. 在上述情况下, 31014 型号的 2mm 直径和 31015/31016 型号的 2.9mm 直径的 Pinpoint 游离室特别适用. 在质子治疗调试中, 鉴于它的微小尺寸, Pinpoint 游离室在测量质子横向截面时使用广泛.

7.4.4 布拉格峰游离室和 Advanced Markus 型游离室的差别

全球的各质子治疗中心中, 在测量质子束的纵向量程时, 多数采用 PTW 布拉格峰游离室和 Advanced Markus 型游离室. M. D. Anderson 中心作出 PTW 布拉格峰游离室和 Advanced Markus 型游离室的实验比较曲线, 如图 7-9 所示. 由图可看出高于 3.6mm 的量程, 二者符合很好, 但小于 3.6mm 的量程, PTW 布拉格峰游离室仍能正常测量, 而 Advanced Markus 型游离室的能量反应就难以工作.

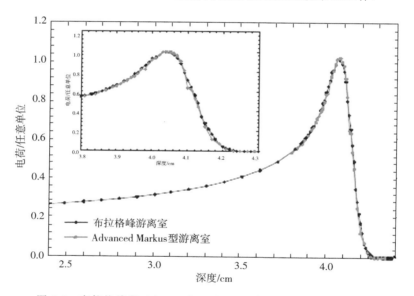

图 7-9　布拉格峰和 Advanced Markus 型游离室的实验比较曲线

7.4.5 测试方案和条件的建立

在实际测量时, 必须根据所需测量参数来安排一个测试方案. 图 7-10 表示最常用的用测试水箱来测量一个 SOBP 曲线的测试方案和条件的建立.

(1) 将测试水箱安放在旋转治疗头的出口, 要注意: 什么角度, 要否跟着转, 入射水箱的束流孔径.

(2) 在水箱中安装测量探头, 图中是 Pinpoint 游离室.

(3) 游离室电缆要和静电计相连. 水箱的传动机构和特定控制器相连.

(4) 将对应的软件装入计算机.

(5) 在 CRT 上显示测试曲线.

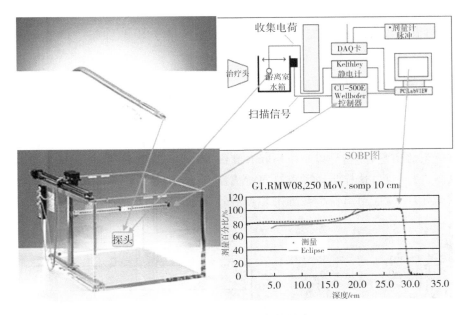

图 7-10　测试方案和条件的建立

今后我们再谈测试方案时,为了节省篇幅,不再用图 7-10 的详细图解而是进行简化,能表达意思即可,请读者谅解.

7.5　测试不同剂量特性的一些测量方法

7.5.1　原始布拉格峰 PBP 图

图 7-11 是测试原始布拉格峰 PBP 图,用一个 PTW 生产的质子用 MP3 测试系统,内装有一个游离室,其型号以布拉格峰和高极 Markus 型两种居多. MP3 系统将

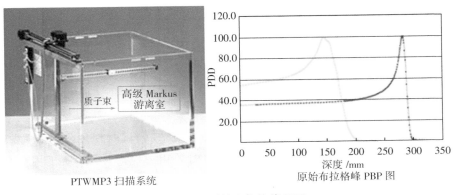

PTWMP3 扫描系统

原始布拉格峰 PBP 图

图 7-11　原始布拉格峰 PBP

游离室沿纵向进行扫描,这样当单能的质子束打在游离室上,游离室的收集电荷积分后,通过扫描和数据处理,就能给出一个单能的布拉格峰图[8]. 在图 7-11 上显示两个不同能量原始布拉格峰 PBP.

7.5.2　空气中通量纵向截面

图 7-12 是测试空气中通量纵向截面[9,10]. 此图在 TPS 调试时使用. 用一个空气中测试用的测试系统(必要时若用 PTW 生产的质子用 MP3 测试系统,则不装水),内装有一个游离室,其型号以布拉格峰和高级 Markus 型两种居多. 测试系统将游离室沿纵向进行扫描,这样当质子束打在游离室上,游离室的收集电荷积分后,通过扫描和数据处理,就能给出一个在等中心点前后 Z 轴上的剂量值.

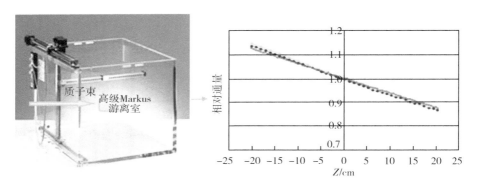

图 7-12　空气中通量纵向截面

利用 Z 方向的束流通量分布,按平方反比定律来匹配束流通量,推算出其有效源的位置. 有效源位置一般用有效 SAD 来表示. 图 7-13 是推算出其有效源的位置.

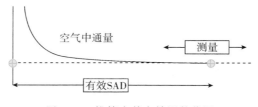

图 7-13　推算出其有效源的位置

7.5.3　空气中通量横向截面

图 7-14 是测试空气中通量横向截面,此图在 TPS 调试时使用. 有两种测试方法:一是用一个空气中测试用的测试系统(必要时若用 PTW 生产的质子用 MP3 测试系统,则不装水),内装有一个游离室,其型号以 Pinpoint 型居多,系统将游离室沿横向进行扫描,这样当质子束打在游离室上,游离室的收集电荷积分后,通过扫描和

数据处理,就能给出一个在等中心点上的通量横向截面.若将探头移到等中心点前后 Z 轴的值,也测出不同地方对应的空气中通量横向截面.另一种方法是用 Kodak EDR2 胶片和 Vidor 扫描器读出.

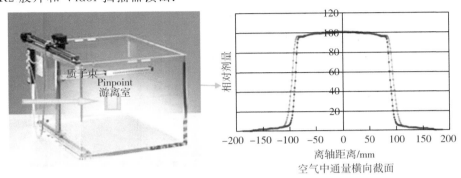

图 7-14　空气中不同 Z 向距离的通量截面

通过测量该散射束流的发射度可以推算虚拟源的位置,虚拟源位置一般用虚拟 SAD 来表示.图 7-15 为推算虚拟源的位置.

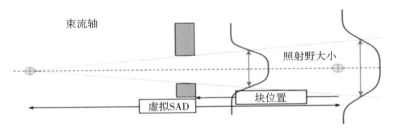

图 7-15　推算虚拟源的位置

7.5.4　空气中半边照射野的横向截面

图 7-16 是测试空气中半边照射野的横向截面,此图在 TPS 调试时使用.测试方

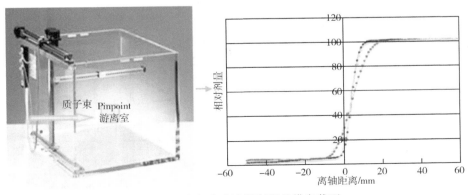

图 7-16　空气中半边照射野的横向截面

法与测试空气中通量横向截面所用方法相同,但要注意两点:一是游离室的位置不在中心而在边缘下降部分;二是因下降部分变化快,所以要求测试点多一点,密集一点.另一种方法是用 Kodak EDR2 胶片和 Vidor 扫描器读出.

每种散射束流有其半边照射野的横向截面图,用此半边照射野的阴影宽度可以计算质子源的有效尺寸.图 7-17 是用阴影宽度计算质子源的有效尺寸.

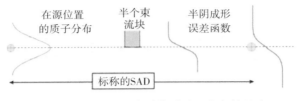

图 7-17 用阴影宽度计算质子源的有效尺寸

7.5.5 小型质子束的测试水箱法

当单独测试一个小截面的质子束在水中的性能时,可用图 7-18 所示的小型质子束的测试水箱法.从图可见,选用一个测试水箱,将一个探头放在水箱中,探头可采用

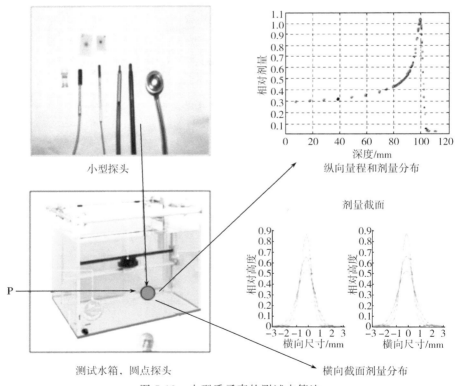

图 7-18 小型质子束的测试水箱法

多种型号,除有特殊要求外,图 7-18 左上角图中的 Pinpoint、diode、Markus 等都可测,根据探头移动的方向可测纵向量程的单能和 SOBP 曲线及横向截面剂量分布等.

7.5.6　扫描束的测试水箱法

当测试一个扫描质子束在水中的性能时,可用图 7-19 所示的扫描束的测试水箱法.从图可见,选用一个测试水箱,将一个探头放在水箱中,必须选用图 7-19 左上角图中的大口径探头,如 BPC 和高级 Markus,不可用小型的 Pinpoint,这是因为一个铅笔细束传递的剂量途径,不只在束流轴中心形成剂量,还在束流轴中心的横向方向形成许多围绕铅笔束流中心不同远近距离的无数很小的剂量包络.每个铅笔束流产生的这部分小剂量包络都对肿瘤的总剂量做出贡献.若用小口径探头则不能测出无数很小的剂量包络而使读数偏小(详见本书 6.5 节).除此以外的测试方法与图 7-18 小型质子束的测试水箱法相同,根据探头移动的方向可测纵向量程的不同能量的单能布拉格曲线和横向截面剂量分布等,如图 7-19 所示.这两个曲线都是在调试点扫描用 TPS 时需要的.

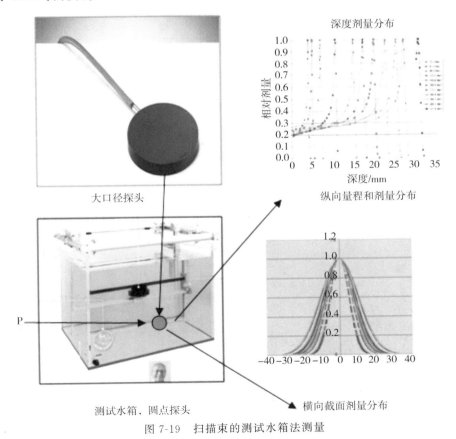

图 7-19　扫描束的测试水箱法测量

7.5.7　MLIC 测小型质子束的纵向性能 SOBP

在用测试水箱和游离室测试束流纵向性能时,必须移动游离室的位置,因此既不实时又费时.人们研制出一种多层串联的游离室组,称为 MLIC,每一层都有一个固定等效水量程值.将这个 MLIC 放在治疗头输出处,当束流以垂直方向入射 MLIC 时,则每个不同位置上的游离室读数对应于某个能量上的剂量值.这样照射一次就能得出如图 7-20 所示的一条 SOBP 曲线,比用测试水箱和游离室测试束流纵向性能既实时又省时.但在此不要忘记测试水箱和游离室测试方法的分辨率高于 MLIC,目前 MLIC 最多 180 层,适用于测小型质子束的纵向性能 SOBP 的 MLIC 称为 iBA Zebra-MLIC,口径 2.5cm.

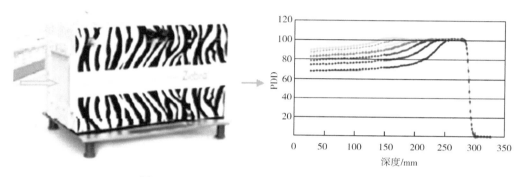

图 7-20　用 Zebra-MLIC 测小型质子束的 SOBP

7.5.8　MLIC 测铅笔扫描束的纵向性能 SOBP

测试方法与图 7-20 用 MLIC 测小型质子束的 SOBP 方法相同,唯一不同点是扫描束.因此必须用大入射口径,用 iBA Giraffe-MLIC 代替 Zebra-MLIC,Zebra 是口径 2.5cm 的 180 个 MLIC,Giraffe 和 Zebra 类似,由 180 个 IC 串接,其口径为 12cm,专为 PBS QA 测量.图 7-21 是用 Giraffe-MLIC 测扫描束的 SOBP.

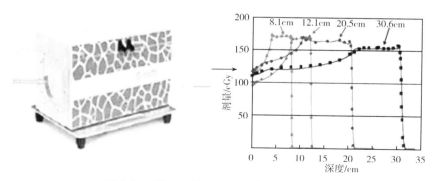

图 7-21　用 Giraffe-MLIC 测扫描束的 SOBP

7.5.9　32×32 矩阵型 IC 组

用测试水箱和游离室测试束流横向性能时,必须移动游离室的位置,因此既不实时又费时. 人们研制出一种 32×32 矩阵型 IC 组,称为 MatriXX PT. 将这个 MatriXX PT 放在治疗头输出处,当束流以垂直方向入射到 MatriXX PT 时,则每个不同位置上的游离室读数对应于束流横向平面的某一个[X,Y]坐标上的剂量值,即测二维的剂量分布. MatriXX PT 可以沿纵向前后移动,即对应不同的量程值,这样就能测量三维的剂量分布. 这样照射一次就能得出如图 7-22 所示的横向剂量分布曲线. 比用测试水箱和游离室测试束流横向性能既实时又省时,但在此不要忘记测试水箱和游离室测试方法的纵向与横向分辨率都高于 MatriXX PT,目前 MatriXX PT 的横向最多 32×32 矩阵,纵向更小.

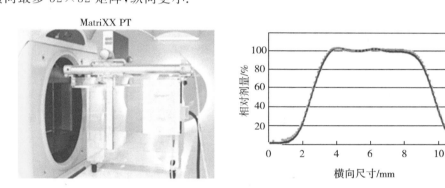

图 7-22　32×32 矩阵型 IC 组(MatriXX PT)

7.5.10　荧光屏和CCD照相的二维剂量仪

图 7-23 是荧光屏和 CCD 照相的二维剂量仪的原理图. 从图看出,旋转治疗头输

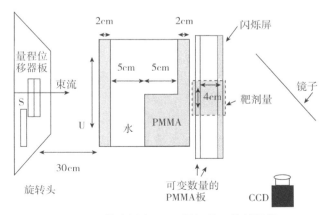

图 7-23　荧光屏和 CCD 照相的二维剂量仪

出的质子束先通过治疗头内的量程位移板进入一个固定的量程器,此量程器由左右两个不同固定量程组成,一个是等效 10cm 水和等效 4mm PMMA(一种有机玻璃材料),另一个是等效 5cm 水和等效 9mm PMMA. 再后面有一个可调 4cm PMMA 量程位移板. 束流通过上面三个量程位移后,将剩下的两个能量的质子剂量显示在闪烁屏上,再通过镜面反射到 CCD 照相机,因此得到闪烁屏上的二维剂量分布图. 其由于快速记录的性能几年来得到广泛应用.

7.5.11　测量二维剂量分布的高分辨率闪烁体的敏感器

根据图 7-23 的原理,有关厂家成功研制了类似的产品. 图 7-24 是用 iBA 生产的 Lynx 型闪烁体的敏感器测量 iBA 测试图案上的剂量分布图,这种剂量分布图已普遍地使用在患者治疗 QA 的伽马指示判断上.

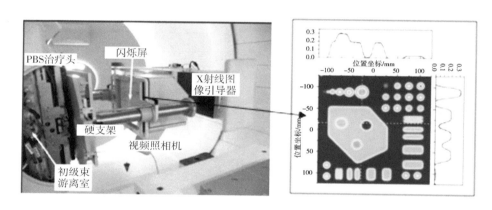

图 7-24　闪烁体的敏感器测量二维剂量分布

从图 7-24 可以看出,在 PBS 治疗头出口,先安装一个坚固的金属架,再将 Lynx 安装在此机架上,闪烁屏对准质子束,再用一个摄像机将屏上图像记录下来.

7.5.12　变色膜

变色膜(radiochromic film)是一种薄膜,当受游离辐射后,不需物理和化学处理,膜立刻会变颜色,因此在有关质子治疗工作调试中用于测量剂量分布. 根据剂量大小和辐射性质可有以下分类:①EBT2,1～＞40 Gy;②MD-55-V2,2～100 Gy;③HD-810,10～400 Gy. 图 7-25 是变色膜的变色情况,(a)是受到的剂量分布,(b)是变色膜的颜色变化,剂量大变红色,剂量小变蓝色[11].

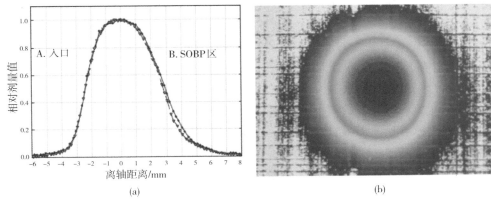

图 7-25　变色膜的变色情况

7.5.13　Kodak 肿瘤胶片

Kodak 有许多种肿瘤胶片,原始胶片大都是黑白的,但通过读出系统和图像处理后可转换成漂亮的彩色图.肿瘤胶片有很高的空间和数值分辨率,在调试中经常与其他测试方法互补使用,多重验证. M. D. Anderson 中心在质子束调试中常用 ERD2 型 Kodak 肿瘤胶片,其主要特性如下:0～700cGy 超大剂量;0～600cGy 良好线性;规格 10″×12″;适用于 IRMT 剂量验证.图 7-26(a)是装在治疗头出口处的胶片支架,图 7-26(b)是一张经过处理的铅笔束在水中的剂量分布的胶片图.(a)取自 M. D. Anderson 中心,(b)取自 PSI,二者无任何关系,仅用于说明.

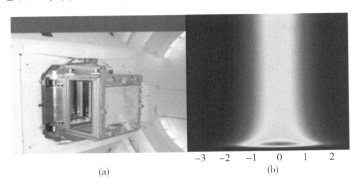

图 7-26　Kodak 胶片架和图

7.6　质子束测量用的剂量仪

质子治疗时,治疗患者的肿瘤都是通过具有特定物理和生物性能的质子流以特定的方向进入肿瘤靶区消灭癌细胞.在整个治疗过程中,任何参数若偏离大于容差,则必须禁止治疗,否则会产生严重事故.因此在患者正式治疗前,必须对所有治疗配方内含的治疗参数进行重新检测,并验证是否合格.质量验证的实际任务就是检测.表 7-1 是质子治疗系统在 QA 时常用的一些治疗参数及其性能的检测目的和方法,一般可归纳为下面几类:

(1)单个一维参数的数值大小检查,如编号 1、6 的举例.

(2)质子流的纵向剂量分布,如编号 2、3 的举例.

(3)质子流的横向剂量.

(4)分布,如编号 4、5 的举例.

(5)一切参数随旋转角的变化,如编号 8 的举例.

(6)一切参数随时间的变化关系,如编号 10 的举例.

(7)此外还有许多专门性的测量项目,如 MU 值的测量验证(在 ISO 点,在 $10\text{cm} \times 10\text{cm}$ 视野面上测得 1Gy 剂量时,在治疗头内测输出剂量用 IC 上的剂量读数,即 100MU(这时定义 1MU 为 1cG);TRS-398 绝对测量(如用 iBA WP1D 绝对剂量仪用水箱).

表 7-1　治疗参数及其性能的检测目的和方法

编号	QA 的治疗参数	单位	要求的验证结果			检测方法	备注
1	量程,深度(输出能量)等参数	mm	参考	实测	误差	水箱和游离室	
			误差<允许值　通过				
2	PDD 和深度的关系	mm %	PDD剂量 量程			1. 水箱和游离室 2. iBA Zebra	单能布拉格峰
3	SOBP(剂量和量程曲线)	宽度	量程			1. 水箱和游离室 2. iBA Zebra	调制能量束流
4	束流横向剂量分布	mm %	x 或 y 剂量分布 −x　　+y			1. iBA Lynx PT 2. iBA digiphant with Ma-triXX PT 3. Blue Phantom2	y 同 x
5	束点剂量分布	宽度	z剂量 x　　　y			1. Octavius XDR 游离室陈列 2. 二维 IC 陈列 3. 胶片	光斑图束流横向截面

续表

编号	QA 的治疗参数	单位	要求的验证结果	检测方法	备注
6	质子输出剂量		P → 等效水箱 IC → 电离计	1. 游离室 2. 热计	
7	MU 的检测		测点MU → ISO 剂量	$MU = D$（ROF，SOBP，RSF，ISF，OCF，FSF）变动因数的修正 z，SOBP，量程，视野，…	
8	旋转角和有关参数的关系		参数 / 0　90　180　270		量程，输出 SOBP MU，位置，束大小
9	TRS-298 绝对测量			WPID 绝对剂量仪用水箱	
10	参数的均匀性、一致性和稳定性的测试		参数 / t	各种物理探头	

下面介绍有关质子束测量用的剂量仪.

7.6.1　PTW 公司出品的 MP3-P 型测试水箱

图 7-27 是 PTW MP3-P 型测试水箱的外形照片,是一个质子和重离子水平放疗束的自动测量三维剂量分布的大型测试水箱,箱体由 20mm 厚、性能稳定的 acrylic 材料制成,箱体上有供精确准直用的刻度线,带有一个不锈钢材料制成的移动机构和三个速度为 50mm/s 的步进马达,定位精度 ±0.1mm,探头能以 100μm 增度来确定

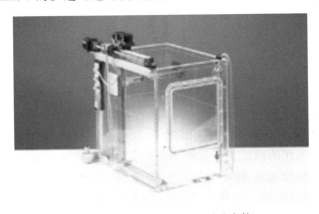

图 7-27　PTW MP3-P 型测试水箱

质子的布拉格峰位置,扫描的范围在水平方向是 $350\mathrm{mm}\times250\mathrm{mm}$,垂直方向是 $380\mathrm{mm}$. 有一个 $250\mathrm{mm}\times250\mathrm{mm}\times5\mathrm{mm}$ 用 PMMA 材料制成的可换入口薄窗口,使此系统适用于水平束的高精度测量. 水箱内有一个双游离室支架,可将两个布拉格峰游离室固定在 MP3-P 内,一个安装在水箱外入口窗口处用来测量入射质子,另一个安装在可移动机架上用来测相对剂量分布.

7.6.2　带 omniPro-Accept 的蓝色测试水箱

图 7-28 是 iBA 的蓝色水箱,是一个测束流截面的专用水箱. 在图中间有一根沿 YY 坐标(即左右方向)的长棍,沿 YY 方向按 $2.5\mathrm{mm}$ 间距有 198 个 LDA9($5.0\mathrm{mm}$ 间距 99 个 LDA9),其读数即在 Z 深(纸面前后方向是 Z 向)、在 XY 平面上特定坐标点 (X,Y) 上的束流截面分布值,将含 LDA 长棍沿 X 坐标(图中上下方向是 X 坐标)轴上下移动,可测出不同纵向 X 轴上的束流截面分布. 探测器厚 $22\mathrm{mm}$,平面型,重 $3.2\mathrm{kg}$;水箱的探头位置精度是 $\pm0.1\mathrm{mm}$;位置速度最大 $50\mathrm{mm/s}$;扫描速度最大 $25\mathrm{mm/s}$[12].

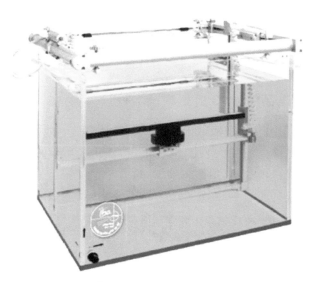

图 7-28　iBA 的蓝色水箱

此外,iBA 新生产的 Stingray 测试水箱,可用最大直径 $120\mathrm{mm}$ 的有源扫描游离室. 用 omniPro-Accept 7.4 软件对 PBS 深度截面进行分析. 此新水箱具有下述关键优点:一是使质子治疗的调试工作进行得更快,大的扫描直径使 PBS 扫描中的数据丢失值降到最小值,从而可使 TPS 输入前所需的扫描数据校正工作量大大减少;二是使调试和患者治疗的结果更精确. 因此,Stingray 测试水箱使 TPS 有更高精度的扫描数据和更好的治疗效果.

7.6.3　带 omniPro-Incline 的 iBA Zebra(Giraffc)

Zebra 是用 180 个厚 2mm、入口直径 2.5cm 的独立环形收集极的游离室串接而成的游离室组,专用于测量纵向深度剂量分布. 与 ASICS 高灵敏多道电离计、专用的 omniPro-Incline 应用软件等一起使用能在 10ms 内将数据读出. Zebra 可放在等中心,也可装在机架上测试:测试原始的布拉格峰和 SOBP 时的精度是 ±0.5mm,比用水箱测试快十倍.图 7-29 是 Zebra 的工作原理图.

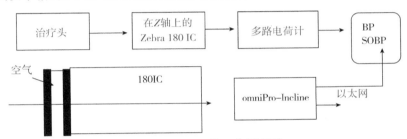

图 7-29　Zebra 的工作原理图

iBA 新生产的 Giraffe 型剂量仪与 Zebra 类似,由 180 个间距 2mm 的 IC 串接,其口径为 12cm,专用于扫描点束传递的 QA 测量,其关键优点如下:一是能在 1s 内瞬间进行每日的 PBS 验证,只用一个单束点传递就能检查整个布拉格峰深度剂量曲线分布;二是在数据收集中损失小且很快,安全地在 TPS 水平收集数据.

图 7-30 是用 Zebra 来测试治疗系统的点扫描患者治疗束流的剂量分布.由图可见,只要将 Zebra 放在 PBS 治疗头的出口处,并且 Zebra 的长度的中点恰好在治疗床和旋转机架的等中心点,运行专用的 omniPro-Incline 应用软件,即可得到患者 PBS 治疗 QA 的等中心面上患者靶区的纵向剂量分布[13,14].

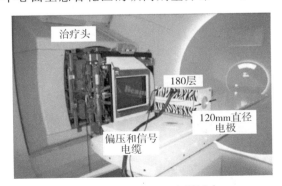

图 7-30　iBA Zebra 在测试中

7.6.4　iBA Lynx PT 测量仪

图 7-31 是一台质子治疗 QA 用的 Lynx PT 测量仪.这是一台用高分辨率闪烁

体的敏感器(scintillator-based sensor)制成的测量仪,有效工作面为 30cm×30cm,有效分辨率小于 0.5mm.配有 omniPro-IMRT 应用软件和 Dicom RT 的输出.用单击和移动法都能测量,特别适合用于铅笔束扫描的质子 QA 测量仪,能很快测出 iBA 测试图案,是一台能以最快速度和最高精度进行常规机器参数验证的质检测量,和过去的胶片 QA 相比每天可省 45min[15].

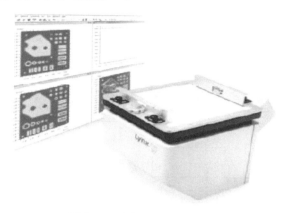

图 7-31　iBA Lynx PT 测量仪

7.6.5　iBA 带 MatriXX 的 DigiPhant 仪

图 7-32 是 iBA DigiPhant PT 测量仪,在水箱内放一个由 1020 个游离室组成的 32×32 矩阵型 IC 组,称为 MatriXX PT,这个 MatriXX PT 的读数即一个二维剂量分布,用一个马达可将 MatriXX PT 沿束流方向移动,从而可形成一个三维剂量分布(但每个 Z 值读一次数).当 PBS 工作模式时,进行患者剂量 QA,即测出患者的治疗二维/三维剂量分布,每一次二维测量需 30min,用专用软件 omniPro-IMRT 进行数据存储和评估[16].

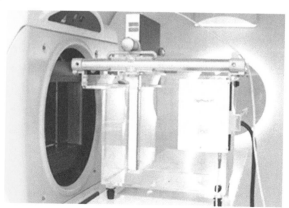

图 7-32　iBA DigiPhant PT 测量仪

7.6.6　均匀扫描用 rf-DAILY QA 3 测试仪

此测试仪原是用于 Linac 电子和光子,总共用 25 个 IC 和二极探头:位于四边中间处的 12 个二极管;位于四边长方形中间处的 4 个长方形游离室和一个在中心的圆游离室,位于四角的 4 个弯曲游离室,其余 4 个圆形游离室.这些 IC 和二极探头具有下述测量功能:辐射视野,电子和光子能量漂移,剂量横向对称性,剂量纵向对称性,剂量均匀度,无线自动传送有关数据等.作为日常 QA 十分方便,但不能用于质子.图 7-33 是 rf-DAILY QA 3 的外表图(rf 表示有高频外送功能).2009 年美国 Procure 质子治疗中心将它改造成用于质子的测试仪.改造后的质子 DAILY QA 3 由一个rf-Daily QA 3,一个自制 acrylic 水箱,一套不同 acrylic 厚度的补偿器和一个机械的分度钴膜组成[17].分度钴膜用于指示 rf-Daily QA 3 和 acrylic 水箱是否在患者治疗床定位好.acrylic 水箱中的标准刻度用来检查 X 射线图像质量和患者定位精度.自编一个软件,只用一次质子束照射就能将 rf-Daily QA 3 内的器件读数转成质子束流输出、量程和对称性,此系统还能检查床的移动,激光准直,图像注册和其他质子束性能,QA 一个治疗室仅 20min,已有不少中心作为每日 QA 使用.

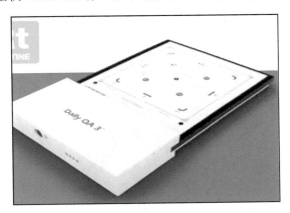

图 7-33　rf-DAILY QA 3 的外表图

7.6.7　Octavius 探测器 729 XDR

图 7-34 是 Octavius 探测器 729 XDR 装在一个自制的机架下,而机架内可安装不同厚度的等效水箱代表不同量程(25cm)下的资料.整个机架可装在旋转机架(照片上是装在 Varian 的治疗头)上,可测各角度的等中心点,以及上游和下游处质子的横向平面剂量分布等.

Octavius 探测器 729 XDR 用 5mm×5mm×5mm 游离室、间距 10mm,总共 729个游离室,27×27 矩阵型,最大照射野 27cm×27cm,在最大照射野的情况下可有2916 个测量点,总重 5.4kg.用钴 60 作过绝对校正,适用于测试质子的性能[18].

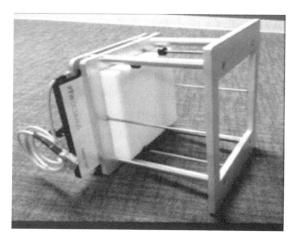

图 7-34　　Octavius 探测器 729 XDR

7.6.8　BQ-CHECK 测试目标

图 7-35 是 BQ-CHECK. BQ-CHECK 测试目标是和 Octavius 探测器 729 XDR 一起使用的,用来检查质子束流的质量,同时也不阻挡 729 本身测束流的截面,附有 MultiCheck 软件作数据分析.

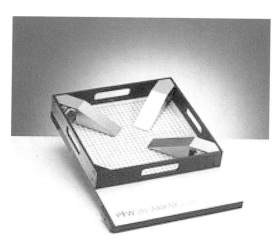

图 7-35　　BQ-CHECK 测试目标

BQ-CHECK 是一个 300mm×300mm×47mm 的测试水箱,安放在 Octavius 探测器 729 XDR 的晶格阵列上,在它的四个角装有不同材料做成的楔状物,质子穿过时就形成能量和散角等不同的质子,而 729 就将这些性能记录下来,并通过软件来检查高能质子束流质量的一致性.

7.6.9　WPID 绝对剂量仪用水箱

WPID(图 7-36)是一个单独的一维水箱,根据 TG-51 和 IAEA TRS-398 剂量标准模式测绝对剂量用,有三种不同工作模式:①手动;②深度 0.1mm/步马达驱动调深度;③可用 SCU(smart control unit)马达驱动自动测量[19].

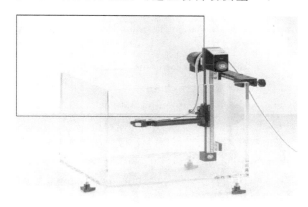

图 7-36　WPID 绝对剂量仪

7.6.10　固体水箱 SP33 和 SP34

图 7-37 是固体水箱 SP33 和 SP34,代替水作射程材料,用于 QA 时的等效水厚度,不同的游离室可用于光子、电子和质子治疗时 QA.用塑料作固体材料,此固体板状水箱含有 1mm 板 1 块,2mm 板 2 块,5mm 板 1 块,10mm 板 29 块,总厚 300mm,相当于最大等效至 30cm 体内深度.SP33 材料用 PMMA,SP34 材料用白色聚苯乙烯.

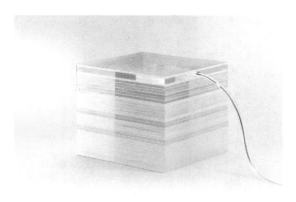

图 7-37　固体水箱 SP33 和 SP34

参 考 文 献

［1］ Vatnitsky S. Instrumentation for verification of dose. Educational Workshop PTCOG 52,Essen, Germany,2013.

［2］ 唐劲天. 肿瘤质子放射治疗学. 北京：中国医药科技出版社,2004.

［3］ Levitt S H. Technical Basis of Radiation Therapy：Practice Clinical Application. Oklahoma： Springer,2008.

［4］ Schaffner B. Proton dose calculation algorithms and configuration. PTCOG 46 Educational Workshop in Wanjie,2007.

［5］ Vatnitskiy S. Dosimetry and QA of proton and heavier ion beams. PTCOG 49 Educational Workshop,Chiba,2010.

［6］ 刘世耀. 质子和重离子治疗及其装置. 北京：科学出版社,2012.

［7］ PTW. Radiation medicine qasolutions 2011/1012. 2011.

［8］ Gaza R. Dosimetric characterization of individual proton pencil beam at PTCH. Houston,Taxas： PTCOG 45,2006.

［9］ Narayan S,Ronald S. Clinical commissioning of Eclipse treatment planning system for protons at PTC-H. M. D. Anderson Cancer Center.

［10］ Ding X N. Commissioning of treatment beam. DABR Westdeutsches Protonen Therapiezentrum Essen GmbH（WPE）.

［11］ Lewis D F. Practical guide to radiochromic film EBT2/EBT3 advanced materials group. Ashland Specialty Ingredients,2011.

［12］ iBA. Commissioning and annual QA：Blue Phantom2 with omniPro-accept（V 7）. 2012.

［13］ iBA. Zebra with omniPro-Incline,high precision particle therapy dosimetry. 2012.

［14］ iBA. Efficient dosimetry for proton therapy,Zebra,Lynx,Digiphant. 2012.

［15］ iBA. New proton therapy PBS dosimetry,PBS QA：Safety,accuracy,throughput. 2013.

［16］ iBA. MatriXX evolution system；The solution for rotational treatment QA. 2013.

［17］ Ding X. A novel daily QA system for proton therapy. Procure Proton Therapy Center, Oklahoma City,OK,USA,2012.

［18］ Fredh A. Patient QA systems for rotational radiation therapy：A comparative experimental study with intentional errors. Med. Phys. ,2013,40（3）.

［19］ iBA. Phantoms for absolute dosimetry；Versatile solid and water phantoms. 2012.

第8章 系统的实施和使用

8.1 引 言

一个质子治疗中心项目在立案批准后,首先要订购或研制一套质子治疗系统.前面的几章主要涉及有关这套质子治疗装置的系统内容和组成结构.在现实中,只要有资金,可以容易地得到这套治疗装置.一旦装置订购落实,首先是建一座带屏蔽辐射防护的楼房(通常简称"质子楼"),并将这套质子治疗装置安装在此楼内;其次要建好供水供电供气等通用设备和有关辅助设备,才能使这套治疗装置运转起来;最后要进行系统和设备的各种调试和用户验收,若验收测试的有关治疗参数符合合同要求,则用户签字验收,双方合同才算执行完毕,这套订购的质子治疗系统才算正式交付用户.在正式治疗前,用户方必须进行一系列的安排,成立正式开业所需的医务、维修、运行和经营人员的工作团队,向上级申请质子治疗的许可证,准备临床试验工作和治疗第一个患者等.上述所有过程都是建造质子治疗中心的实施内容.

研制和生产质子治疗装置会遇到各种困难,但这是厂方的责任,用户没有责任.当用户向厂方订购的这套装置开始转入系统实施阶段时,系统实施的有关工程任务完全是用户方的责任,生产厂方转为协作和咨询的作用.所以用户方必须充分地了解在系统实施中,存在什么性质的任务,有多少工作量,有多少技术难点,如何进行组织和协作等,才能做好系统实施的工作,早日建成质子治疗中心.本章主要的内容是详述系统实施中的有关问题.

8.2 质子治疗中心的工程特点和建造方法

8.2.1 工程特点

(1)质子治疗中心是一个具有工程规模,使用核技术、计算机、数字影像、数据处理、精密机械、自动控制、医学诊断和临床治疗等多学科交叉的医用系统实体.

(2)质子治疗中心中除质子治疗装置以外,还要安装许多其他设备,如治疗用的患者固定装置、肿瘤诊断装置、医用常规装备、综合治疗用的直线放射治疗装备等.

(3)质子治疗中心需要一个特殊用途的、复杂的、价格昂贵(通常要占中心总投资的 $1/5\sim1/4$,1000 万~2000 万美元)的建筑系统,包括质子治疗装置所需的具有核辐射屏蔽的特殊建筑体.

（4）这个特殊建筑体通常要由用户自行完成设计（包括概念设计、初步方案设计、技术方案设计、施工设计等）和施工（包括选址、清场、地基处理、建筑等）工作及所有通用设备的安装与调试工作.

（5）上述这些高新技术设备对建筑的特殊要求,如辐射屏蔽、地面下沉、迷宫防护、建筑防震、弱电工程、电磁干扰等,使得这个建筑系统是一个集"科研装置,工程规模,医用治疗"三方面于一体的"高科技"特殊建筑.其复杂性非一般建筑工程所能比拟,必须予以格外的重视.

8.2.2　建造方法

粒子治疗中心的工程建造方法如下：

（1）首先要选定购买哪个销售商的质子治疗系统,并签订合同.

（2）卖方向买方提供一个"建筑接口文件"（IBD）,内有许多技术规定和要求.要求买方负责筑造的、安装卖方设备的大楼,必须完全满足此IBD的有关技术要求.

（3）卖方只有义务对用户方进行建筑设计方面的帮助和咨询,包括提供必要的技术数据和审核等,但有关建筑设计和施工则完全是用户方的责任,卖方不承担任何责任.一般规定,当建筑施工完毕,通用装置运行正常后,由卖方专家进行验收,若满足卖方的建筑（IBD规定的）全部要求,则卖方接管场地,负责买方订购的全部粒子治疗设备的安装、准直、调试等工作[1,2].

8.2.3　行政公关,审批工作

（1）在建造质子治疗中心时,除技术装备外,还有大量行政公关工作,如与工程有关的财务、计划、立案、申请、审批、外协、器材等工作内容,具体有质子治疗装置SDA许可证、放射医疗许可证、同位素制造使用许可证、辐射安全许可证、屏蔽防护许可证等,需由有关区市卫生、规划、绿化、防疫、环保,市或国家辐射防护、环境防护等有关部门立案审批.此外有不少任务项目需要对外协作,如屏蔽防护设计、工程设计、地基处理、工程施工、工程安装、医疗合作等,对这些工作必须进行充分准备.

（2）由销售商审批.凡涉及有关销售商IBD要求的工程文件和图纸,都需销售商审批.

（3）由政府有关部门审批.符合辐射防护的屏蔽要求;符合环保（辐照、排水、排气等）安全要求;符合防止火灾、水灾等要求;符合建筑各方面开工要求（交通、卫生、防疫、绿化、噪声等）等都必须由政府有关部门审批.

8.3　质子装置楼的工程设计依据——IBD

8.3.1　前言

IBD 主要有下列内容[3]：确定设备的物理参数；规定"质子楼"的三个豁口的尺寸和工艺；规定设备的运输路径；规定设备在安装后的周围最小间隙；规定安装设备地面的质量要求；规定设备的安装定位参考坐标值；规定辐射防护的屏蔽设计的有关要求；确定"质子楼"带屏蔽的平面总图；水电气和空调等通用设备的管道位置和编号；各地区和房间的区内与室内的土建设计；完成全部满足 IBD 要求的"质子楼"工程的条件等[4].

8.3.2　质子治疗中心的工程项目和任务

图 8-1 是质子治疗中心的工程项目和任务的总示意图. 一般情况下，质子治疗中心由下面若干部分组成：一是质子治疗设备；二是医用设备，如诊断设备 CT、PET、

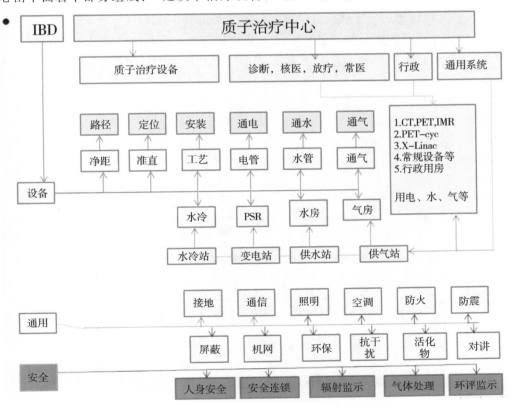

图 8-1　质子治疗中心的工程项目和任务的总示意图

核医用设备F18小型回旋加速器、放疗设备电子直线加速器和常规医学设备等;三是有关行政业务和病房用房;四是供应中心用的水电等各种通用系统.质子治疗中心的通用装备,除常规的水、电、空调、防火、防震、照明、计算机网、对讲电话、接地等项目外,还有较特殊的屏蔽、环保、抗干扰、活化物处理等.安全是质子治疗中心的最重要指标,因此必须十分重视有关安全的项目,如人身安全、安全连锁、辐射监视、放射气体处理、环评监视等项目的完全落实.

通用系统中还应包括供气站和气房,供水站和水房,冷却水站和冷却水房,变电站和电源室,以及连接到设备的水管、电管和气管与有关工艺.在设计安放质子治疗设备的大厅和房间内,必须考虑与设备安装和运行有关的问题,特别是有关设备接口,如准直、安装、供电、供水、定位等.

8.3.3 "质子楼"的建筑界面图

图8-2是"质子楼"的建筑接口项目图,"质子楼"是安装质子治疗设备的主要建筑,为了使"质子楼"顺利地按照设备商的要求安装他们提供的有关设备,设备商专门向土建部门提供了一个IBD,并要求土建部门严格按照这个IBD来设计"质子楼".从图8-2中可以看出这个建筑接口项目中包含下面几个部分:

(1)为质子楼内安装的质子治疗设备提供IBD规定的电、冷却水和空调等.

(2)质子楼的空间和工艺必须满足IBD规定的设备安装、准直、运输、调试和运行的要求.

(3)质子楼建筑的接地系统、反干扰措施和抗雷抗震等措施满足设备商的接口文件要求.

(4)质子楼内的建筑能满足IBD中各工程子项目的要求,如在图中所列出的照明、屏蔽、辐射监测等工程子项目的要求.

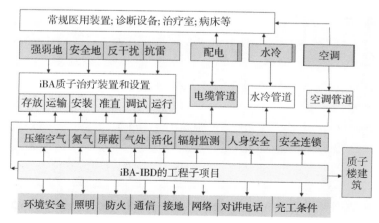

图8-2 "质子楼"的建筑接口项目图

8.3.4　规定设备在安装后的周围最小间隙

任何一种设备安装在楼内的指定位置后,能正常工作必须满足下述三个条件:第一是从"质子楼"的指定入口处,经过指定的路径,直到指定的安装空间,该装备和搬运小车能无阻地运输和搬运;第二是在指定安装空间有足够的地方和载重地面;第三是在该设备上下左右应留有足够的空间供工作人员携带必要的工具和仪器进行维修、起重和调试等工作.为此在 IBD 中都有相应明确的规定:为满足第一个条件,有"保证设备运输的路径畅通"的条文;为满足第二个条件,有"设备地面载重量"的条文;为满足第三个条件,有"规定设备安装后的周围最小间隙"的条文.各厂方都有各自规定的条文,不能乱用.图 8-2 中展示了 iBA 接口文件中的一些规定.图 8-3 是规定设备安装后的周围最小间隙图.

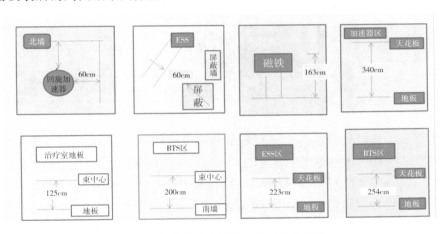

图 8-3　规定设备安装后的周围最小间隙

从图 8-3 中可看出共有八种规定,现以先上层由左向右,再下层由左向右的次序有下述说明:①回旋加速器的外径距离北墙和东墙要大于 60cm;②能选设备(ESS)和屏蔽墙的距离大于 60cm;③磁铁在安装后的高度不大于 163cm;④回旋加速器室的天花板离地板应高于 340cm;⑤治疗室的束流中心离地板是 125cm;⑥输运线区束流中心离南墙距离为 200cm;⑦ESS 区的天花板离地面是 223cm;⑧输运线区的天花板离地面是 254cm.

注:iBA 公司的 IBD 随时在升级和更新,因此在执行时应按 iBA 公司指定的最新版本,上面的数据皆引自旧版本 IBD,仅作参考.

8.3.5　地区辐射防护的屏蔽设计

质子治疗系统中的加速器本身是个放射源,不但本身产生带放射性的 X 射线,加速器引出的高能质子打到哪里,哪里就有放射性.放射性粒子对人体有害,所以必须将这些到处乱走和有方向性的放射线与质子治疗中心的工作人员隔离起来,放射性到哪里,也就隔离到哪里.用什么东西来隔离呢？通常用重水泥来隔离 γ 射线,用水和石墨等来慢化中子.用水泥把放射性粒子和人隔离起来使人不受伤害,这些水泥件称为屏蔽.

实际中人们得走进走出,质子束和水管电线得穿进穿出,还得允许激光准直开展工作,因此不能用六面全封死的屏蔽立方体,而要采用图 8-4 所示的地区辐射防护的屏蔽设计图中的几种方法.

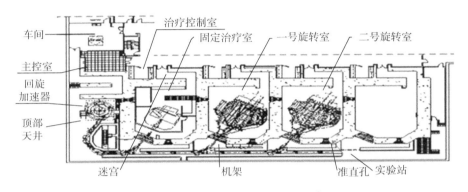

图 8-4　地区辐射防护的屏蔽设计

从图 8-4 可见,迷宫专用于人员的进出口,由于采用拐几个弯的安排方法,人员可自由进出,而只走直线的放射线不能外射；为安装和调试时装卸方便,旋转机架的质子入口处,要做成活的墙,采用无缝隙的"重叠法"；在屏蔽墙上专门留有的准直孔要准直时孔可开,不准直再关上,关上后也不留缝隙；搬运孔的处理方法与准直孔相似,仅尺寸不同；处理地面上的辐射屏蔽,即两个房间的隔离墙,不能在地面上留有一个缝隙,形成在地面上传送放射线的情况[5].

8.3.6　水、电、气、空调等通用设备的沟管

在质子治疗装置中,大量的各种磁铁都是用电流来产生磁场,供偏转、聚焦和导向质子流用.而电流流过电线要发热,这部分热量具有成百上千千瓦的功率.家用电器常用的空气对流散热法不能满足要求,必须用水冷方法来冷却.一个常规质子回旋加速器的电耗要四百多千瓦,其他各种磁铁的电功率也约一千千瓦,因此需要的冷却用水有一定的规模.为了保证治疗中心稳定运行,必须十分重视供电和冷却用水的工作可靠性,其中也涉及水、电、气、空调等通用设备的管道的安排和运行的可靠性.图 8-5是水、电、气、空调等通用设备的管道安排实例图.

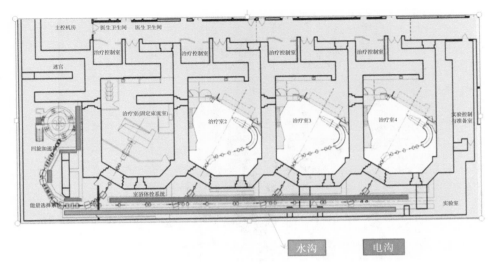

图 8-5　水、电、气、空调的管道安排实例图

在"质子楼"的底层大厅,在束流线的右边专建一个用于放置冷却水用的管道和组件的地沟,在束流线的左边专建一个用于放置供电用的电缆和组件(右左方向以束流方向为准)的地沟.一般的总体安排,极大部分的各类磁铁都安装在束流线上,这样安排可使供给磁铁的水和电的连接电缆和水管长度最短,使每个磁铁冷却水和供电入口处的必要组件(水流计、阀门、专用连接头等)都按磁铁编号集中安装,从而使维修和操作方便.

冷却水沟和电缆沟内都分为若干层,每层放有各自的冷却水管道和电缆,都有清楚的编号,在沟内都有排水等措施,防止积水.在沟上面安装有特制的盖板,允许工作人员走动.

8.4　中心的分区和其他用房

8.4.1　治疗系统各地区和房间的分布

根据具体的工作需要,整个"质子楼"的每层都有不同的安排.质子治疗装置的主要装置安装在底层,旋转机架高十多米,还要延伸到三楼的空间.质子楼三层以上一般用于其他方面,基本上与质子治疗装置无关.

图 8-6 是一个采用 iBA 系统的"质子楼"底层和一楼大厅的区号与房间以及部分二楼的房间安排图.其中回旋加速器区、ESS 区和 BTS 区都占底层和一楼共两层高的空间,旋转机架区要占三层高的空间.电源室和水冷却室安排在二楼的侧边(二楼的另一侧被旋转机架区所占),这样连接水电路径相对较短.

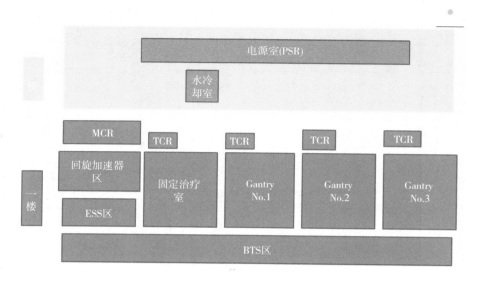

图 8-6 "质子楼"底层和一楼大厅的区号与房间以及部分二楼的房间安排图

8.4.2　质子治疗装置以外的设备用房

　　对于质子治疗以外的设备用房,各单位可各显神通,按各自需要来自行安排,没有统一规定.但从原则上,一个完整的质子治疗中心的建筑将由下面五个部分组成:

　　(1)必须完全按照引进厂家的规定满足引进设备正常工作所必需的建筑要求(厂方提供一个 IBD).

　　(2)必须按照厂方接口文件的通用系统技术要求来设计和安装所需的通用系统装备(电、冷却水、气、空调、屏蔽防护、安全连锁、照明、火警、剂量监测、活性物处理等).

　　(3)按照用户自行设计要求的配套诊断设备(CT 、 PET 、 MRI 、生产用同位素小型回旋加速器等)和治疗设备(电子直线加速器等)提供一切必需的建筑条件.

　　(4)按照用户自行设计要求的配套常规医疗设备提供一切必需的建筑条件.

　　(5)妥善安排患者等待休息室、治疗准备室、患者预定位室等.既要方便,也要安静舒适.按此原则来安排各类人员的流动路线、专用房间、走廊、过道、电梯、卫生间等.

　　一般而言,根据上述五个部分来安排总体平面图.现引上海的一个实例作参考,上海市质子重离子医院放射诊疗区大体分为四个区,每个区内主要医用装备分述如下:

　　(1)影像诊断区.配备两台 32 排 CT、一台 X 射线 DR 机、一台 X 射线肠胃机和两台核磁共振成像设备.

（2）光子放疗区.在放疗区配置两台医用电子加速器、一台 X 射线模拟定位机和一台大孔径 CT 模拟定位机.

（3）核医学区.核医学区拟配置的仪器为一台 PET/CT 配套用回旋加速器、一台 PET/CT 和一台 SPECT/CT.

（4）质子重离子治疗区.直线段能量 7MeV/u,束流强度 50nA（质子运行）、5nA（碳离子运行）.储存环及治疗室：质子 250MeV,碳离子 430MeV/u；束流能量 4.0×10^{10} 离子/s（质子运行）,3.3×10^{8} 离子/s（碳离子运行）.

8.5　通 用 设 备

8.5.1　iBA 回旋加速器变配电站

各生产商都有一份建筑接口文件,其中有一章是有关供电的内容.用户只要建造一个满足此接口文件要求的变电站,不论什么结构和方式都认为可行.在此列举一个满足 iBA 某版本建筑接口文件的电站方案以供参考.图 8-7 是电站的方案,作如下说明：

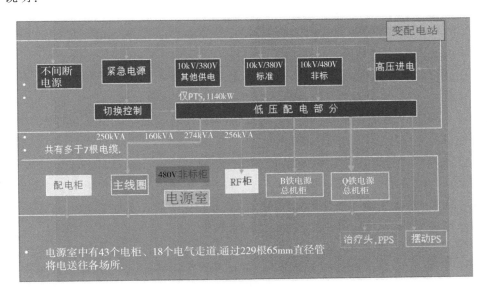

图 8-7　电站的方案

（1）从高压电网分别引向下面四路供电线：一是向 480V 非标设备供电,二是用变压器进行 380V 供电,三是作紧急电源用,四是作不间断电源用.

（2）低压配电用七根电缆引向电源室,分别为 Q 铁电源,B 铁电源,480V 非标,高频供电,加速器主线圈和其他 380V 配电柜.

（3）紧急电源通过自动切换控制成为备用低压电源.

（4）在电源室有 43 个电柜、18 个电气走道,通过 229 根 65mm 直径管用电缆将电送往各场所.

8.5.2　冷却水系统的要求

以 Varian ProBeam 系统为例,用户必须完成下述三个水冷回路,总的最大冷却功率为 1100kW,考虑到四季气温变化和节能,可采用由冷却塔和淋水冷却池组成的组合型冷却系统.

1. 加速器和磁铁冷却回路

用去离子和 pH 中性水冷却（电导要监控,最大电导率小于 2μS,溶解在水中的氧气值要低,水中杂质需用 1000μm 过滤）.加速器温度可选定在 30～37℃,容差 ±1℃.磁铁供水用（28±2）℃ 的去离子水,总功率 650kW（因加速器用超导故发热小）.

2. 电源冷却回路

用去离子和 pH 中性水冷却（电导要监控,最大电导率小于 2μS,溶解在水中的氧气值要低,水中杂质需用 1000μm 过滤）高频放大、测试负载、磁铁电源,供水温度为 24℃,总功率 490kW.

3. 液氦低温冷却回路

由正常水冷却,供水温度为 18～24℃,总功率 50kW.

上面是 Varian 公司为其 ProBeam 系统提出的冷却水系统的技术要求,而具体的冷却水系统的全部工作都是用户方的责任,用户方可以决定采用任意的技术方案,只要能满足系统生产厂方的要求即可.

有的用户用的是 iBA 公司的产品,那么就不能用 Varian ProBeam 系统提出的冷却水系统的技术要求,而必须用 iBA 公司的系统提出的冷却水系统的技术要求（Varian 用超导加速器,iBA 用常规加速器,二者功耗不同）.下面以 iBA 回旋加速器冷却水系统为例作说明,图 8-8 是它的冷却水系统.

（1）共三个冷却水回路:一是加速器主线圈冷却水回路,冷却电功率最大 210kW;二是 B 铁和 Q 铁冷却水回路,冷却电功率最大 825kW;三是真空泵冷却水回路,功率很小.

（2）加速器主线圈冷却水回路用一个热交换器,保持流经加速器的冷却水干净,用二次回路散热.

（3）B 铁和 Q 铁冷却水回路的一次回路有 M1～M18 共 18 个供水站,分别为相应磁铁供水.

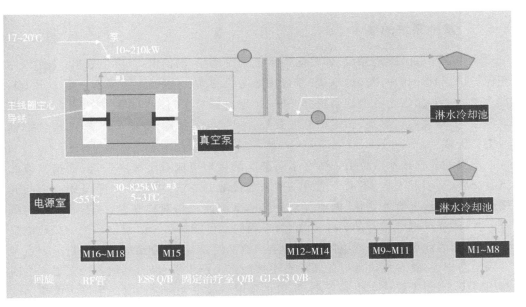

图 8-8　iBA 冷却水系统

8.5.3　空调系统的要求

以 Varian ProBeam 的要求为例.

温度要求：在调试和运行时,治疗室温度为 22～26℃；ESS/BTS 区温度为 25～30℃；控制室温度为 19～36℃.

湿度要求：①所有地区小于 65%,冷凝；②电气房则在 18℃低温,但可不冷凝.

通风要求：①建议所有辐射区和控制室通新风；②在激冷时必须在加速器区释放压力以使氦气逃走,防止事故.

8.5.4　供气系统的要求

以 Varian ProBeam 对压缩空气的要求为例.压缩空气用于工具、开关操作和清洁,要求如下：

(1)必须过滤,去湿,除油,去粒子.

(2)压力 5～6bar(1bar＝10^5Pa).

(3)操作流量：每个出口 250L/min,建议储存于 500L 罐.

除压缩空气外,用户负责安排各种气体管道,例如,氢气用于质子和离子源,Varian 提供氢发生器和分配系统；氧气在调养回旋加速器偏转板时用,此氧气瓶要远离加速器,防活化；氮气充抽空后的管道,起保护作用,用户提供标准 200bar 的瓶装,并提供一个贮气室.

8.5.5   接地系统的要求

通常采用联合接地系统,即将防雷系统直流接地,电信电力、弱电强电、工作接地和保护接地统一用一个接地系统.联合接地系统的优点:接地电阻要求一般小于 1Ω,常小于 0.2Ω,相当于各接地系统都并联;接地总器材少;接地可靠性高.其缺点是接地电流大,易烧电流母线;雷电引起电器外壳保护的不稳定;电信工作失误;电力继电器工作失常.

一般的联合接地系统由于所有不同来源的接地电流都汇流在一起,更增大彼此耦后交联,易引起干扰.下面介绍另一种联合接地的方法,即原则上还是用一个共同接地网,但接法上有些变化,做到各个分接地系统彼此相对独立存在,不产生任何耦合,这样能降低耦合引起的地线干扰.由于我们不可能将每个分接地系统的接地电阻做得很低,因此做一个接地电阻很低的主接地网更妥,所有分接地系统通过一个点与主接地网相连.这种接法的好处是除在主接地点上产生耦合外,其他各个接地点之间都相对独立,而主接地点电阻很小,所以耦合度一般不大.此外,易产生巨大电流的雷击地区和要求很高的抗高频干扰情况下,对这种联合接地方案需谨慎,图 8-9 是一个联合接地系统的示意图,仅供参考.

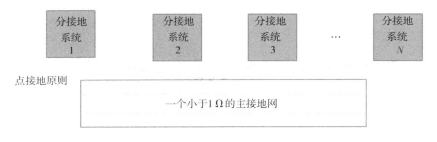

图 8-9   一个联合接地系统的示意图

8.5.6   计算机网的要求

Varian 对计算机网的接口要求有一个专门文档:

(1)要求用户提供符合 CAT7 标准的有关电缆和无源组件的网路器材.

(2)在任何安装质子治疗装备的地区,必须备有若干个 RJ45 型插头.此插头与服务器房间中的接插板相连,从而可与互联网相连.

(3)CAT7 标准——CAT7 电缆芯线采用泡皮结构以及线对屏蔽的结构设计,使产品具有优良的屏蔽效果和抗电磁干扰性能,并能轻松实现 600MHz 带宽,其各自性能参数符合 IEC 61156-5&EN 50173 标准对于 CAT7 的要求.

应用:

一般可考虑下述技术规格:VoIP,ISDN,Token 令牌,100M TP-PDM,仿真和数据视频(Analog and Data Video)，TR-16 Active and Passive，IEEE 802.3；10Base-T；100Base-T；155M/622M/1.2Gbit ATM，1000Base-T；10GBase-T。

参 考 文 献

[1] Thomas F. Delaney Proton and Charged Particle Radiotherapy. Wolters Kluwer，2007.

[2] Health Wioletta Wiescycka. Proton Radiotherpy Accelerators. World Scientific Publishing Co. Pte. Ltd. ，2001.

[3] Site Requirements and Installation of Supplies. Interface building document for the proton therapy system. IBA Document 88.17.00.071 ReV.1.

[4] 北京市辐射环境管理中心. 中日友好医院质子治疗楼工程环境影响报告书. 2003.

[5] PTCOG publications sub-committee task group on shielding design and radiation safety of charged particle therapy facilities. PTCOG Report 1 (Final version)，2010.

第9章 建造粒子治疗中心的各阶段的工作流程

9.1 引　　言

建造一个粒子治疗中心是一件相当复杂的工程任务,要涉及不同专业、不同学科和各种性质的工作任务.一般而言,整个质子治疗系统从筹建到正式开始治疗患者可分为八个阶段[1,2]:

(1)工程筹建.筹备工程的有关全部工作(方针、政策、财务、规模、选址、方案、谈判、立案、协作、基建等).

(2)技术和商务谈判.选定拟订购单位(可选若干个投标比较),谈判,初选厂家,再谈判,选定订购的质子治疗系统,正式签订购买合同.

(3)基建设计、施工和通用设备的安装与调试工作.基建设计工作包括质子治疗装置所需基建(按订购厂家的建筑接口文件的规定要求)、医院和诊断(按用户自行规定要求)及质子治疗装置所需通用设备(水、电、空调、气体、辐射屏、剂量监视、放射物处理排放、通信、照明等按厂家技术指标要求,由用户自行设计)等方面的设计(包括概念设计、初步方案设计、技术方案设计、施工设计、安装设计等)和施工(包括选址、清场、地基处理、建筑等)工作以及所有通用设备的安装和调试工作.

(4)质子治疗装置的安装工作.在上述三项任务完成后,经订购厂家认可而接受后,由订购厂家负责安装,有关用户方负责的诊断和其他放射治疗的设备由用户方负责安装调试.

(5)整个质子治疗系统的调试工作和验收准备工作.包括所有设备的调试工作,应使所有设备的技术参数和治疗性能参数达到合同中的规定指标,原则上都是销售方的责任.在用户方进行正式验收后,才算合同执行完毕.此后原则上所有质子治疗系统的工作都由用户方负责(若用户在购买合同执行后,再签订长期运行和维修合同,则原购买合同中的治疗装置的运行和维修仍归厂方负责).

(6)第一个患者的治疗工作.在完成第一个患者实际治疗工作后,才算基本上完成该工程的建造工作,开始进入试运行治疗阶段.

(7)试运行治疗阶段.此阶段持续时间由用户方自行规定,一般为一年左右.

(8)在试运行治疗阶段完成后,转入正式营业,进行正式治疗.

　　在上述八个不同阶段的任务中,必须在适当的时间提前进行人员的调集和培训工作,以满足各阶段的任务需要.除基建工作外,该工程需要三方面的人员,即技术、医疗、管理.

9.2　筹建和设计施工阶段

　　筹建和设计施工阶段是建造质子治疗中心最重要的一段前期准备工作,这段工作的进度会制约质子治疗中心的完工时间,这段工作的质量也在很大程度上决定该质子治疗工程的质量.这个阶段的工作具有关键的作用.

　　图 9-1 是这个阶段中的工作任务和相应组织结构的关系图,是从立项建造开始,直到按照供应商 IBD 要求,完成"质子楼"土建及其通用装置的安装.在这个阶段完成并经销售方验收合格后,则进入交销售方进行设备安装和调试阶段.现对图 9-1 作下述说明:

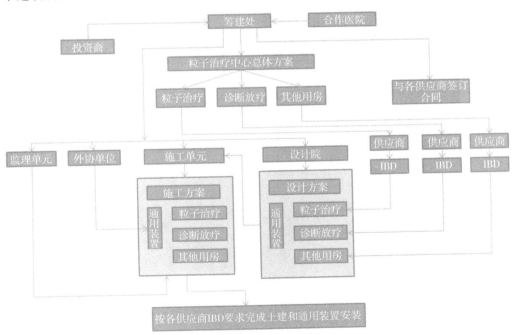

图 9-1　筹建和设计施工阶段的组织与工作任务图

　　(1)在建造质子治疗中心立项批准后,筹建处的中心任务是完成质子治疗中心的总体方案,明确中心的有关部门,如粒子治疗、诊断放疗和其他用房与任务等的工作内容并制定相应工作流程.其中最关键的是确定各部门的所用设备的供应商并签订合同,拿到各部门设备的 IBD.

（2）筹建处要落实建造中心的有关部门，即设计院、施工单位、监理单位和所有有关的外协单位（通用装置的设计和施工单位等），要明确各自的任务和责任．

（3）设计院原则上负责整个质子治疗中心的有关土建的全部设计图纸，既包括与质子治疗装备有关的土建，如"质子楼"等，也包括其他一切用房土建，如通用装置、行政办公和病房等．

（4）施工单元原则上按照设计院的设计图纸，负责完成整个质子治疗中心的有关土建施工的图纸并予以实现，既包括与质子治疗装备有关的土建，如"质子楼"等，也包括其他一切用房土建，如通用装置、行政办公和病房等．

（5）外协单元．有关通用装置的水、电、空调和接地等的设计和安装都要委托专门的部门进行，大的设计院本身有此技术力量可在院内解决，否则外协承包．

（6）监理单元．按规定应请一个单位负责工程项目的监理．

9.3　设备安装阶段

当"质子楼"建成并完全满足 IBD 的所有技术规定和通用装置的要求后，工程进入第二个阶段，即设备安装阶段．图 9-2 是设备安装阶段的主要任务和组织流程图．

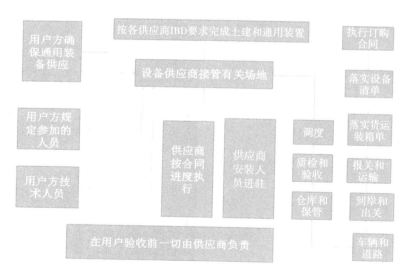

图 9-2　设备安装阶段的主要任务和组织流程图

首先设备供应商接管"质子楼"中有关场地，供应生产厂方的安装人员进驻"质子楼"．这时用户方的任务是确保"质子楼"的通用装置供电供水正常，并协助设备方解决有关行政和生活问题．按照事先协商规定，用户方派有关行政和技术人员参加设备的安装工作,原则上作为培训见习,不负有关安装任务的责任.所有需安装的设备,都按合同规定由国内外运至现场.在此过程中涉及许多任务流程,从装货、运输、到岸、报关、出关、市内运输、质检、验收、入库、存放、出库、调度直到在"质子楼"中定位安装,原则上都是供应商的责任.当然凡涉及国内法规和有关手续仍由用户方负责或协助.

不是将所有的设备都安装好后才开始调试.在实际中都采用平行的工作方法,即当某个系统安装完后正在调试时,另一个系统正在开始安装,而与此同时已完工的治疗室已在做治疗工作.因此为了缩短工期,提高工效,组织工作非常复杂,从而产生了许多种科学的工作方法.

原则上,厂方在用户验收前的整个时间,从安装、调试直到验收工作,都是"质子楼"的负责人负责.只有在验收成功后,合同结束,才交给用户方负责.

9.4　分系统调试

9.4.1　束流产生系统和旋转机架的调试

1. 束流产生系统的调试

图 9-3(a)是束流产生系统的调试内容.这部分的调试目的是测量质子束的性能指标是否能满足质子治疗的需要,分为两个调试任务:一是测量加速器引出的束流性能,在加速器引出束流经过一块分析磁铁来选择能量,再在束流线上用一些束流探头和一个法拉第圆筒,就能测出相关的加速器引出束流技术指标,如束流能量、流强、发散度、截面大小、束流位置以及能散度和稳定度等;二是测试 ESS 的降能作用和输运线的传输效力.前者是使加速器引出流经过 ESS 后,在 ESS 的出口处测束流的能量.改变 ESS 中的降能器,从最大降能点开始,逐渐下降一个能量值,如 $5\sim10\mathrm{MeV}$,每降一次,测一下 ESS 的出口处测束流的能量,检查能量是由 $70\mathrm{MeV}$ 逐步升高到 $250\mathrm{MeV}$.后者是测量输运线的前端某点的流强和末端处的流强之比,即效率.

2. 旋转机架的调试

图 9-3(b)是旋转机架的调试内容,主要包括两部分内容:一是测量旋转机架的束流管道出口处的束流性能,如流强、束流波形随机架旋转的变化关系,即束流参数和不同旋转角度的函数变化关系;二是测量旋转机架的等中心点随旋转角不同而带来的三维的最大移动值,一般只要等中心点的移动点都在一个小于 $1\mathrm{mm}$ 的球体内,就算合格.

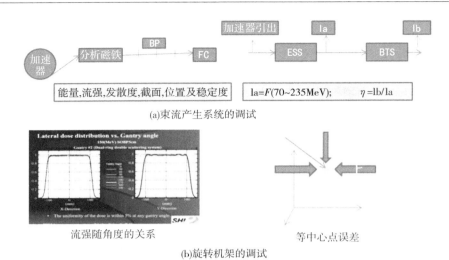

(a)束流产生系统的调试

流强随角度的关系　　　　　　　　等中心点误差

(b)旋转机架的调试

图 9-3　束流产生系统和旋转机架的调试内容

9.4.2　治疗头的调试

1.散射法治疗头的调试

图 9-4(a)是散射法治疗头的调试,左边是一个 iBA 万能治疗头,有单散射和双散射两种散射工作模式.在散射法治疗头调试时,先将一个测试用的有关仪器平台放在治疗头的束流出口处,如图中间的布置,治疗头出口已是调制的治疗用质子流,本来准备打在等中心处的患者肿瘤处,现打在等中心处.安放在水箱中的剂量探头收集和处理测量的信息,就能得出治疗时的散射治疗的参数.右边的表就是 iBA 散射治疗头的各个档次的治疗参数值、量程范围、SOBP 调制度等.

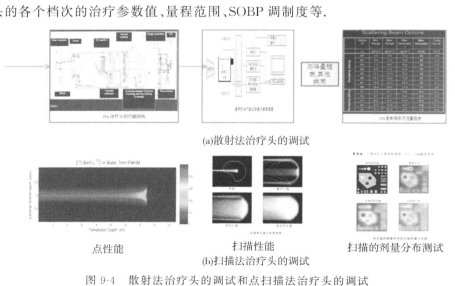

(a)散射法治疗头的调试

点性能　　　　　　　扫描性能　　　　　　扫描的剂量分布测试

(b)扫描法治疗头的调试

图 9-4　散射法治疗头的调试和点扫描法治疗头的调试

2.扫描法治疗头的调试

图 9-4(b)是点扫描法治疗头的调试,左边是一个点铅笔束入射到人体后的剂量分布,从图中可看出点的剂量分布不是均匀分布,而是有规则的高斯分布,中心最强,再向横向两边下降,纵向剂量则以单能布拉格峰或 SOBP 调制曲线分布.中间的图是点扫描的性能.右边的图是验证点扫描后的剂量分布的测试方法,为了验证用点扫描法的剂量分布是否满足要求,用 iBA 测试图表格和伽马指示判别法.

9.5　TPS 的调试

1.前言

有关单位研制生产出来并在市场上销售的各种 TPS 只是一个供放疗计划用的"专用"应用软件,这里的"专用"是指专用于制订治疗计划.同时它又是一个"通用"的应用软件,这里的"通用"是指可适用于各种不同类型、不同厂家、不同性能的放疗装置,即在原始的治疗计划系统中不包含任何特定放疗装置的专用信息,当某种放疗装置选用了一个特定的原始 TPS 后,为了使该原始 TPS 为该放疗装置服务,能使该 TPS 成为该放疗装置硬件系统的一个软影像,即一个具有放疗装置相同性能的软放疗装置,必须将放疗装置的有关性能送入这个计划系统中去.这个由原始 TPS 如何转变成一个能正式治疗用的 TPS 的过程是一个相当复杂的过程,称为"治疗计划的初始调试,验证和 QA".治疗计划的初始调试,验证和 QA 的工作原理图如图 9-5 所

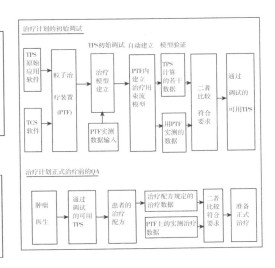

图 9-5　TPS 的调试:初始调试和治疗前 QA 验证

示.该图分为上下两个部分,上半部分是"治疗计划的初始调试",下半部分是"治疗计划的验证和 QA".

2. 治疗计划的初始调试

当粒子治疗装置安装和部分总调完毕后,在装置的计算机系统中一般要装载三个软件系统,即治疗控制系统(TCS)、治疗计划系统(TPS)和肿瘤信息系统(OIS).刚装载进装置的治疗计划系统称为初始 TPS.初始 TPS 对装置性能一无所知,为了使该 TPS 能了解装置性能,并能建立一个与装置性能相同的束流模型,首要任务是要将装置上实测的若干关键数据送入这个初始 TPS 中.

"治疗计划的初始调试"任务是将实测数据曲线送入原始 TPS 后,在系统内建立起一个精确的反映装置性能的可用的束流模型.无疑需要输入数据越少,输入越快越方便,模型精度越高的初始调试方法越好,但这个命题涉及如何设计束流数学模型的学术问题,非本书讨论的范围,这里仅强调如何应用.现以 Varian 公司 Eclipse 治疗计划系统为例来说明:Eclipse 中有一个自建立束流模型软件,只要输入规定的若干种实测装置性能的曲线后,系统会在不长的时间内自动建立起一个束流模型.这个建立的束流模型需经过进一步验证才能使用,验证方法是用已建立束流模型的TPS 计算出某一个输出的束流参数性能曲线,如某能量和某条件下的束流 SOBP曲线,再用装置实测一个同条件下的束流 SOBP 曲线,将二者进行比较,若曲线符合度优于规定容限,则算通过,证实此束流模型可用,即初始 TPS 调试成功,现在TPS 可使用.

3. 治疗计划的验证和 QA

肿瘤医生和医学物理师用这个治疗计划系统制订出患者的具体的治疗计划后,在正式使用前,为确保治疗安全,防止在实施此治疗计划时发生意外,还必须进行治疗前对计划的验证和 QA,此过程简称治疗前的 QA.此 QA 很简单,即用计划方案中规定的设备运行参数对装置进行水箱模拟治疗,再实测其治疗参数,与计划方案中规定的治疗参数相比较,若差值在允许容差内,就算通过 QA,允许正式用于患者治疗.

图 9-6 是治疗计划的验证和 QA 的具体过程:①将收集好的 TPS 需要的、在供应商提供的治疗装置上测量的治疗数据输入 TPS,使 TPS 软件内含现用的质子或重离子治疗系统的性能和特性的各种定量数据;②用 TPS 计算某种治疗参数,再用测量水箱实测此治疗参数,二者进行比较,若误差小于容许值,则算通过 TPS 的调试.

①将收集好的TPS需要的、在供应商提供的治疗装置上测量的治疗数据输入TPS,使TPS软件内含现用的质子或重离子治疗系统的性能和特性的各种定量数据;

②用TPS计算某种治疗参数,再用测量水箱观测此治疗参数,二者进行比较,若二者误差小于容许值,则算通过TPS的调试.

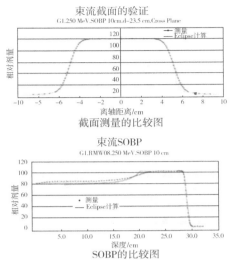

图 9-6　治疗计划的验证和 QA 的具体过程

9.6　验　收

1.前言

(1)验收是表示用户对卖方所提供装备的功能和参数指标进行全面的、整体的、系统的测试.通过测试证明一切符合合同中的规定,已达到合同中规定的治疗参数和性能,认为合同已保质保量执行.

(2)验收测试中,主要关键部件如加速器、旋转机架、治疗头等测试完后,正式测试治疗性能前,先进行一个完整的模拟治疗,证实从 CT 扫描直到患者治疗的完整治疗周期的工作是正确的.

(3)最后是对治疗参数和性能进行测试验收.

2.验收的基本过程

具体的验收过程相当费时费力,比较复杂.首先用户和供应商双方确定下列内容:一是要确定验收哪几个治疗参数;二是双方同意用什么测试方法来测试每一个治疗参数;三是供应商对这些参数的保证值,即在实测中所有验收的治疗参数都不低于保证值,则算通过验收,反之在原则上只要有一个治疗参数低于保证值,则验收不通过;四是除治疗参数外,主要装备如加速器和旋转机架等的技术参数与性能等的验收,双方有共识规定.

从上可见,验收既有不少技术命题,也有许多类似的重复工作量,需有专人负责,这里仅简要地介绍验收的基本过程,使读者能有一个初步概念.图 9-7 是验收的基本过程图.

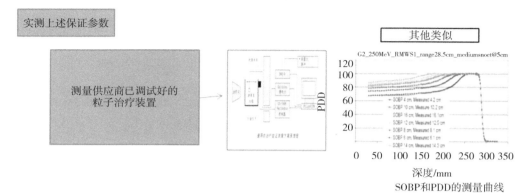

图 9-7　验收的基本过程图

首先供应商已调试好用户所订购的质子治疗装置. 用户要安装一个验收测试系统(有时称测试平台),如图 9-7 中间系统所示. 测试系统中的主要仪器是一个测试水箱,水箱内设有多个测量剂量的探头,这些探头可以安放在水箱内的任何空间位置上. 现将测试水箱放在治疗头的出口处,则水箱中的探头就能测量等中心前后、上下、左右空间的剂量参数,将所测得的各点原始数据送入系统中的计算机,通过不同的软件处理就能得出所需要的验收测试参数的图表. 例如,图 9-7 右面的一个测试结果图是一个 SOBP 和 PDD 的测试曲线,图中表示在不同的 SOBP 情况下的深度和 PDD 的实测曲线,从而得出装置的实测 SOBP 值.

9.7　治疗第一个患者

治疗第一个患者是建造质子治疗中心的全过程中特别重要的一个里程碑. 这是几个亿投资,通过几年的辛勤努力,即将开花结果的万里长征的最后一步,也是考验过去工作成败的关键,无疑会受到参加此工作人员的重视和关心. 下面首先介绍一下有关此工作中的重要事项,以供参考.

1. 如何选择治疗的第一个患者的癌症类别

虽然质子治疗对许多癌症都有良好的疗效,但这不能减小选择治疗的第一个患者的癌症类别的困难. 因为选择治疗的第一个患者的癌症类别必须满足下述三个条件,缺一不可:一是对于这类癌症,质子治疗比 X 射线治疗具有明显的优点,最好是质子治疗能治好 X 射线治不好的难症,从而提高质子治疗的声誉,使今后有更多患者选择质子治疗;二是必须有 100% 的把握将第一个患者的癌症完全治好,不能失误而失信于患者;三是所选的癌症类别具有相当普遍性,即随后可有大量的患者来治疗,不能选稀有的癌症类别. 一个地区甚至全省仅有几个这种患者,即使治得非常好,也无助于今后经营.

2. 治疗第一个患者的工作流程

图 9-8 是治疗第一个患者的工作流程图. 从图可知, 治疗第一个患者的工作流程与治疗任何患者的工作流程, 除第一次外, 毫无差别. 而这个"第一次"中至少含有下述三个重要信息:

(1) 必须从零开始, 从无到有, 首次建立起一套科学的质子治疗工作流程; 如图 9-8 中的从诊断, 制作 TPS 治疗配方, 患者治疗前的 QA, 直到运行质子治疗装置, 患者定位和出束照射的治疗全过程.

(2) 必须从零开始, 从无到有, 首次建立起一套医疗工程的人才队伍, 从诊断师、肿瘤医生、医学物理师、剂量师、放疗师直到运行工程技术人员, 确能承担起相应的任务.

(3) 必须从零开始, 从无到有, 首次建立起一套医学管理的人才队伍, 能胜任复杂的协调和领导工作, 将治疗中心办好.

解决上述三点是治疗第一个患者的必要条件, 这才是治疗第一个患者的真正难点.

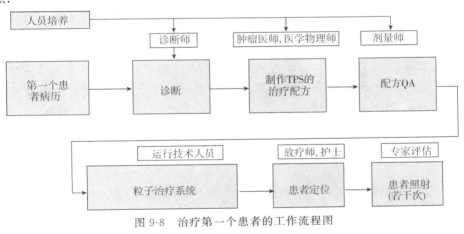

图 9-8　治疗第一个患者的工作流程图

9.8　进度和计划

从项目正式立项开始, 通过筹建、建造、安装、调试、验收到运行、开业和正常治疗患者是一个漫长的过程, 少则五年, 多则十年. 因此制订一个完整的进度和计划(包括全程的、各阶段、各专业的进度和计划)是非常重要的. 下面以美国 M. D. Anderson 中心的治疗室的建造计划为例进行介绍. 图 9-9 是美国 M. D. Anderson 中心的治疗室的建造计划.

由图 9-9 可以看出, 这个着重表示治疗室的计划分别列出 1～3 号旋转束治疗室和大小照射野共两个固定束治疗室的工作进度. 进度中只有功能测试和束流测试两

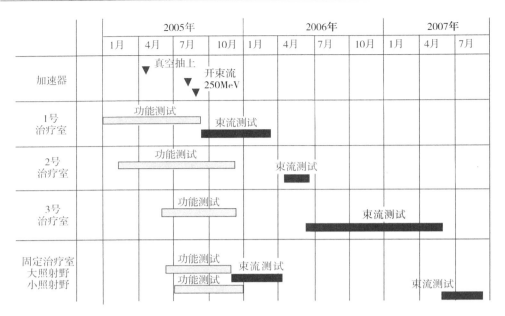

图 9-9　美国 M. D. Anderson 中心的治疗室的建造计划

大项,因此这个计划是在治疗室本身土建和室内设备安装都完成后的一个阶段计划.
从图中也可看出,加速器和 1 号治疗室采用并行工作流程,即加速器和 1 号治疗室的
旋转机架是同时安装的,而当加速器调试出束时,1 号治疗室内的设备也完成安装初
调和功能测试,刚好接着进行束流测试,完全紧密相接,时间一点也不浪费.

参 考 文 献

[1] 刘世耀.我国质子治疗的进展和其建造要点.世界医疗器械,2002,(12):45-48.

[2] 刘世耀.建造质子治疗中心的关键要点.医疗装备,2003,(4):1-5.

附录一 "2000~2015 年质子和重离子治疗及其装置论文集"的目录

编号	发表时间	题目	发表期刊	
1	2000 年 9 月	中国质子治疗展望	世界医疗器械	第 6 卷第 9 期
2	2002 年 12 月	我国质子治疗的进展和其建造要点	世界医疗器械	第 8 卷第 12 期
3	2003 年 2 月	质子治疗的物理性能和工作原理(上)	现代物理知识	第 2 期
4	2003 年 3 月	质子治疗的物理性能和工作原理(下)	现代物理知识	第 3 期
5	2003 年 4 月	建造质子治疗中心的关键要点	医疗装备	第 16 卷第 4 期
6	2003 年 5 月	重离子放射物理学与放射生物学性能	世界医疗器械	第 9 卷第 5 期
7	2003 年 8 月	质子治疗与装置的进展和应用前景	医疗装备	第 16 卷第 8 期
8	2003 年 12 月	重离子治疗的发展现状	世界医疗器械	第 9 卷第 12 期
9	2003 年 12 月	重离子治疗的物理与生物(物)性能和装置原理	现代物理知识	第 6 期
10	2004 年 5 月	建造质子治疗和重离子治疗中心的准则	世界医疗器械	第 10 卷第 5 期
11	2004 年 5 月	北京质子医疗中心的质子治疗系统"肿瘤质子放射治疗学"第五章	中国医药科技出版社	105~133 页
12	2005 年 2 月	质子治疗设备的现状和发展	基础医学和临床	第 25 卷第 2 期
13	2005 年 4 月	两年来国内外质子治疗的新进展	世界医疗器械	第 11 卷第 4 期
14	2005 年 8 月	放射治疗的(历史回顾和)发展趋向	世界医疗器械	第 11 卷第 8 期
15	2005 年 12 月	质子治疗的质量验证和控制	世界医疗器械	第 11 卷第 12 期
16	2006 年 10 月	五年来中国质子治疗的发展特点	世界医疗器械	第 12 卷第 10 期
17	2007 年 5 月	全球质子(重离子)治疗装置及其供应商	世界医疗器械	第 13 卷第 5 期
18	2007 年 10 月	造重离子治疗装置的要点	世界医疗器械	第 13 卷第 10 期
19	2008 年 10 月	德国海德堡重离子治疗中心	世界医疗器械	第 14 卷第 1 期
20	2008 年 6 月	新一代紧凑型质子治疗装置	世界医疗器械	第 14 卷第 6 期
21	2008 年 7 月	新一代紧凑型重离子治疗装置	世界医疗器械	第 14 卷第 7 期
22	2009 年 8 月	重离子治疗的质子和正电子放射照相学	世界医疗器械	第 14 卷第 8 期
23	2009 年 9 月	质子和重离子治用的加速器	世界医疗器械	第 14 卷第 9 期
24	2010 年 3 月	国际上对质子和重离子治疗的最新看法	世界医疗器械	第 15 卷第 3 期

续表

编号	发表时间	题目	发表期刊	
25	2010 年 9 月	2000～2010 年国内外质子治疗的新进展	世界医疗器械	第 15 卷第 9 期
26	2011 年 6 月	中国一国二制三地的质子治疗中心	世界医疗器械	第 17 卷第 5 期
27	2011 年 11 月	探讨中国发展质子治疗事业的道路	世界医疗器械	第 17 卷第 10 期
28	2012 年 5 月	粒子治疗中的先进铅笔束扫描装备	世界医疗器械	第 18 卷第 4 期
29	2012 年 7 月	划时代的 MEVION S250 超小型质子治疗系统	世界医疗器械	第 18 卷第 6 期
30	2012 年 8 月	下一代的美国 ProTom Radiance330™ 质子治疗装置	世界医疗器械	第 18 卷第 7 期
31	2013 年 3 月	发展质子治疗事业的若干战略问题	世界医疗器械	第 19 卷第 3 期
32	2013 年 7 月	中国粒子治疗事业的发展现况	世界医疗器械	第 19 卷第 7 期
33	2013 年 8 月	2010～2013 年全球质子治疗装置的销售榜（上）	世界医疗器械	第 19 卷第 8 期
34	2013 年 9 月	2010～2013 年全球质子治疗装置的销售榜（下）	世界医疗器械	第 19 卷第 9 期
35	2014 年 3 月	全球建造质子和碳重离子治疗中心非等权重方针（与殷蔚伯合作）	世界医疗器械	第 20 卷第 3 期
36	2014 年 6 月	论 Varian ProBeam 质子治疗系统的先进性	世界医疗器械	第 20 卷第 5 期
37	2014 年 10 月	研制质子治疗专用加速器的昨天，今天和明天	世界医疗器械	第 20 卷第 9 期
38	2015 年 5 月	调强铅笔束点扫描的质量验证	世界医疗器械	第 21 卷第 4 期
39	2015 年 9 月	铅笔束点扫描 QA 的测试模板和伽马指示	世界医疗器械	第 21 卷第 8 期
40	2015 年 10 月	质子治疗及其系统的最新进展（上）	世界医疗器械	第 21 卷第 9 期
41	2015 年 11 月	质子治疗及其系统的最新进展（下）	世界医疗器械	第 21 卷第 10 期

附录二　作者简介

刘世耀(1933 年 5 月 10 日出生),研究员,加速器工程学家.1951 年毕业于上海南洋模范中学,1955 年毕业于清华大学电机系.1955～1975 年在中国科学院原子能研究所从事研究工作,1975～1995 年在中国科学院高能物理研究所从事研究工作.历任束流测量室副主任,自动控制室主任,高能物理研究所科学技术委员会副主任和加速器分委员会主任,中国科学院北京正负电子对撞机国家实验室学术委员会副主任,中国科学院高能物理研究所学术委员会名誉委员等职.曾任中国物理学会粒子加速器分会常务理事和加速器技术委员会主任,中国科学技术大学国家同步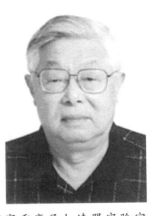辐射实验室学术委员会委员,中国科学院近代物理研究所国家重离子加速器实验室学术委员会委员,欧洲物理学会会员,欧洲物理学会国际物理装备控制学会会员,北京市第八届政协委员,北京市社会科学院特邀研究员,河南省新乡市科技顾问等.1975～1985 年曾先后在日本筑波高能物理研究所,美国 California 大学 Lawrence 实验室,美国 Standford 大学 SLAC 中心,瑞士欧洲核子中心(CERN)任访问教授.1990年受到日本文部省邀请在日本筑波高能物理研究所工作一年,从事未来加速器控制系统结构研究.

退休前从事加速器自动控制和束流测量系统科研工作 40 年,1980 年前负责我国第一台直线电子加速器和原国防科委"核爆炸模拟发生器"工程项目的自动控制与束测科研工作.这两个项目都得到科技大会奖.1982 年后负责北京正负电子对撞机计算机控制系统和束流测量系统研制建造工作,因此项目获得 1990 年中国科学院科技进步奖特等奖和国家科技进步奖特等奖,以及国务院政府特殊津贴和国务院总理签发的嘉奖证书.

1998 年退休后至今参与我国质子治疗系统和总体方面工作,先后任北京质子科技开发公司总工程师,清华大学医学院质子治疗项目技术顾问,长安信息产业(集团)的北京质子治疗筹建中心首席技术顾问,中国泰和诚医疗集团有限公司的质子治疗项目顾问.2014 年 4 月被北京质子医疗中心有限公司聘为首席技术顾问.1996～2014 年先后访问日本三菱公司、日本住友公司、比利时 iBA 公司各公司总部,访问美国、日本、德国、瑞士的质子和重离子治疗中心,参与外商谈判、国外考察、筹备建造、业务咨询等工作.曾在国内期刊上发表有关质子和重离子治疗的文章四十余篇.

附录三　媒体对作者工作的评论

　　中国科学院高能物理研究所研究员刘世耀先生曾在《世界医疗器械》杂志撰文警告说:"质子治疗过程复杂,不论患者定位、治疗计划和剂量控制都有十分严格的要求,必须要在全过程的每一环节进行严密的质量控制,不然可能产生严重医疗事故."

《中国评论新闻网》,2007 年 9 月 20 日

　　2000～2010 年是全球肿瘤医学界公认的质子和重离子治疗飞速发展的十年,但刘世耀研究员可能是国内唯一一位能坚持十年都在介绍粒子治疗情况的作者,甚至《南方周末》在当年介绍该项技术时,能选择的材料来源也只有他曾发表于本刊上的相关文章.

《世界医疗器械》,2010 年 9 月

　　深入浅出地介绍了质子和重离子治疗装置的系统结构和物理性能,统观全书,几乎看不到计算公式,仅用清晰物理概念、简练语言和系统图像将加速器系统、能量选择系统、束流输运系统、旋转机架、治疗头系统、控制系统、定位准直系统等,以及肿瘤治疗专用的治疗计划系统和肿瘤信息系统等各大系统说得很透,反映了作者深厚的物理功力.

顾本广——放疗临床界与工程界的好参考读物
科讯医疗网,2012 年 10 月 1 日

　　该书具有"原理装置,综合论述,系统全面,概念清晰,图文并茂,信息及时,内容丰富"的特点.对一切从事于 X 射线放疗医务工作者,不论从技术进修或培训从事于粒子治疗医学角度,都是一本很有现实价值的参考书,值得推荐一读,定有收获匪浅之感.

殷蔚伯——评刘世耀专著《质子和重离子治疗及其装置》
科讯医疗网,2012 年 12 月 7 日

索 引 词